国家卫生健康委员会"十三五"规划教材

科研人员核心能力提升导引丛书

供研究生及科研人员用

医学科研论文撰写与发表

Writing and Publishing of Medical Research Papers

第 **3** 版

主　审　张学军

主　编　吴忠均

副主编　马　伟　张晓明　杨家印

人民卫生出版社

·北 京·

图书在版编目（CIP）数据

医学科研论文撰写与发表 / 吴忠均主编 . —3 版
. —北京：人民卫生出版社，2021.7（2024.7 重印）
ISBN 978-7-117-31052-9

Ⅰ.①医… Ⅱ.①吴… Ⅲ.①医学–论文–写作–研
究生–教材 Ⅳ.①R

中国版本图书馆 CIP 数据核字（2020）第 247139 号

人卫智网	www.ipmph.com	医学教育、学术、考试、健康，购书智慧智能综合服务平台
人卫官网	www.pmph.com	人卫官方资讯发布平台

医学科研论文撰写与发表
Yixue Keyan Lunwen Zhuanxie yu Fabiao
第 3 版

主　　编：吴忠均
出版发行：人民卫生出版社（中继线 010-59780011）
地　　址：北京市朝阳区潘家园南里 19 号
邮　　编：100021
E - mail：pmph @ pmph.com
购书热线：010-59787592　010-59787584　010-65264830
印　　刷：廊坊一二〇六印刷厂
经　　销：新华书店
开　　本：850×1168　1/16　印张：14　插页：2
字　　数：395 千字
版　　次：2008 年 3 月第 1 版　2021 年 7 月第 3 版
印　　次：2024 年 7 月第 5 次印刷
标准书号：ISBN 978-7-117-31052-9
定　　价：75.00 元
打击盗版举报电话：010-59787491　E-mail：WQ @ pmph.com
质量问题联系电话：010-59787234　E-mail：zhiliang @ pmph.com

编　　者 （按姓氏笔画排序）

马　伟　山东大学齐鲁医学院/公共卫生学院

马　彬　兰州大学循证医学中心

王攀智　浙江大学医学院附属第一医院

毛　颖　复旦大学附属华山医院

吕国悦　吉林大学白求恩第一医院

刘连新　中国科学技术大学附属第一医院/安徽省立医院

杨　扬　中山大学附属第三医院

杨家印　四川大学华西医院

吴忠均　重庆医科大学附属第一医院

余　林　重庆医科大学附属第一医院

张晓明　浙江大学医学院

金　阳　华中科技大学同济医学院附属协和医院

聂　静　南方医科大学南方医院

高　苒　中国医学科学院医学实验动物研究所

高　敏　安徽医科大学第一附属医院

陶开山　空军军医大学西京医院

蒲　川　重庆医科大学公共卫生与管理学院

编写秘书　郑道峰　重庆医科大学附属第一医院

主 审 简 介

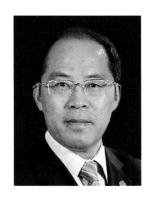

张学军 主任医师、教授。现任复旦大学附属华山医院皮肤病研究所所长，安徽医科大学第一附属医院皮肤科教授，中华医学会皮肤性病学分会银屑病专业委员会主任委员，国际皮肤科学会联盟常务理事，国际银屑病协会执行委员，*Journal of Investigative Dermatology*（简称 *JID*）、*British Journal of Dermatology*（简称 *BJD*）等 SCI 期刊编委；曾任安徽医科大学校长（2002—2013 年）、亚洲皮肤科学会第九届主席、中华医学会皮肤性病学分会第十一、十二届主任委员，普通高等教育本科国家级规划教材《皮肤性病学》第 5～9 版和住院医师规范化培训规划教材《皮肤性病学》主编，全国高等学校医学研究生规划教材《中英文医学科研论文撰写与投稿》第 1、2 版主编。致力于疾病基因组变异研究，在 *The New England Journal of Medicine*、*Nature* 等发表 SCI 论文 300 余篇，培养博士、硕士生 200 余名。以主持人获国家科学技术进步奖二等奖 1 项、省部级一等奖 5 项，成果入选 2010 年度"中国科学十大进展"和 2012 年度"中国高等学校十大科技进展"，获得"谈家桢临床医学奖""中国医学科学家""中国健康传播大使"和"国家名医 – 国之大医"等称号，以及国际银屑病协会（IPC）杰出贡献奖。

主 编 简 介

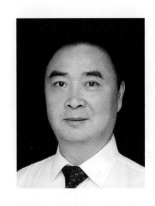

  吴忠均 医学博士,主任医师、教授,博士生导师,法国图卢兹大学访问学者。重庆医科大学附属第一医院研究生管理处处长兼科研处副处长,国家药物临床试验机构主任;兼任中国医师协会器官移植医师分会常务委员、中国医师协会器官移植医师分会肝移植专业委员会委员、中华医学会器官移植学分会委员、中国研究型医院学会移植医学专业委员会常务委员、中华医学会外科学分会器官移植学组委员、重庆市医学会器官移植学专业委员会主任委员等。在器官移植免疫、肝脏缺血再灌注损伤以及肝癌的发生与转移复发等基础研究领域成果显著。先后主持多项国家自然科学基金面上项目,承担10余项国家级与省部级科研项目,在 The New England Journal of Medicine、Cell Death and Disease 及 Transplantation 等杂志,发表论文累计 100 余篇,SCI 影响因子累计近 200 分,被 SCI 论文他引 600 余次。多次参与国家级教材《外科学》《外科学》(英文改编版)及《医学科研论文撰写与发表》编撰工作。被评为重庆市"医学领军人才"。获教育部科学技术进步奖三等奖 1 项、重庆市科学技术进步奖二等奖 1 项。

副主编简介

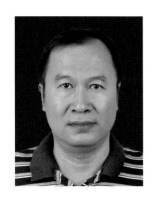

马 伟 教授,博士生导师,现任山东大学齐鲁医学院/公共卫生学院院长助理、流行病学系主任,兼任《中华流行病学杂志》第八届编辑委员会编委、美国国立卫生研究院科学评审专家、山东预防医学会第四届理事会常务理事、山东预防医学会流行病学分会副主任委员、山东预防医学会艾滋病预防控制分会副主任委员等职。

从事流行病学研究生和本科生教学工作,培养研究生40余名,参编《流行病学》《临床流行病学》等教材。主要研究方向为流行病学、气候变化与健康。先后主持国家重点研发计划政府间国际科技创新合作重点专项、国家重大科学研究计划、世界卫生组织项目等20余项国家级和国际合作课题和项目,发表论文100余篇,其中SCI收录40余篇,出版英文专著1部。

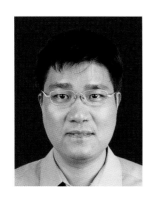

张晓明 浙江大学医学院教授,博士生导师,浙江省科学技术协会委员,浙江省解剖学会理事长,中国教育国际交流协会国际医学教育分会基础学科专家。

从事应用解剖学的教学与科研工作20余年。曾获浙江省教坛新秀、浙江大学唐立新教学名师、优质教学奖一等奖、最受学生欢迎的基础课教师等荣誉;担任教育部来华留学英语师资培训班(解剖学)负责人,浙江省精品在线课程负责人,国家自然科学基金和多个省市自然科学基金的评委及会评专家。曾获国家自然科学基金及其他省部级基金资助10余项,发表论文40余篇。

副主编简介

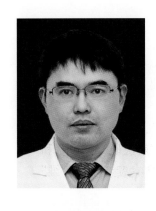 **杨家印** 教授,博士生导师,四川省学术技术带头人、领军人,任四川大学华西医院器官移植中心主任。中国医师协会器官移植医师分会常务委员、中国医师协会器官移植医师分会儿童器官移植专业委员会副主任委员、中国研究型医院学会移植医学专业委员会常务委员、中国医师协会外科医师分会器官移植围手术期管理专业委员会副主任委员、中国抗癌协会肝癌专业委员会青年委员会副主任委员、四川省医师协会器官移植医师分会会长,以及中华医学会器官移植学分会委员等。

从事肝脏外科及肝移植相关临床与基础研究工作,《中华移植杂志(电子版)》《器官移植》等多种期刊编委。负责完成了"十一五""十二五"、卫生部(现国家卫生健康委员会)等多项国家重大专项课题,近5年获得四川省科学技术进步奖一等奖、二等奖各1项,华夏医学科技奖一等奖1项,教育部科学技术进步奖二等奖1项,甘肃省科学技术进步奖二等奖1项,甘肃医学科技奖一等奖1项;参与编写高等教育出版社出版的《外科学》等多部专著及SCI论文30余篇。

全国高等学校医学研究生"国家级"规划教材
第三轮修订说明

进入新世纪，为了推动研究生教育的改革与发展，加强研究型创新人才培养，人民卫生出版社启动了医学研究生规划教材的组织编写工作，在多次大规模调研、论证的基础上，先后于2002年和2008年分两批完成了第一轮50余种医学研究生规划教材的编写与出版工作。

2014年，全国高等学校第二轮医学研究生规划教材评审委员会及编写委员会在全面、系统分析第一轮研究生教材的基础上，对这套教材进行了系统规划，进一步确立了以"解决研究生科研和临床中实际遇到的问题"为立足点，以"回顾、现状、展望"为线索，以"培养和启发读者创新思维"为中心的教材编写原则，并成功推出了第二轮（共70种）研究生规划教材。

本套教材第三轮修订是在党的十九大精神引领下，对《国家中长期教育改革和发展规划纲要（2010—2020年）》《国务院办公厅关于深化医教协同进一步推进医学教育改革与发展的意见》，以及《教育部办公厅关于进一步规范和加强研究生培养管理的通知》等文件精神的进一步贯彻与落实，也是在总结前两轮教材经验与教训的基础上，再次大规模调研、论证后的继承与发展。修订过程仍坚持以"培养和启发读者创新思维"为中心的编写原则，通过"整合"和"新增"对教材体系做了进一步完善，对编写思路的贯彻与落实采取了进一步的强化措施。

全国高等学校第三轮医学研究生"国家级"规划教材包括五个系列。①科研公共学科：主要围绕研究生科研中所需要的基本理论知识，以及从最初的科研设计到最终的论文发表的各个环节可能遇到的问题展开；②常用统计软件与技术：介绍了SAS统计软件、SPSS统计软件、分子生物学实验技术、免疫学实验技术等常用的统计软件以及实验技术；③基础前沿与进展：主要包括了基础学科中进展相对活跃的学科；④临床基础与辅助学科：包括了专业学位研究生所需要进一步加强的相关学科内容；⑤临床学科：通过对疾病诊疗历史变迁的点评、当前诊疗中困惑、局限与不足的剖析，以及研究热点与发展趋势探讨，启发和培养临床诊疗中的创新思维。

该套教材中的科研公共学科、常用统计软件与技术学科适用于医学院校各专业的研究生及相应的科研工作者；基础前沿与进展学科主要适用于基础医学和临床医学的研究生及相应的科研工作者；临床基础与辅助学科和临床学科主要适用于专业学位研究生及相应学科的专科医师。

全国高等学校第三轮医学研究生"国家级"规划教材目录

1	医学哲学（第2版）	主　编	柯　杨	张大庆		
		副主编	赵明杰	段志光	边　林	唐文佩
2	医学科研方法学（第3版）	主　审	梁万年			
		主　编	刘　民	胡志斌		
		副主编	刘晓清	杨土保		
3	医学统计学（第5版）	主　审	孙振球	徐勇勇		
		主　编	颜　艳	王　彤		
		副主编	刘红波	马　骏		
4	医学实验动物学（第3版）	主　编	秦　川	谭　毅		
		副主编	孔　琪	郑志红	蔡卫斌	李洪涛
			王靖宇			
5	实验室生物安全（第3版）	主　编	叶冬青			
		副主编	孔　英	温旺荣		
6	医学科研课题设计、申报与实施（第3版）	主　审	龚非力	李卓娅		
		主　编	李宗芳	郑　芳		
		副主编	吕志跃	李煌元	张爱华	
7	医学实验技术原理与选择（第3版）	主　审	魏于全			
		主　编	向　荣			
		副主编	袁正宏	罗云萍		
8	统计方法在医学科研中的应用（第2版）	主　编	李晓松			
		副主编	李　康	潘发明		
9	医学科研论文撰写与发表（第3版）	主　审	张学军			
		主　编	吴忠均			
		副主编	马　伟	张晓明	杨家印	
10	IBM SPSS统计软件应用	主　编	陈平雁	安胜利		
		副主编	欧春泉	陈莉雅	王建明	

| 11 | SAS 统计软件应用（第 4 版） | 主　编　贺　佳 |
| | | 副主编　尹　平　石武祥 |

12	医学分子生物学实验技术（第 4 版）	主　审　药立波
		主　编　韩　骅　高国全
		副主编　李冬民　喻　红

| 13 | 医学免疫学实验技术（第 3 版） | 主　编　柳忠辉　吴雄文 |
| | | 副主编　王全兴　吴玉章　储以微　崔雪玲 |

| 14 | 组织病理技术（第 2 版） | 主　编　步　宏 |
| | | 副主编　吴焕文 |

| 15 | 组织和细胞培养技术（第 4 版） | 主　审　章静波 |
| | | 主　编　刘玉琴 |

| 16 | 组织化学与细胞化学技术（第 3 版） | 主　编　李　和　周德山 |
| | | 副主编　周国民　肖　岚　刘佳梅　孔　力 |

17	医学分子生物学（第 3 版）	主　审　周春燕　冯作化
		主　编　张晓伟　史岸冰
		副主编　何凤田　刘　戟

| 18 | 医学免疫学（第 2 版） | 主　编　曹雪涛 |
| | | 副主编　于益芝　熊思东 |

| 19 | 遗传和基因组医学 | 主　编　张　学 |
| | | 副主编　管敏鑫 |

| 20 | 基础与临床药理学（第 3 版） | 主　编　杨宝峰 |
| | | 副主编　李　俊　董　志　杨宝学　郭秀丽 |

| 21 | 医学微生物学（第 2 版） | 主　编　徐志凯　郭晓奎 |
| | | 副主编　江丽芳　范雄林 |

| 22 | 病理学（第 2 版） | 主　编　来茂德　梁智勇 |
| | | 副主编　李一雷　田新霞　周　桥 |

23	医学细胞生物学（第 4 版）	主　审　杨　恬
		主　编　安　威　周天华
		副主编　李　丰　杨　霞　王杨淦

| 24 | 分子毒理学（第 2 版） | 主　编　蒋义国　尹立红 |
| | | 副主编　骆文静　张正东　夏大静　姚　平 |

| 25 | 医学微生态学（第 2 版） | 主　编　李兰娟 |

| 26 | 临床流行病学（第 5 版） | 主　编　黄悦勤 |
| | | 副主编　刘爱忠　孙业桓 |

| 27 | 循证医学（第 2 版） | 主　审　李幼平 |
| | | 主　编　孙　鑫　杨克虎 |

28	断层影像解剖学	主　编	刘树伟　张绍祥
		副主编	赵　斌　徐　飞
29	临床应用解剖学（第2版）	主　编	王海杰
		副主编	臧卫东　陈　尧
30	临床心理学（第2版）	主　审	张亚林
		主　编	李占江
		副主编	王建平　仇剑崟　王　伟　章军建
31	心身医学	主　审	Kurt Fritzsche　吴文源
		主　编	赵旭东
		副主编	孙新宇　林贤浩　魏　镜
32	医患沟通（第2版）	主　编	尹　梅　王锦帆
33	实验诊断学（第2版）	主　审	王兰兰
		主　编	尚　红
		副主编	王传新　徐英春　王　琳　郭晓临
34	核医学（第3版）	主　审	张永学
		主　编	李　方　兰晓莉
		副主编	李亚明　石洪成　张　宏
35	放射诊断学（第2版）	主　审	郭启勇
		主　编	金征宇　王振常
		副主编	王晓明　刘士远　卢光明　宋　彬
			李宏军　梁长虹
36	疾病学基础	主　编	陈国强　宋尔卫
		副主编	董　晨　王　韵　易　静　赵世民
			周天华
37	临床营养学	主　编	于健春
		副主编	李增宁　吴国豪　王新颖　陈　伟
38	临床药物治疗学	主　编	孙国平
		副主编	吴德沛　蔡广研　赵荣生　高　建
			孙秀兰
39	医学3D打印原理与技术	主　编	戴尅戎　卢秉恒
		副主编	王成焘　徐　弢　郝永强　范先群
			沈国芳　王金武
40	互联网＋医疗健康	主　审	张来武
		主　编	范先群
		副主编	李校堃　郑加麟　胡建中　颜　华
41	呼吸病学（第3版）	主　审	钟南山
		主　编	王　辰　陈荣昌
		副主编	代华平　陈宝元　宋元林

42	消化内科学（第3版）	主　审	樊代明	李兆申		
		主　编	钱家鸣	张澍田		
		副主编	田德安	房静远	李延青	杨　丽
43	心血管内科学（第3版）	主　审	胡大一			
		主　编	韩雅玲	马长生		
		副主编	王建安	方　全	华　伟	张抒扬
44	血液内科学（第3版）	主　编	黄晓军	黄　河	胡　豫	
		副主编	邵宗鸿	吴德沛	周道斌	
45	肾内科学（第3版）	主　审	谌贻璞			
		主　编	余学清	赵明辉		
		副主编	陈江华	李雪梅	蔡广研	刘章锁
46	内分泌内科学（第3版）	主　编	宁　光	邢小平		
		副主编	王卫庆	童南伟	陈　刚	
47	风湿免疫内科学（第3版）	主　审	陈顺乐			
		主　编	曾小峰	邹和建		
		副主编	古洁若	黄慈波		
48	急诊医学（第3版）	主　审	黄子通			
		主　编	于学忠	吕传柱		
		副主编	陈玉国	刘　志	曹　钰	
49	神经内科学（第3版）	主　编	刘　鸣	崔丽英	谢　鹏	
		副主编	王拥军	张杰文	王玉平	陈晓春
			吴　波			
50	精神病学（第3版）	主　编	陆　林	马　辛		
		副主编	施慎逊	许　毅	李　涛	
51	感染病学（第3版）	主　编	李兰娟	李　刚		
		副主编	王贵强	宁　琴	李用国	
52	肿瘤学（第5版）	主　编	徐瑞华	陈国强		
		副主编	林东昕	吕有勇	龚建平	
53	老年医学（第3版）	主　审	张　建	范　利	华　琦	
		主　编	刘晓红	陈　彪		
		副主编	齐海梅	胡亦新	岳冀蓉	
54	临床变态反应学	主　编	尹　佳			
		副主编	洪建国	何韶衡	李　楠	
55	危重症医学（第3版）	主　审	王　辰	席修明		
		主　编	杜　斌	隆　云		
		副主编	陈德昌	于凯江	詹庆元	许　媛

| 56 | 普通外科学（第3版） | 主 编 | 赵玉沛 |
| | | 副主编 | 吴文铭　陈规划　刘颖斌　胡三元 |

| 57 | 骨科学（第2版） | 主 编 | 陈安民 |
| | | 副主编 | 张英泽　郭 卫　高忠礼　贺西京 |

58	泌尿外科学（第3版）	主 审	郭应禄
		主 编	金 杰　魏 强
		副主编	王行环　刘继红　王 忠

| 59 | 胸心外科学（第2版） | 主 编 | 胡盛寿 |
| | | 副主编 | 王 俊　庄 建　刘伦旭　董念国 |

| 60 | 神经外科学（第4版） | 主 编 | 赵继宗 |
| | | 副主编 | 王 硕　张建宁　毛 颖 |

| 61 | 血管淋巴管外科学（第3版） | 主 编 | 汪忠镐 |
| | | 副主编 | 王深明　陈 忠　谷涌泉　辛世杰 |

| 62 | 整形外科学 | 主 编 | 李青峰 |

63	小儿外科学（第3版）	主 审	王 果
		主 编	冯杰雄　郑 珊
		副主编	张潍平　夏慧敏

64	器官移植学（第2版）	主 审	陈 实
		主 编	刘永锋　郑树森
		副主编	陈忠华　朱继业　郭文治

65	临床肿瘤学（第2版）	主 编	赫 捷
		副主编	毛友生　于金明　吴一龙　沈 铿
			马 骏

| 66 | 麻醉学（第2版） | 主 编 | 刘 进　熊利泽 |
| | | 副主编 | 黄宇光　邓小明　李文志 |

67	妇产科学（第3版）	主 审	曹泽毅
		主 编	乔 杰　马 丁
		副主编	朱 兰　王建六　杨慧霞　漆洪波
			曹云霞

| 68 | 生殖医学 | 主 编 | 黄荷凤　陈子江 |
| | | 副主编 | 刘嘉茵　王雁玲　孙 斐　李 蓉 |

| 69 | 儿科学（第2版） | 主 编 | 桂永浩　申昆玲 |
| | | 副主编 | 杜立中　罗小平 |

70	耳鼻咽喉头颈外科学（第3版）	主 审	韩德民
		主 编	孔维佳　吴 皓
		副主编	韩东一　倪 鑫　龚树生　李华伟

71	眼科学（第3版）	主 审	崔 浩	黎晓新		
		主 编	王宁利	杨培增		
		副主编	徐国兴	孙兴怀	王雨生	蒋 沁
			刘 平	马建民		
72	灾难医学（第2版）	主 审	王一镗			
		主 编	刘中民			
		副主编	田军章	周荣斌	王立祥	
73	康复医学（第2版）	主 编	岳寿伟	黄晓琳		
		副主编	毕 胜	杜 青		
74	皮肤性病学（第2版）	主 编	张建中	晋红中		
		副主编	高兴华	陆前进	陶 娟	
75	创伤、烧伤与再生医学（第2版）	主 审	王正国	盛志勇		
		主 编	付小兵			
		副主编	黄跃生	蒋建新	程 飚	陈振兵
76	运动创伤学	主 编	敖英芳			
		副主编	姜春岩	蒋 青	雷光华	唐康来
77	全科医学	主 审	祝墡珠			
		主 编	王永晨	方力争		
		副主编	方宁远	王留义		
78	罕见病学	主 编	张抒扬	赵玉沛		
		副主编	黄尚志	崔丽英	陈丽萌	
79	临床医学示范案例分析	主 编	胡翊群	李海潮		
		副主编	沈国芳	罗小平	余保平	吴国豪

全国高等学校第三轮医学研究生"国家级"规划教材评审委员会名单

顾　问

　　韩启德　桑国卫　陈　竺　曾益新　赵玉沛

主任委员 （以姓氏笔画为序）

　　王　辰　刘德培　曹雪涛

副主任委员 （以姓氏笔画为序）

　　于金明　马　丁　王正国　卢秉恒　付小兵　宁　光　乔　杰
　　李兰娟　李兆申　杨宝峰　汪忠镐　张　运　张伯礼　张英泽
　　陆　林　陈国强　郑树森　郎景和　赵继宗　胡盛寿　段树民
　　郭应禄　黄荷凤　盛志勇　韩雅玲　韩德民　赫　捷　樊代明
　　戴尅戎　魏于全

常务委员 （以姓氏笔画为序）

　　文历阳　田勇泉　冯友梅　冯晓源　吕兆丰　闫剑群　李　和
　　李　虹　李玉林　李立明　来茂德　步　宏　余学清　汪建平
　　张　学　张学军　陈子江　陈安民　尚　红　周学东　赵　群
　　胡志斌　柯　杨　桂永浩　梁万年　瞿　佳

委　员 （以姓氏笔画为序）

　　于学忠　于健春　马　辛　马长生　王　彤　王　果　王一镗
　　王兰兰　王宁利　王永晨　王振常　王海杰　王锦帆　方力争
　　尹　佳　尹　梅　尹立红　孔维佳　叶冬青　申昆玲　田　伟
　　史岸冰　冯作化　冯杰雄　兰晓莉　邢小平　吕传柱　华　琦
　　向　荣　刘　民　刘　进　刘　鸣　刘中民　刘玉琴　刘永锋
　　刘树伟　刘晓红　安　威　安胜利　孙　鑫　孙国平　孙振球
　　杜　斌　李　方　李　刚　李占江　李幼平　李青峰　李卓娅
　　李宗芳　李晓松　李海潮　杨　恬　杨克虎　杨培增　吴　皓

前　言

为深入学习贯彻落实党的十九大精神,以习近平新时代中国特色社会主义思想为指引,落实《国务院办公厅关于深化医教协同进一步推进医学教育改革与发展的意见》《"健康中国2030"规划纲要》《健康中国行动(2019—2030年)》等重要文件精神,实施人才强国战略,培养高质量、高素质、创新型、研究型医学人才,教育部、国家卫生健康委员会启动了第三轮全国高等学校医学专业研究生"国家级"规划教材的修订工作。同时,教育部办公厅发布了《关于进一步规范和加强研究生培养管理的通知》(教研厅〔2019〕1号)文件,文件强调:研究生的培养和管理要切实落实质量保证主体责任,突出立德树人根本任务和要求,严格执行培养制度。为加强学术规范和学术道德教育,把论文写作指导课程作为必修课纳入研究生培养环节。《医学科研论文撰写与发表》(第3版)作为全国高等学校医学专业研究生"国家级"规划教材之一,正是在这样的时代背景中,由第1、2版主编张学军教授担任主审,全国17位医学领域专家学者共同精心修订而成。

本教材以第2版为基础,以"精准定位、明确对象、传承经典、原始创新、系统优化、纸数融合、主动担当、打造精品"为基本编撰理念,以"国无德不兴,人无德不立。育人之本,在于立德铸魂"为重要指导思想,旨在通过对医学研究生科研论文撰写、投稿、发表及其过程中所遇到的系列问题的阐述与解答,不仅使医学专业研究生能掌握医学科研论文撰写、投稿、发表的方法和技巧,学会总结、分析、展示自身的科研成果,而且能教育引导医学专业研究生认识到学术道德与规范的重要性,使其社会主义核心价值观得到良好的培育和充分的践行。最终,使我国的医学研究生能够通过对本教材的学习,成为有大爱大德大情怀的人,具备在国内外优秀期刊上规范地展示我国医学领域先进科研成果的能力,更有作为新时代医学研究生努力开创我国医学科研事业发展新局面的担当。

本轮修订工作在保留第2版原有三篇内容的基础上进行了优化及更新,增加了对可发表医学科研论文种类的介绍,保证了教材能够紧跟国内外医学科学研究的前沿发展。新增的第一篇第九章"医学研究报告规范与注册"系统地介绍了基础研究和临床研究的特点及注意事项。同时,优化了第2版第二篇第五章"医学科研论文的发表与定购",并将其合并至新增章节第二篇第五章"学术诚信"中,这一章内容着重强调了作为新时代医学科研工作者所必须遵守的学术道德规范。这些重要内容的增加不仅能够为我国医学研究生学术道德水平的建设、科研实验设计的规范提供必要的帮助,而且进一步贯彻了党的教育方针,为培养德智体美劳全面发展的医学科研工作者和社会主义建设者夯实基础。

本教材的修订得到了人民卫生出版社的大力支持,衷心地感谢他们为提高研究生教育教学水平所作的贡献。同时也衷心地感谢全体编者,正因为他们高度的责任心、良好的协作态度及精益求精的精神,才保证了本教材修订工作优质、有序、高效地完成。

教材修订工作得到了重庆医科大学附属第一医院、山东大学齐鲁医学院/公共卫生学院、浙江大学医学院附属邵逸夫医院、浙江大学基础医学院及四川大学华西医院的大力支持,在此致以衷心的感谢。同时还要感谢重庆医科大学附属第一医院牟童、山东大学公共卫生学院焦珂笛、浙江大学基础医学院李何阳子、四川大学华西医院孔凌祥、重庆医科大学公共卫生与管理学院蒲懿、中山大学附属第三医院邓宜南、空军军医大学西京医院李霄、吉林大学白求恩第一医院蒋超、中国科学技术大学附属第一医院梁书航、中国医学科学院医学实验动物研究所张文龙、兰州大学基础医学院胡凯燕以及复旦大学附属华山医院花玮在本教材的修订和审校过程中提供的帮助。

由于编写者水平有限,本书尚存在许多不足之处,我们真诚地希望读者提出宝贵的意见和建议。

张学军　吴忠均

2021 年 5 月

目　录

第一篇　医学科研论文的撰写

第二篇　医学科研论文的投稿与发表

第三篇　医学学位论文的撰写与答辩

第一篇 医学科研论文的撰写

第一章 概论

在新时代的国际环境下,医学科研论文的撰写肩负着时代的重任,是医务工作者立志扎根人民、奉献国家,以高远志向砥砺奋斗的精神,在人生道路上刚健有为、自强不息的具体体现。"育才造士,为国之本",只有通过在医学科研论文撰写过程中牢记立德树人的学术道德理念,在论文中融入思想道德教育、文化知识教育的先进成果,才能为医学人才培养筑牢更高水平、更加科学的学术基础,最终使我国优秀的科研成果能够在中华大地上熠熠生辉,在国内外优秀的期刊与会议上展现新时代下我国医务工作者的风采。

第一节 医学科研论文撰写的意义

医学科学研究是人类为了探索生命与疾病的本质及规律,寻求保障及提高人民群众生命健康的技术、方法和手段所开展的科学研究活动。医务工作者,无论从事医疗、科研、预防或教学工作,都需要通过医学科研论文的撰写与发表展开同行间的学术交流,从而了解医学领域的前沿信息,丰富自身的知识储备,最终共同推进医学科学研究的发展与进步。

医学科研论文的撰写与发表具有重要意义:

1. **贮存科研信息** 完成科学研究以后,应对研究结果加以整理,并以科研论文的形式总结研究的发现及方式方法。否则随着时间的推移,科研信息将逐渐模糊,致使研究在重复与深入时会发生不必要的浪费。

2. **传播科研成果** 科研论文是传播科研信息的重要载体。任何一项科学研究与发明都是人类智慧与勤劳的结晶,是全人类的共同财富。只有通过科研论文对广大医务工作者进行科研成果

的传播,才能使科学技术不断地发展进步。

3. **交流实践经验** 医务工作者通过不断地实践,积累了很多宝贵的经验与教训。这些资源极其宝贵,能够发挥巨大的指导作用,造福于人类。

4. **启迪学术思想** 大量的科研成果和实践经验可逐渐凝练成学术思想,这些学术思想以论文的形式不断地碰撞与交流,可以形成新的学术思想,促进医学事业的发展。

5. **提高学术水平** 科研论文撰写是一种创造性的脑力劳动。撰写过程有助于提高分析问题与解决问题的能力,进一步促进医务工作者学术水平的提高。

第二节 医学科研论文的特点

医学科研论文是医学科学研究的文字记录和书面总结,是医学科研工作的重要组成部分,其主要特点有:

1. **科学性** 科学性是医学科研论文的首要条件,是医学科研论文的根本属性和立足点,没有科学性,医学科研论文就失去了一切价值。因此,医学科研论文从课题立题、方法设计、资料收集、统计分析,直到结果结论的每一步都必须坚持科学的方法和严谨的学风。

2. **创新性** 创新性是论文的灵魂,是决定论文质量高低的主要标准之一。医学科研论文所报道的主要科研成果应是尚未见报道的新思维与新发现,而不是重复别人的工作或模仿抄袭。

3. **实用性** 医学科研论文的实用性也就是实践性,指论文的实用价值。医学作为一门应用性科学,除少数纯理论研究的论文之外,绝大多数

医学论文应结合医疗和预防的工作实际,力求解决实际问题。

4. 规范性 医学科研论文的撰写应按一定的规范格式进行。只有统一化、规范化、标准化的医学科研论文才有利于科研成果的国内外交流,便于文献检索。

医学科研论文的科学性、创新性、实用性及规范性共同决定了论文学术价值,在医学科研论文的撰写过程中,作者应特别注意。

第三节 医学科研论文的类型

医学科研论文的分类有多种方式,通常根据论文的资料来源、论述内容、研究类型、体裁等方面主要分为以下几类:

1. 论著(Article) 包括短篇论著,其内容主要是作者在第一手资料的基础上进行研究,得到的新见解、新理论或者新方法,可以推动医学科学的发展,是医学期刊文章的主要部分。

2. 综述(Review) 综述是根据科研、教学和医疗的需要,围绕某一学术专题,收集某时期内的有关文献资料予以加工整理而形成的综合性文献。主要反映当前某一领域中某分支学科或重要专题的最新进展、学术见解和建议。

3. 病例报告(Case Report)或者临床报告(Clinical Report) 又称个案报告,是报道临床罕见病例或新发现病例的医学论文,被报告的病例常是临床上罕见的、特殊的或是认识不清的新近发现的病例。这类病例的发表对于认识临床少见病,发现和掌握其诊治过程中的特殊性有重要意义。

4. 简讯(Concise Communication)或简报(Concise Report) 作为医学科研论文的特殊格式,是指医务工作者以报告的形式简要叙述某一学术课题的论文类型,它主要将论著中重要性相对稍弱,或者已经被报道但仍有一定学术价值可供借鉴的文稿以高度概括的形式刊登出来。

5. 读者来信(Letter) 读者来信可大致分为两类:①Research Letter,其研究成果具有一定的学术价值,值得报道,但由于版面限制,不刊登摘要,论文正文不列分标题;②当对期刊所发表的研究成果有一定分歧或建议时,也可采用该形式向主编反映,进行讨论和交流。

6. 述评(Comment)或者编者按(Editorial) 是对某学术专题的研究状况进行的概述、评论、展望和预测,对作者的素质要求较高,一般由相关领域专家撰写,故又称"专家述评"。

7. 临床医学影像(Images in Clinical Medicine) 指通过分享临床诊疗中经典的病例图片以及患者的一般情况,进行诊疗经验交流、诊疗思路完善的论文。该类型的文章以临床各种影像学检查的结果图片或病变处直观的临床图片为主体,对图片的质量、原创性与特异性有较高的要求。如国外期刊中最著名的是 *The New England Journal of Medicine* 的"图片病例报道",而国内期刊中,《中华医学杂志》开辟的"临床医学影像"栏目,为特殊的、少见的但具有临床启发意义的影像学表现提供了一个展示的园地,可为临床医学影像诊断积累宝贵的第一手资料。

8. 其他 根据国内外期刊的要求不同,还有一些其他的发表形式,包括消息(News)、展望(Perspective)、临床问题解决方案(Clinical Problem Solving)、临床/实验视频(Video Article)、观点(Sounding Board)和书评(Book Review)等。

每种期刊都有其自身的特色,因此,作者应根据自己的研究工作和研究成果选择合适的期刊及发表类型。

(高 敏)

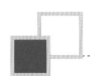

第二章　医学科研论文的撰写步骤

医学科研论文是医学科研工作者在研究学习过程中经过长期探索与思考，对某个医学科学领域中的学术问题进行研究后，记录科学研究的过程、方法及结果，用于进行学术交流、讨论或出版发表，或用作其他用途的书面材料。本章将详细介绍其撰写步骤。

第一节　论文题目的选择与确定

医学科研论文的题目是论文的"标签"，是作者表达论文的特定思想内容，反映研究范围和深度的最鲜明、最精练的概括，也是最恰当、最简明的逻辑组合。论文题目的作用主要有：一是吸引读者；二是帮助文献追踪或检索。一个好的论文题目应有准确、简洁、清晰等特点。

一、科研论文题目的基本要求

1. 准确　论文题目要准确地反映论文的内容。作为论文的"标签"，论文题目既不能过于空泛和一般化，也不宜过于繁复。

2. 简洁　论文题目需用词简洁、明了，以最少的文字概括尽可能多的内容。题目过长，不利于读者在浏览时迅速了解信息、留下深刻印象；题目过短，则容易忽视对论文内容的反映，起不到帮助读者了解论文内容的作用。

3. 清晰　论文题目要能清晰地反映文章的具体内容和特色，明确表明研究工作的独到之处，力求简洁有效、重点突出。

二、中英文科研论文题目拟定的注意事项

（一）中文科研论文题目拟定的注意事项

1. 不同的期刊对论文题目可能有不同的要求，撰写时要查询拟投稿期刊的稿约。

2. 论文题目应准确、简明地反映文章的主题。

3. 论文题目中尽量使用关键词。

4. 专有名词不宜过多。

5. 题目转行应保持词语的完整。

中文科研论文题目的详细要求可参见本书第一篇第三章第二节。

（二）英文科研论文题目拟定的注意事项

1. 题目字母的大小写有多种格式，应遵循相应期刊的要求。

2. 论文题目尽可能不用简称、缩写词和标点符号。

3. 英文论文题目以短语为主要形式，如果出现动词，也多为分词或动名词形式。

英文科研论文题目的详细要求可参见本书第一篇第四章第二节。

第二节　资料的整理

科研论文的撰写不是对原始资料和数据进行简单的罗列，而应通过对原始资料和数据的归纳整理、统计分析，得出科学、可信的结果。

资料的整理包括资料审核、归纳汇总、绘制图表、统计分析等步骤。

1. 对原始资料的审核　审核应与搜集过程同时进行，以便随时复查修正。审核内容包括资料的完整性、数据的准确性、相关内容的逻辑性等。如检查表格数据有无错栏或错行、计量单位是否准确、相关数据是否相互矛盾等。在资料整理时，要认真对待与预期结果不一致的阴性或不显著的实（试）验数据，不能轻易舍弃。

2. 归纳汇总　资料审核完毕后一般使用数据管理工具建立数据库对资料进行归纳汇总，可根据原始资料和数据的性质或数量特征进行分

组。科学的分组是统计处理的基础,只有在同质的基础上进行分组才能得出正确的结论。注意分组要科学合理。

3. 绘制图表　图和表是最常见的整理资料的形式。在资料整理阶段可以使用过渡性的整理表格,用于原始资料的整理归组;有些资料则更适宜用图的形式表达。某个结果在论文中用表、图或文字描述,应考虑哪种形式更易于读者的阅读与理解。

4. 统计分析　统计分析是科研论文处理数据的科学方法,凡涉及数据处理的部分最好请统计学专业人员审核。

第三节　参考文献的收集与选取

一、参考文献的意义

参考文献是为撰写或编辑论著而引用或参考的有关文献资料,通常附在论文、书或章节之末,有时也以附注或脚注形式出现在文中。一方面,通过阅读参考文献可以了解某领域在论文撰写时的最新进展,有助于题目的确定;另一方面,论文撰写时选取有代表性的参考文献进行标注,以便于读者核对查找。

著录参考文献的意义有:①揭示科学研究的连续性;②提供信息出处和理论依据;③尊重他人的成果,尊重知识产权;④避免复述内容,精简文字,缩短论文篇幅;⑤便于编辑和审稿人评价学术水平;⑥与读者达到信息资源共享;⑦通过引文分析有利于对期刊水平作出客观评价;⑧促进科技情报和文献计量学研究,推动科学发展。

二、参考文献的收集

(一)文献类型及获取途径

按载体的不同,文献可分为:

1. 期刊类　包括文摘,如各类学术期刊、大学学报、研究/科学院院刊及文摘杂志等。

2. 参考书类　如专著、教科书、论文集;工具书如字/词典、年鉴、索引、百科全书等。

3. 资料类　包括论文单行本、内部资料、会议文献、学位论文、科技档案、技术标准、产品目录、专利说明书等。

4. 网络型　主要包括网络版期刊、网络原始期刊以及期刊网络媒体群等。此外,一些权威机构的官方网站,以网络形式发布的公告、档案、标准等也可以作为网络型文献的来源。

5. 其他　包括一些声像资料如幻灯、录音唱片、录像等和以磁性材料为载体和以光电转换、电磁转换为记录手段形成的文献。

目前使用较多的网络型文献,一般通过基于互联网的检索工具,如中国知网、万方数据知识服务平台、PubMed 等获取。

(二)检索词的确定

分类途径以分类号作为检索词;主题途径以主题词作为检索词,若无相应主题词用关键词(Keywords)亦可;熟悉作者并想追踪其文献可用作者名检索。

检索词正确及组配得当与否决定检索文献的精确度和全面性。

(三)常用的中英文医学文献检索系统简介

1. **中国知网**　中国知网(http://www.cnki.net/)的全称是中国知识基础设施工程(China National Knowledge Infrastructure,CNKI),其提供的核心资源有《中国学术期刊(网络版)》、中国博士学位论文全文数据库、中国优秀硕士论文全文数据库、中国重要会议论文全文数据库、国际会议论文全文数据库、中国重要报纸全文数据库、中国年鉴网络出版总库、中国专利全文数据库等。文献类型包括学术期刊、硕博论文、会议论文、工具书、年鉴、专著、报纸、专利、标准、科技成果等。

2. **万方数据知识服务平台**　万方数据知识服务平台(http://www.wanfangdata.com.cn/)提供的主要资源有中国学术期刊数据库、中国学位论文全文数据库、中国学术会议文献数据库、中外专利数据库等。收集的文献资料类型有期刊论文、学位论文、会议论文、专利文献、科技报告、科技成果、标准文献、地方志、政策法规文献等。万方医学网(http://med.wanfangdata.com.cn/)是万方数据知识服务平台的子数据库,收录生物医学期刊、学位论文、会议论文等多种类型资源的全文。

3. **中国生物医学文献数据库**　中国生物医学文献数据库(Chinese Biomedical Literature

Database，CBM）是中国生物医学文献服务系统（简称 SinoMed）下的一个重要数据库，收录了自 1978 年以来的 1800 多种中国生物医学期刊及资料汇编、会议论文的文献题录。1989 以后的题录与重庆维普中文科技期刊数据库（全文版）可实现链接，在线获取全文。检索时需先进入中国生物医学文献服务系统（http://www.sinomed.ac.cn/），即可对包括 CBM 在内的多个数据库进行单独或跨库检索。

4. 维普期刊资源整合服务平台　维普期刊资源整合服务平台是一个中文期刊资源一站式服务平台，提供的资源有中文科技期刊数据库、中国科学指标数据库、中文科技期刊评价报告、外文科技期刊数据库等。通过网址（http://lib.cqvip.com/）可进入维普中文期刊服务平台进行检索。

5. PubMed 生物医学文献检索系统　PubMed 是由美国国立医学图书馆（National Library of Medicine，NLM）国家生物信息技术中心（National Center for Biotechnology Information，NCBI）开发的生物医学文献检索系统，主要由 3 个数据库组成，包括 Medline、PreMedline 和 Publisher Supplied Citations，涉及临床医学、护理学、口腔科学、兽医学、卫生保健和基础医学，读者可通过网址（https://www.ncbi.nlm.nih.gov/pubmed/）进入该数据库，免费检索。

（四）生物信息数据库

生物信息数据库是指在计算机存储设备上合理存放且相互关联的生物信息集合。根据收录的信息内容主要分为 5 类。

1. 序列数据库　主要收录序列数据，是最基本的生物信息数据库。根据序列类型可分为：DNA 序列数据库（如 GenBank）、RNA 序列数据库（如 ncRNAdb）、蛋白质序列数据库（如 UniProt）、基因组序列数据库（如 SGD）等。

2. 结构数据库　主要收录蛋白质、多肽的三维结构数据及酶、病毒、碳水化合物和核酸的晶体结构数据，如蛋白质结构数据库。

3. 图谱数据库　主要收录基因组图谱（如遗传图谱、转录图谱等）数据，如 NCBI 的基因组图谱、欧洲生物信息学研究所（European Bioinformatics Institute，EBI）的 Ensembl。

4. 突变数据库　主要收录基因突变及多态性数据库，可分为综合性突变数据库（如人类基因突变数据库）与特殊位点突变数据库（如 APC 基因突变数据库）。

5. 文献数据库　主要收录与生物信息有关的各种文献。如上文提到的 PubMed。

三、文献的选取

（一）文献的阅读

文献阅读要注意泛读与精读相结合。检索到的文献一般数量较多，全部精读会花费大量时间，作者可以先读文章摘要再决定是否需要阅读全文。对于需要参考、摘录或引用的段落，应做到逐字理解，准确弄懂，并汲取其精髓。

（二）文献的选取原则

参考文献的选取应注意以下原则：权威、准确、时效、必要和适量。

1. 权威性　尽量选取权威性书籍和相关学科核心期刊发表的文献。

2. 准确性　忠实于原文，不能断章取义，也不能照抄原文。

3. 时效性　应当选取发表时间近的文献和能够反映该领域最新成果的前沿研究进展。选取时一般要求以近 3~5 年内的文献为主。

4. 必要性与适量性　引用文献的数目不能过少但也不能无节制地引用，需尽量符合相关期刊的要求。

第四节　参考文献的著录

参考文献是医学科研论文必不可少的部分，中文医学科研论文和英文医学科研论文对参考文献著录的要求有所不同。

一、中文医学科研论文参考文献著录格式

2015 年 12 月 1 日起实施的 GB/T 7714—2015《信息与文献参考文献著录规则》是中文医学期刊参考文献参照的著录要求。

（一）参考文献表与参考文献标注法

参考文献表可以按"顺序编码制"和"著者 - 出版年制"两种方法组织，引文参考文献既可以集中著录于文后或书末，也可以分散著录在页下端。同样，正文中引用的文献的标注方法也可以采用"顺序编码制"和"著者 - 出版年制"两

种方法。

1. 顺序编码制　各篇参考文献按正文部分标注的序号依次列出。凡是引用已发表的文献中的观点和材料等，都要在文中予以标注，并在文末列出参考文献表。在正文中，参考文献的序号用阿拉伯数字置于方括号内标出，通常将序号作为右上角标。引用多篇文献时，只需将各篇文献的序号在方括号内全部列出，各序号间用"，"分开；如遇连续序号，可在起止序号中间加"-"连接。目前多数中文医学期刊采用顺序编码制。

2. 著者－出版年制　先将各文献按文种集中，可分为中文、英文等部分，然后按著者字顺和出版年排序。中文文献可按著者姓名的汉语拼音字顺或笔画笔顺排列。正文引用的文献采用"著者－出版年制"时，各篇文章的标注内容由著者姓氏与出版年构成，并置于"（）"内。在正文中引用多著者文献时，对欧美著者只需标注第一个著者的姓，其后加"et al."；对于中国著者标注第一著者的姓名，其后附"等"字，姓氏与"et al.""等"之间留适当空隙。

（二）常见各类参考文献的著录格式

1. 连续出版物中的析出文献　是指从连续出版物中析出的具有独立篇名的文献。

著录格式：[序号]析出文献主要责任者.析出文献题名[文献类型标识/文献载体标识].连续出版物题名：其他题名信息，年，卷（期）：页码[引用日期].获取和访问路径.数字对象唯一标识符.

示例：

[1]贾翠宇,赵大伟,王欣欣.肝脏海绵状血管瘤的不典型影像表现及病理对照[J].临床放射学杂志,2016,35（5）:732-735.

2. 专著　是指以单行本或在限定的期限内出齐的多卷册形式出版的印刷型或非印刷型出版物。包括普通图书、古籍、学位论文、会议文集、汇编、标准、报告、多卷书、丛书等。

著录格式：[序号]主要责任者.题名：其他题名信息[文献类型标识/文献载体标识].其他责任者.版本项.出版地：出版者,出版年：引文

页码[引用日期].获取和访问路径.数字对象唯一标识符.

示例：

[2]张学军.医学科研论文撰写与发表[M].2版.北京:人民卫生出版社,2014.

3. 电子资源（electronic resource）　是指以数字方式将图、文、声、像等信息存储在磁、光、电介质上，通过计算机、网络或相关设备使用的记录有知识内容或艺术内容的文献信息资源，包括电子公告、电子图书、电子期刊、数据库等。

著录格式：[序号]主要责任者.题名：其他题名信息[文献类型标识/文献载体标识].出版地：出版者,出版年：引文页码（更新或修改日期）[引用日期].获取和访问路径.数字对象唯一标识符.

示例：

[3]中国互联网络信息中心.第29次中国互联网络发展现状统计报告[R/OL].（2012-01-06）[2013-03-26].http://www.cnnic.net.cn/hlwfzyj/hlwxzbg/201201/P020120709345264469680.pdf.

4. 专利

著录格式：[序号]专利申请者或所有者.专利题名：专利号[文献类型标识/文献载体标识].公告日期或公开日期[引用日期].获取和访问路径.数字对象唯一标识符.

示例：

[4]TACHIBANA R, SHIMIZU S, KOBAYSHI S, et al. Electronic watermarking method and system: US6915001[P/OL]. 2005-07-05[2013-11-11]. http://www.google.co.in/patents/US6915001.

5. 其他类型　参见GB/T 7714—2015《信息与文献参考文献著录规则》。

文献类型和文献载体标识代码见GB/T 7714—2015《信息与文献参考文献著录规则》。

（三）参考文献著录的注意事项

1. 参考文献中的第一个著录项目，如主要责任者、析出文献主要责任者、专利申请者或所有者前不使用任何标志符号。

2. 文献作者姓名一律姓在前、名在后；外国人的名字采用首字母缩写形式，全大写，缩写名后不加缩写点。用汉语拼音书写的人名，姓全大写，其名可缩写，取每个汉字拼音的首字母。中文期刊名采用全名，外文期刊名采用缩写，以《医学索引》（Index Medicus，IM）中的格式为准。

3. 作者不超过三名的文献将作者全部列出，如超过三名则列出前三名，其后加"，等"或"，et al"。

4. 每条参考文献均需著录起止页码，每年连续编码的期刊可不著录期号。

二、英文医学科研论文参考文献著录格式

（一）参考文献的著录格式和参考文献列表的格式

目前参考文献的著录格式主要有两种：温哥华模式（Vancouver style）和哈佛模式（Harvard style）。在生物医学领域，大多数期刊的参考文献采用温哥华模式，但也有部分期刊使用哈佛模式。在温哥华模式中，根据参考文献出现在文中的位置对其进行连续编号，编号为括号加阿拉伯字母的形式。在参考文献列表中，参考文献同样根据出现顺序，以括号加阿拉伯数字的形式排列。在哈佛模式中，文中参考文献引用的位置标以文献作者的名字和发表年份，并加括号标注。当需要引用多个文献时，文献之间按照年代顺序排列，并以分号分隔。在参考文献列表中，参考文献按照作者姓名的字母顺序列出。

1. 常见温哥华模式的各类参考文献

（1）标准期刊文献：作者不超过6位的全部列出，超过6位的只列出前6位，后加"et al."。

示例：

> Halpern SD, Ubel PA, Caplan AL. Solid-organ transplantation in HIV-infected patients. N Engl J Med. 2002；347：284-7.

（2）带有数字对象标识符（digital object identifier，DOI）的文献

示例：

> Li JH, Jia JJ, Shen W, Chen SS, Jiang L, Xie HY, et al. Optimized postconditioning algorithm protects liver graft after liver transplantation in rats. Hepatobiliary Pancreat Dis Int. 2018；17：32-8. doi：10.1016/j.hbpd.2018.01.006.

（3）于印刷版之前提前在网络发表的文献

示例：

> Li JH, Jia JJ, Shen W, Chen SS, Jiang L, Xie HY, et al. Optimized postconditioning algorithm protects liver graft after liver transplantation in rats. Hepatobiliary Pancreat Dis Int. 2018 Feb 2. doi：10.1016/j.hbpd.2018.01.006.［Epub ahead of print］

（4）专著

示例：

> Bates B. Bargaining for life：A social history of tuberculosis. 1st ed. Philadelphia：University of Pennsylvania Press；1992.

（5）学位论文

示例：

> Borkowski MM. Infant sleep and feeding：a telephone survey of Hispanic Americans. Mount Pleasant（MI）：Central Michigan University；2002.

（6）会议论文

示例：

> Christensen S, Oppacher F. An analysis of Koza's computational effort statistic for genetic programming. In：Foster JA, Lutton E, Miller J, Ryan C, Tettamanzi AG, editors. Genetic

programming. EuroGP 2002: Proceedings of the 5th European Conference on Genetic Programming; 2002 Apr 3-5; Kinsdale, Ireland. Berlin: Springer; 2002. p. 182-91.

（7）专利

示例：

Pagedas AC, inventor; Ancel Surgical R&D Inc., assignee. Flexible endoscopic grasping and cutting device and positioning tool assembly. United States patent US 20020103498. 2002 Aug 1.

2. 常见哈佛模式的各类参考文献

（1）标准期刊论文

示例：

Campian, J. and D. H. Gutmann（2017）. CNS Tumors in Neurofibromatosis. J Clin Oncol. 35（21）: 2378-2385.

（2）专著

示例：

Darwin, C.（1860）. On the Origin of Species by Means of Natural Selection, or, The Preservation of Favoured Races in the Struggle for Life（New York: Appleton）.

（3）带有 DOI 的文献

示例：

Kalisvaart, M. and A. Schlegel, et al.（2019）. Chronic Kidney Disease After Liver Transplantation: Impact of Extended Criteria Grafts. Liver Transpl. 25（6）: 922-933. doi: 10.1002/lt.25468.

（4）于印刷版之前提前在网络发表的文献

示例：

Lee, J. H. and J. H. Yang, et al.（2019）. Surgical Repair of a Sinus of Valsalva Aneurysm: A 22-Year Single-Center Experience. Thorac Cardiovasc Surg. 2019 Jul 12. doi: 10.1055/s-0039-1692660.［Epub ahead of print］

（二）参考文献的位置与格式

在论文中，参考文献列表一般位于最后且应另起一页。参考文献格式的具体要求则根据期刊的不同有所差异，所以作者在投稿前务必认真阅读期刊的稿约并检查参考文献格式是否符合该期刊的要求。

三、参考文献管理软件

文献管理软件是一种用于帮助研究者获取、组织、管理与研究相关的文献资料，建立个人文献数据库并进行论文撰写的工具。文献管理软件的功能主要有 4 种：①基本功能为集成搜索、即插即引、批量导入和格式输出；②核心功能是建立、储存、管理、输出参考文献信息；③扩展功能为网络共享、撰写模板、用户指定、多对象管理等；④附加功能为文献分析、知识管理及资源整合。

目前，国外文献管理软件有 EndNote、Reference Manager、RefWorks 等，国内文献管理软件有 NoteExpress、PowerRef、医学文献王等，其中以 EndNote 与 NoteExpress 较为常用。以下以 EndNote X7 为例简要介绍其功能及使用方法。

在 EndNote 中常用的建立数据库的方式有 2 种：在线检索和网站输出。

1. 在线检索（以 PubMed 为例） 在 EndNote 主界面左侧点击"Online Search"中的"PubMed"，出现检索界面，输入检索内容并选择相应的逻辑关系，点击"Search"即可返回检索结果，检索到的文献按时间顺序排列，选择需要的文献导入 EndNote 即可。

2. 网站输出 多数文献数据库都有将检索结果导出的功能，以 Web of Science 为例，在 Web of Science 的检索结果界面点击"Export"中的"EndNote Desktop"，选择输出的记录范围与格式，即可将检索结果导入 EndNote。

在 EndNote 建立数据库后，可以对数据库中的文献进行排序、查重及更新,同时以类似建立子文件夹的形式对文献进行分类管理。此外,PDF文件、Word 文档、图片以及网页等均可以附件的形式添加至数据库中的文献。

EndNote 的另一个重要功能是撰写论文时可以自动插入、编排文献格式,使其符合期刊的投稿要求。下面以 Word 中插入文献为例说明 EndNote 的相关操作:常用的插入参考文献的方式为在 Word 中将鼠标指向需要插入文献的地方,点击"Insert Citation",出现"Find & Insert My References"对话框,选择一篇或多篇文献后点击"Insert"即可插入参考文献。为使插入的参考文献符合投稿期刊的格式要求,需对其进行格式化编辑。在 EndNote 工具栏点击"Style"下拉框,在菜单中选择需要的期刊后点击"OK",程序会自动进行格式化操作。如果论文撰写完毕准备投稿,一般需去除 Endnote 域代码,点击"Convert Citations and Bibliography",选择"Convert to Plain Text"即可。由于域代码清除后无法恢复,建议预先备份未清除域代码的 Word 文件。

第五节　初稿的撰写

作者可以从模仿开始,细读同类论文,掌握国内外目前的研究动态并从中汲取别人的撰写技巧和方法,逐步提高自己的论文水平。

一、内容构思

医学科研论文的内容一般包括:研究的背景和目的,研究对象和研究方法,研究的主要结果,对研究结果的讨论和结论等。

二、提纲拟定

提纲是论文的骨架,拟定提纲是对研究进行全面总结构思的过程。通过拟定提纲,作者可以在撰写过程中掌握论文结构的全局,使论文层次清楚、重点明确,避免重复和遗漏。通常可按论文撰写的格式,将正文分成若干段落,并列出标题,形成一个尽可能详细的提纲。

三、初稿成文

按照拟定的提纲,根据取得的研究成果,将论文所需撰写的内容充分表达,并把各个部分的安排进一步调整得当。

(一)撰写要求

1. 内容完整,数据齐全　在初稿撰写阶段,内容应尽可能详尽,可以将事先规划的内容全部写进去,尤其是与结论相关的关键数据缺一不可。

2. 用词准确,杜绝歧义　确保科学术语的规范化,医学领域的名词术语以全国科学技术名词审定委员会审定、公布的《医学名词》为准;暂未公布者仍以人民卫生出版社出版的《英汉医学词汇》为准。中文药物名称应参考《中华人民共和国药典》2020 年版或国家药典委员会编著的《中国药品通用名称》中的名称;英文药物名称则采用国际非专利药名,不使用商品名。

3. 语言精练,缩写规范　优秀的论文除了内容的先进性、科学性之外,撰写上应力求做到以最小的篇幅容纳最大的信息量。同时,合理、规范地使用缩略语还可以使论文文字精练,便于读者阅读和记忆。缩略语的使用规范如下:

(1)论文中只出现 3 次以下者尽量写全词而不用缩略语。

(2)缩略语首次出现时,应先写全称,然后在括号内注明缩写,再出现时只用缩写。

(3)忌直接用不规范或不通用的汉语缩略词。如"室速"(室性心动过速)、"乙肝"(乙型肝炎)。

(4)原词不长,不必缩写。如将"血小板"缩写成"PLT"就没有必要。

(5)如果使用缩略语应贯穿全文,不要时而用缩写,时而用全称。

(6)缩略语不要过多,一般不超过 10 个为宜。

4. 新意突出,结论得当　论文撰写既要全力展示出研究的新意所在,又要坚持实事求是的原则。论文的结论要有理有据,避免笼统表述为"结果理想"或"疗效满意"等。

(二)撰写方法

撰写论文时可以采取两种方式:顺序撰写和分段撰写。

1. 顺序撰写　若对拟写内容、形式及结构已非常熟悉,则可根据研究思路,顺序完成论文的撰写。

2. 分段撰写　假如论文不能一次顺序完成，可以先写较明确的内容，对于不明确的部分可以留出空处，做上记号，待以后斟酌、完善。

（三）论文摘要的撰写

摘要是从论文内容中摘出来的要点，是概括而不加注释或评论的简短陈述，是全文的高度浓缩，应简练、准确、完整而能独立成文。摘要的内容一般包括目的、方法、结果、结论。摘要中不用图、表、公式、化学结构式等，不需标引参考文献，尽量不使用缩略语。

（四）参考文献的引用

参考文献的选取、引用和著录需要注意：

1. 区别他人和自己的研究结果。重要文献要引用，但自己的研究结果也要体现。

2. 防止文献堆砌和人名罗列。不重要的文献不用或少用，充分利用文献号标注和"报道""提出""指出""揭示""认为""证明"等同义词。

3. 正确处理近年无新文献与期刊要求的矛盾。参考文献的引用要遵循"新"的原则，以最近3~5年内的为宜。如确实近年无该领域的新文献，则必须注明"未见报道"或"近年无人研究"。

第六节　初稿的修改与定稿

论文初稿完成后，一定要经过仔细、认真、精益求精地反复修改，调整与核查。这既是对作者自身科研成果的负责，也是对期刊、编辑及读者的尊重。

一、修改的内容

对初稿的修改可以从内容和形式两方面考虑。内容是重点，它决定论文的学术水平与价值，而形式则直接影响内容的表达效果。

修改内容主要包括：

1. 题目是否精练、达意，内容是否切题。

2. 摘要是否反映了全文的主旨内容。

3. 数据是否准确。

4. 计量单位及用词是否规范。

5. 结果是否支持结论。

6. 层次是否分明、条理清楚。

7. 图表是否具有自明性。

8. 参考文献标引是否规范无误。

9. 标点符号的使用是否正确。

二、定稿

稿件经过反复修改润色后，即可定稿。一般期刊都会有稿约，定稿时应按所投期刊的要求逐条比对，确保无误。

以往稿件投递时多需要打印文稿，现在绝大多数期刊使用网络投稿或电子邮件投稿。网络或电子邮件投稿时的常见要求如下：

1. 电子邮件投稿（或网络投稿）一般用Word编辑。

2. 格式规范，图表清晰，标点准确。

3. 核实每幅图表在文中是否均有标示，说明性的资料置于图（表）下方注释中，并在注释中标明图表中使用的全部缩写。

（马　伟）

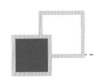

第三章　中文论著的撰写

论著是医学科研论文的类型之一,是医务工作者通过严密的逻辑论证对医疗、教学、科研的成果、经验与体会的归纳总结。中文论著作为我国医务工作者最常使用的文字载体,有其特殊的撰写格式。

第一节　中文论著的结构

不同期刊对论著结构的要求略有不同,但为方便学术交流,多采用相似的架构。我国根据国际标准化组织(International Organization for Standardization, ISO)基于国际医学期刊编辑委员会(International Committee of Medical Journal Editors, ICMJE)"温哥华格式"发布的 ISO8 标准不断进行规范更新,现使用 2009 年发布的 GB/T 3179—2009《期刊编排格式》作为标准。

论著的结构常分为:题目、作者署名及单位、摘要、关键词、论著主体、致谢和声明,以及参考文献。其中论著主体是文章的主要部分,观察和实(试)验类文章的正文通常分成若干部分,分别称为引言(Introduction)、方法(Methods)、结果(Results)和讨论(Discussion),即"IMRaD"格式。

目前,各种医学期刊都会在每年的第一期或最后一期刊登该期刊详细的稿约,并可在期刊网站上找到(如 2019 年《中华医学杂志》的稿约,详见《中华医学杂志》2019 年第 1 期第 79~80 页)。作者在撰写前应详细了解拟投稿期刊的稿约,并根据相应要求进行撰写。

第二节　题　　目

题目是论文的重要组成部分,是读者最先浏览的内容,也是检索系统首先收录的信息。一个好的题目能够简明、确切地展现作者的观点,反映论文的研究领域及深度。

一、题目构建

1. **直接点题**　直叙式方法将文章结论点明,便于读者快速了解文章内容。如"积极建立脑胶质瘤个体化综合治疗体系"。

2. **引导阅读**　只列出研究手段和研究对象,不涉及研究结果,使读者有兴趣继续阅读。如"侧方入路切除脑干海绵状血管瘤一例"。

3. **提出疑问**　将所关心的研究目标以问题的形式提出,可使文章所研究的内容一目了然。如"如何治疗手部骨折——评 AO 微型钢板的应用价值"。

4. **突出重点**　可将主要关键词直接提出,带或不带定义词。如"急性自发性蛛网膜下腔出血的规范化研究"。

二、撰写要求

1. **格式要求**　题目的格式要求通常包括字数限制,一般 20 字左右,以不超过 26 字为宜,如题目过长,则可借助于副标题予以补充。

2. **内容要求**

(1)题目应准确、简明地反映文章的主题。作者应避免使题目带有过多的感情色彩,同时避免使用过于宽泛的题目,以免使论著主题和核心内容模糊。

(2)题目中应包含研究领域,尽量使用关键词,便于检索系统进行归类。

(3)专有名词不宜过多,避免使用不常见的缩略词、首字母缩写字、字符、代号和公式等。

(4)为便于学术论文进行国际间交流和检索,可以采用中英双语题目。

(5)题目转行应保持词语的完整性,虚词

（如"的"字）应尽可能留在行末,而连接词（如"和""与""及其"等）不宜留在行末。

第三节 作者署名和单位

一、作者署名

在生物医学期刊中作者署名多采用温哥华格式,其具有以下4条特征:①对文章结构、设计有重大贡献,或参与获得、分析文章所需数据的;②起草或修改文章中关键性理论或其他主要内容的;③最后批复文章发表的;④同意对文章各方面内容负责以保证文章的准确性、完整性和真实性的。

在大规模多中心研究中,通常不同中心负责不同的研究内容。因此,来自各中心的作者均须具有上述基本特征,且在投稿时,常需要提交包含所有作者亲笔签名的投稿意见书,以确保所有作者知情并同意文章的投稿和发表。

医学是实（试）验科学,医学研究成果通常是团队合作的结果,而作者署名时不可能面面俱到,对于不满足作者特征的参与者或者对文章贡献较小者可列于论文致谢部分。例如,在研究中参与过部分数据收集、部分技术查找、文章排版、图标绘制、部分实（试）验操作等少量贡献者应列于致谢中并介绍其对应的贡献。

1. 第一作者 第一作者是某项研究中核心方案的提出者、主要的实（试）验操作者及论文执笔者。其位于作者署名第一位,是该研究中贡献最大的研究人员,需要对文章的科学性、完整性和真实性承担主要责任。

2. 通信作者 通信作者一般是课题的负责人,负责课题的设计,参与对整个研究过程和论文撰写的指导与监管;也是投稿后负责与编辑部沟通、负责文章的修改和反馈课题相关情况的联系人。通信作者也需要对文章的科学性、完整性和真实性负责,其在署名排序中无特殊要求,一般位于作者排序的末尾,但需要在题名页的页脚注明通信作者个人信息（姓名、单位和邮政编码）。

3. 共同作者 共同作者经常出现于合作研究中,在研究中与第一作者起着相同或相似的作用,共同对论文承担责任。

4. 外籍作者 随着医学科学的发展,国内与国外研究人员的合作也越来越普遍,与外籍研究人员合作获得的研究成果将其写成论著,在国内投稿时,应根据作者的定义,按照外籍作者所在国姓名书写方式的惯例署外籍作者名。外籍作者的责任和权利与国内作者相同,同时投稿时应附外籍作者本人的授权书,即同意对文章负责。

作者署名根据对文章贡献大小来排序,贡献越大,排序越靠前。大多数期刊一般要求作者署名6人以内,特殊情况如研究难度大,由协作组或多中心研究组进行的研究,可适当增加作者署名。作者署名及排序应在投稿前完成确定,如在修稿过程中需要进行作者排序调换、作者人数增减、作者变更等操作,需得到期刊编辑部的同意并由所有作者出具书面同意书。

二、作者单位

1. 单位 中文论著署名时,常需列出作者的工作单位、地址、科室、邮政编码、电子邮箱、职称等。作者需依照投稿期刊的"稿约",提供要求的全部信息,脚注于题目页。

2. 内容要求 作者应按期刊要求对署名进行排序,并将第一作者及通信作者的工作单位、科室、地址、邮政编码、电子邮箱、职称等所需信息在文章题目页页脚中列出。其他作者一般仅需工作单位,并在单位名称后注明姓名,如"作者单位:××××大学附属××医院×××科（x…,x…,）,××科（x…）";也可采用上标数字分别描述,如"x…^{1},x…^{1},x…^{2}。1 ×××大学附属××医院×××科,2 ×××大学…××科"。如第一作者工作单位、邮箱等发生变动,也可在脚注中注明,如"××…现在……单位工作",或"××…现在邮箱为……"等,以此类推变更信息,以求反映作者的真实情况。

三、资助的科研基金

凡属有关基金项目文章,须在文题末右上角标识"*"号,在题名页页脚处注明基金项目名称和立项编号,并按期刊要求附寄其审批书的复印件或者扫描件,便于文献索引和读者了解作者的研究方向和动态。如:

基金项目：××市××计划××课题×××
［基金编号］

作者单位：邮编　单位　科室
通信作者：××，E-mail：××××××@×××.com

第四节　摘　　要

摘要是论著的简短总结，是论著全部内容不加注释和评论的简短陈述。摘要虽于正文之前出现，但常在写作中最后定稿，需要根据最终完成的全文进行高度概括和凝练。

一、特点

1. 摘要是论著中被阅读频率最高的部分，具有高度的独立性和概括性。

2. 摘要是结构完整的短文，包含与论著同等量的主要信息。

3. 摘要以提供文章内容梗概为目的，是读者筛选阅读论著的重要参考。

4. 中文摘要通常要求极其简短，严格控制字数。如中华医学会系列期刊要求摘要篇幅字数控制在 400 字左右。

二、格式

大多数期刊采用符合 IMRaD 要求的结构式摘要，包括目的、方法、结果及结论四部分。各部分冠以相应的标题，并以 1～2 句成文。

目的：简明指出研究的问题、目的、主题范围。

方法：简述研究的材料（对象）、设计方案、观察的指标、资料的收集处理等。

结果：实（试）验或研究的主要结果、重要数据、统计学意义（ p 值）等。

结论：对结果的分析、评价和应用；并指出今后的研究方向，启发等。

示例：

目的：探讨鼻前庭功能性重建术术式的选择和修复方法。方法：回顾分析 2012 年 10 月—2018 年 10 月完成的鼻前庭病变行鼻前庭功能性重建术患者 27 例，其中行局部带蒂皮瓣修复 19 例、游离皮瓣修复 7 例、生物膜修复 1 例，术后随访 2～24 个月，评估其疗效及并发症。结果：27 例患者均Ⅰ期完成手术修复和功能重建，术后皮瓣全部成活，无明显通气功能障碍，患者对疗效评估非常满意为 74.1%（20/27），满意为 25.9%（7/27）。结论：鼻前庭病变应根据病变性质、部位、大小、深度等选择合适的方法进行修复和功能重建；局部带蒂皮瓣可作为鼻前庭组织缺损的首选修复方法，值得推广应用。

三、具体要求

1. 忠实反映论著的实际情况和真实结论，即必须具备真实性和科学性。

2. 语言精练，对研究所采用的创新方法、结果中必要的资料和数据、得出的重要结论应着重列出。

3. 摘要应采用第三人称、无主语句进行撰写。

4. 用词规范，首次出现的缩略语、代号等应给出全称。

5. 摘要中不用图、表、化学结构式、非公知公用的符号和术语。

6. 摘要中不引用文献；应排除本学科领域已成为常识的内容；切忌把应在引言中出现的内容写入摘要；一般也不要对论著内容作诠释和评论。

第五节　关　键　词

关键词是为了文献标引工作，从论文中选取出来用以表示全文主题内容信息的单词或术语。

一、特点

1. 关键词应精确反映论文的研究领域、研究对象、研究方法等，作为文献标引和归类，赋予文献某种检索标识。

2. 关键词可以反映文章的主题，在检索系统中，尽管检索方式多样，但以关键词检索准确率最高。

如研究领域为慢性化脓性中耳炎的耳分泌物病原微生物类型及致病菌的药物敏感性,则可将关键词确定为"慢性化脓性中耳炎""细菌培养""药敏试验"。

二、类型和来源

关键词主要有两种类型。①叙词:规范词,指收入《汉语主题词表》和《医学主题词表》(Medical Subject Headings, MeSH)等词表中可用于标引文献主题概念的规范化词或词组;②自由词:新技术、新学科中新产生的,尚未被主题词表收录的名词术语。

为方便国际间交流,中文医学论著的中文关键词还应标注英文关键词,并尽量选用 MeSH 词表中的主题词。

三、关键词的选取方法

1. 根据论著的题目提取关键词。论著的题目不仅说明了本文所要表达的内容,更表达了文章的核心思想。因此,关键词的设定可以从文章的题目中提取。

2. 根据论著的主题来提炼关键词。论著的主题,也就是文章要论证的研究领域或方向,是文章的关键所在,其论据、假设、观点、结果都可以作为关键词。

3. 文章关键词提取应该根据重要程度选取,不要过于集中。

4. 根据《汉语主题词表》和 MeSH 词表选择合适的词。新出现的名词,如在《汉语主题词表》和 MeSH 词表中还没有合适的名词术语,可使用本专业常用和约定的现行术语。一篇论文通常可选取 3~8 个关键词。

第六节 引 言

引言也称概述、介绍、绪论,处于论著的起始部分,旨在点明论著的必要性和重要性,说明该研究领域的现状、存在的问题和本研究所关注的问题。对研究领域的现状作简短描述和总结,对研究过程中存在的问题进行分析,可以为本研究关注领域的引出做好铺垫,也能使读者对该研究领域有所了解。

一、内容

1. 研究现状 常用 2~3 句话作简短、系统的回顾,提出相关研究领域目前所处的水平,可使读者在最短的时间内了解到文章所涉及领域的最新信息。引言中最好能引用最新或经典的参考文献,也可引用同行的个人意见、综述、论文或书籍等,时效性上,个人意见 > 论著 > 综述 > 书籍。

2. 存在问题 在清楚描述现阶段该研究领域的现状后,明确提出目前存在的及尚未解决的问题。任何研究存在的问题都是多方面的,不可能依靠目前一个研究得以解决。因此,需要有策略性地列举与本研究相关的问题,为进一步拟开展的研究做好铺垫。

3. 解决方法 应简单提出研究的理论基础及研究假设。

二、要求

引言要求言简意赅,不能与摘要雷同,不能成为摘要的注释,同时不能与正文中的其他内容重复。引言经常会与讨论部分的内容相近,容易在描述上重复。因此,在引言中只作简短介绍,详细的介绍可放在讨论中详细展开。教科书中已有的知识引言中不必赘述。不同中文期刊对引言的字数有不同的要求,但主要由作者所需要表达的内容决定,一般在 300 字左右。引言中不应包括研究资料和结论。中文论著中通常不需要将"引言"作为分标题单独列出,内容中也不列分标题。

三、举例和分析

1. 示例

脑干海绵状血管瘤(CM)以脑桥背侧最为好发,脑干深部 CM 在反复出血后也最易于突向第四脑室底部,因此采用后方入路切除脑干 CM 已为众多神经外科医生所熟知。对第四脑室底部手术安全区的认识,使得该部手术的安全性提高,手术致残率下降。然而尚有一些脑干 CM 生长在脑干侧方,我们以脑干腹外侧的延髓腹外侧沟 – 脑桥基底部外侧 – 中脑大脑脚外侧,脑干背外侧的小脑下脚 – 小脑中脚–中脑膝状体外侧为界,将生长在该区域的脑干 CM 称之为脑干侧方 CM。复旦大学附属华山医院 1999 年 7 月至 2008 年 6 月手术切除脑干侧方 CM 10 例,发现疗效优于同期脑干背侧 CM 手术,现总结如下。

　　[摘自:陈亮,赵曜,朱巍,等.侧方入路切除脑干海绵状血管瘤.中华医学杂志,2011,91(1):59-61.]

　　2. 分析　研究现状:脑干海绵状血管瘤的手术中,对第四脑室底的手术安全区识别,可以使后方入路切除脑干背侧 CM 的安全性提高、手术致残率下降。存在问题:后方入路不适用于脑干侧方 CM。解决方法:侧方入路对脑干侧方 CM 的手术效果较好。

第七节　材料与方法

　　材料与方法可有不同的命名方式,在以患者资料为基础的临床病例研究中,通常称为"资料与方法""对象与方法"或"病例与方法";而在基础实验研究中可称为"材料与方法"。一般分析性和实(试)验性研究篇幅不少于 1 500 字。

　　材料与方法主要介绍了研究对象、方案设计、干预措施(对研究对象做了何种处理)、干预结果评价(采用何种方法评价处理结果)和资料分析(使用的统计方法)。如为临床研究,还应特别注明患者是否知情同意和伦理委员会的意见。

一、内容

　　材料与方法部分撰写的内容主要包括研究对象、研究方法和统计分析方法。

　　1. 研究对象

　　(1)临床研究一般冠以"一般资料"来介绍研究对象。如研究对象是患者,应说明患者来源,是同一医院资料还是多家医疗中心的资料,来自住院还是门诊,并需注明样本人群是随机样本、连续样本还是随便抽取的样本等。需说明研究的病例数、性别、年龄,必要时需将患者职业、病因、病程等加以介绍。研究内容与职业有关,如职业病,应详细说明职业类别及危险因素暴露时限;

研究对象年龄跨度大时,平均年龄常不能正确反映发病情况,需增加中位年龄,较客观地反映发病情况。

　　应准确说明病例的纳入/排除标准。通常标准在课题开始前就应通过研究小组集体讨论后制定,临床研究还应通过伦理委员会的讨论和批准。标准制定应符合临床工作规范和习惯,标准过严可使入选病例减少,论著的临床实用性和适用范围降低;相反,标准过于宽泛,试验中干扰因素过多,论著结论的可靠性会降低。疾病诊断标准应尽可能使用国际通用标准或全国统一标准,并在文章中列出具体诊断标准。如诊断标准过于复杂,不便于书写,可将标准的出处作为参考文献列出,便于读者查找,但不能笼统地叙述"全部研究对象符合全国统一诊断标准"。

　　对照研究中需对研究对象分组情况进行描述,如是否随机分配,采用何种随机分配方法(简单随机化、区组随机化或分层随机化),切不可简单地写为"随机分组"。分组标准是决定对照研究成功与否的关键,在材料与方法部分,应详细说明分组标准、各组名称、入组方式(常用对照研究有非随机同期对照研究,随机同期对照研究,单、双盲法同期对照研究,非随机对照研究,病例对照研究,队列研究等)。临床试验同时需记录观察次数,记载观察中脱落病例数和脱落原因,并报告并发症发生情况和处理方法。

　　(2)如涉及实验动物,在描述中应符合以下要求:①交代动物品种、品系、遗传背景、微生物学质量、体重、性别,并明确等级、有无质量合格证;②必要时应描述饲养情况(如饲料类型、营养水平、照明方式、温度、湿度要求);③出于伦理要求,应单独交代动物处理方式。

　　2. 研究方法

　　(1)研究试剂和仪器:需交代所用试剂的来源和规格、仪器型号等。

　　(2)动物模型的建立或实验方法:如完全按照文献,或研究者已有介绍文章发表,可直接注明文献出处。但如果方法上有改动时,需写明改变之处。若完全是自创的新方法,则需详细列出。

　　(3)临床研究

　　1)药物治疗:应具体描述药物来源、药物成分、纯度、浓度、剂型、批号、剂量、给药方法等信息。药物名称尽量采用国际通用名称，不用商品名。

2）手术治疗：需提供手术入路、手术步骤等信息，对创新手术还需详细描述手术步骤。但限于文章篇幅，对读者较为熟悉的手术入路可略写，或注明参考文献。如介绍胆囊切除手术的并发症时，对手术步骤描述可采用"采用常规手术入路，具体参见《……外科学》"。但介绍腹腔镜下胆囊切除手术的方法改进，则需要介绍手术方法，并着重描述自己的改进之处。

所有临床研究应写明基本设计方案，治疗性研究根据研究情况使用"随机对照试验""非随机对照试验""交叉对照试验""前后对照试验""双盲""安慰剂对照"等名词；诊断性研究可使用"金标准对照""盲法"等名词；预后研究应使用"前瞻性队列研究""回顾性队列研究"等名词；病因研究应使用"随机对照试验""队列研究""病例对照研究""横断面研究"等名词；描述研究应写明"病例""普查""抽样调查"等。具体研究方法可参考临床课题设计的有关文献。

临床研究还需要提供疗效标准及标准的来源或依据。通常采用国际公认的判断标准，如神经外科患者预后标准采用格拉斯哥预后评分表（GOS）或 Karnofsky 预后评分表；神经系统疾病治疗后日常生活能力评分表有 Barthel 日常生活能力评分表等。对采用盲法研究的课题应交代具体实施情况，包括安慰剂制作及保证盲法成功的措施以及控制偏差发生的措施。

3. 统计分析方法 正确选择并描述所使用的统计学方法，如：t 检验、方差分析、χ^2 检验、非参数检验、相关和回归分析等。需要注明统计结果中 p 值的标准，如 $p<0.05$ 表示有统计学意义，并列出置信区间等。

二、注意事项

1. 列出分标题描述。

2. 强调方法的可重复性、科学性和严谨性，保证其他研究者能顺利复制实（试）验。

3. 方法中不应包括得到的研究数据，这些内容应在结果中描述。

4. 各种方法可根据研究的具体情况加以选择说明，并突出重点，避免面面俱到。

5. 对研究新诊断方法的论著，要注意交代正常值是如何规定的，该诊断方法如何具体进行，受试对象是否包括了各类不同患者（病情轻重、有无合并症、诊疗经过等），受试对象及对照者的来源（如不同级别的医院某病患病率及就诊率可能不同）等。

6. 近年来临床试验突出强调受试者的知情权。以人为对象的试验研究，应遵循《赫尔辛基宣言》的基本原则。在方法部分中应阐明受试者是否签署知情同意书，以及试验方案是否通过该地区相关伦理委员会批准，在研究论著中不应出现受试者姓名（包括缩写）和医院名称。以动物为对象的研究中应说明研究是否遵守 2017 年中华人民共和国国务院修订发布的《实验动物管理条例》中关于实验动物饲养、使用和处置等的相关规定。

第八节 结 果

结果是论著的核心部分，是研究经过统计学验证得到的发现，提供研究提出问题的答案。结果需综合使用文字描述、表格、统计图或典型图片加以说明。

一、格式

撰写时，可采用分列小标题的形式，把重要的结果分门别类、有条理地列出并加以说明，通常是针对论著主题或引言中提到的问题依次分段叙述。实（试）验中出现的任何与研究设计不符合的结果应列出。

二、具体要求

1. 仔细核对数据，结果中病例数应与入选时研究对象的例数相同，如有不一，应描述剔除或失访的病例数量，并说明原因。论著中的原始数据必须严格审核，不能有任何错误。

2. 将经过统计学分析的结果用陈述句表达，不应简单罗列研究过程中所得到的各种原始材料和数据。例如在分组研究中，经过不同治疗手段干预后，治疗组和对照组在预后评分上存在显著性差异，表达时不应单纯列举两组评分数值，而应描述为"经……治疗方法，治疗组的预后优于对照组（统计学上有显著性差异）"。

3. 适当使用图表，可使文字表达简洁明了。文字描述和图表表达的内容避免重复，同时应注意图表表达应符合统计学要求。为方便国际间交流，国内多家期刊要求图表中需使用中英文双标。而实际撰写时，需根据不同刊物的具体稿约要求进行。

4. 经统计学检验的数据，应同时报道95%置信区间（95% CI）和 p 值，不能只报告 p 值。以 t 检验为例，书写方式为 "$t=\times\times\times$，$p<0.05$ 或 $p<0.01$"。如统计处理无显著性差异，应指明是否有临床意义。

第九节　讨　论

讨论是对研究结果的评价、阐明和推论，是对研究的主要发现和重要性的强调，与引言相呼应。对得出的结果进行分析，不要重复叙述已在引言或结果部分中详细描述过的数据或其他资料。

一、要点

1. 略微展开引言中提到的国内外研究现状和存在的问题，包括本研究的前期研究基础，与引言中的国内外研究现状相呼应，但应避免重复描述。可引用相同的参考文献，但根据讨论内容，可适当增加引用文献。尽量根据作者的理解，阐明现阶段进展，切忌抄袭文献。

2. 简要说明国内外研究中的创新方法或独特治疗手段，并与现有方法进行比较，分析优缺点。

3. 着重表述本研究是否回答了其中存在的问题。围绕引言中提出的问题，说明经过本研究后，问题是否得到解决或机制是否得到进一步证实。

4. 引述同行的相似结果以佐证作者得出的结论。将本研究观察的结果与其他有关的研究联系起来进行讨论，从横向和纵向分析研究发现的意义和局限性，客观地评价研究结果的适用范围。讨论中经常存在的不足之处在于：作者常为了显示该研究的重要性而片面夸大结果的意义，引申出本研究无法得出的结论。如"研究细胞因子在脑缺血中的作用时，采用免疫组化方法证明在脑缺血后多种细胞因子表达，而没有通过使用细胞因子拮抗剂预处理脑缺血动物进一步验证细胞因子的表达减少，从而导致脑缺血的程度减轻。"此时得出的结论只能是细胞因子与脑缺血有关，但不能得出细胞因子和脑缺血的因果关系，更不能认为细胞因子在脑缺血的病理机制中起主要作用。因此，应避免不成熟的论断，避免得出研究结果不能充分证明的结论。客观地评价研究结果，保证文章的科学性。

5. 列出本研究的不足之处，包括设计中可能存在的偏差。任何研究均不可能解决某一领域中的所有问题，因此应客观评价当前研究在整个问题解决中所处的地位和研究的不足之处，这样更容易得到读者的认可，并为今后的进一步研究埋下伏笔。

6. 再次总结研究结果和意义作为论著的结论，并指出今后进一步的研究方向。高水平的讨论往往是在已完成的工作基础上，提出新的研究课题或思路，为今后的工作做好铺垫。

二、示例

脑干约占颅内 CM 的 9%～35%，自然病程不清楚，一般认为其症状性出血频率高于浅表 CM。文献统计其年出血率和再出血率分别为 0.5%～6% 和 5%～60%。病灶完全切除是主要治疗方法，国内外报道手术死亡率和致残率分别为 0～6.3% 和 5.0%～27.7%。反复出血或有进行性、局灶性神经功能障碍，且病灶接近脑干表面是手术治疗的主要指征。无症状脑干 CM 出血可能小，建议保守治疗；对出血的脑干深部 CM 是否需要手术治疗仍存有争议。Chazal 等认为出血 1 次后再出血概率有所增加，但和第 1 次出血比较，症状加重往往不明显，可以继续保守治疗。我们认为对反复出血病例，即使病灶未到达脑干表面，如果同时满足以下条件，仍应手术治疗：①病情进行性加重，无缓解迹象；②通过脑干的手术安全区可以到达。

经安全区手术是指通过牺牲少许非重要结构，以较轻微的神经功能损伤为代价，到达脑干皮层下数毫米的区域。其关键在于安全区的精确定位。由于出血后的变形和移位，单靠解剖学特征来定位安全区并不可靠。例如，目前熟知的脑干手术安全区为四脑室底部的面丘上、下三角，术中可以根据解剖和导航定位面丘，但出血后脑干表面隆起，使得面丘的隆起并不明显，且展神经和面神经运动核也可能发生移位。

Recalde 等的解剖研究表明，中脑外侧沟周围、三叉神经根部周围和下橄榄核可以提供相对安全的手术区域。它避开了背侧的重要核团区域和腹侧的运动传导束，并具有安全区范围较广且易于辨认的优势。文献报道和我们同期手术结果均提示，如果病灶同时接近侧方和背侧皮层，选择侧方入路比背侧入路可以获得更好的疗效。受牵拉、电凝等间接影响，背侧入路术后短期发生面瘫的概率较高。侧方入路术后面瘫概率小，本组仅1例于术后出现肢体运动和感觉障碍加重，分析原因，该患者病灶位于血肿壁的一侧，表面覆盖增生的胶质，病灶本身嵌于传导束纤维内，探查和切除病灶的过程加重了传导束的损伤。联合采用DTI（弥散张量成像）定位锥体束，采用脑干听觉诱发电位监测和体感诱发电位监测上行传导束的功能完整性，特别是通过电刺激结合神经监护的方法直接定位相应的运动神经核团，将有助于提高术中定位的精确性，提高疗效。

侧方入路切除内生型脑干 CM 手术设计的重点在于选择合适的脑干表面切开部位和确认病灶探查的方向。Brown 等提出"两点法"，即以病灶的中心和距离病灶最近的脑干表面投影连线为手术径路。该方法手术径距最短，损伤脑组织量最少，因此适于大多数情况，但对侧方入路有时不合适。例如对脑干侧方偏腹侧的病灶，直接从腹侧切开容易影响运动传导束，我们选择从三叉神经根部附近的小脑中脚处切开，沿小脑中脚传导束方向钝性分离，接近和切除病灶，术后可能出现小脑性共济失调，但一般会在数月内恢复，且所遇4例均未出现肌力障碍。通过安全区入

路虽然手术径路延长，但是表面的重要结构区得以保存，有利于改善临床效果。运用术前计划系统有助于个体化设计手术入路，特别是有利于选择合适的脑干表面切开部位；神经导航可在术中定位术前设计的切开部位，并指引探查方向。

［摘自：陈亮，赵曜，朱巍，等．侧方入路切除脑干海绵状血管瘤．中华医学杂志，2011，91（1）：59-61.］

第十节　致谢和声明

一、致谢

致谢是指对在研究工作中给予支持但不符合作者定义的人员或单位表示感谢。致谢通常放在文末，客观描述被致谢者在研究中的作用，不使用感情色彩强烈的语气和语句。

1. 被致谢者

（1）对研究提供技术协助、临床病例、特殊设备（如自制试剂、仪器等）的个人或单位。

（2）对研究提供便利条件或研究资金的个人或单位。

（3）临床研究中协助诊断或对研究方案提出重要建议者。

（4）给予转载引用权（如图片、资料、设想）的个人或单位。

（5）在文章的文字处理、图片制作等工作中提供帮助者。

2. 致谢时应避免的情况

（1）将知名专家列入致谢名单中，旨在扩大文章的影响或增加发表机会。因此，多数期刊要求有被致谢者的书面同意书。

（2）应避免出于某种目的，故意忽略在研究中给予大力支持的人员。

二、声明

声明主要通告研究项目是否存在利益冲突，包括以下情况：

1. 研究的公正性是否受到提供支持的利益

集团的影响。如进行药物的临床作用研究,应说明在研究中是否受到制药集团的资助,研究者是否为相关药物研制机构的顾问等。上述情况下的利益相关将大大降低文章的可信性,文章结论将受到很大的影响。因此,文章结尾的声明澄清有无利益冲突,将消除读者的疑虑,为今后开展的研究打下基础。又如介绍外科手术中创新或改进的器械时,也同样需要明确设计单位和临床使用研究单位是否存在利益相关。

2. 对某些涉及专利、版权转让等问题,以及研究中的医学伦理问题,如关系到论著的法律问题,也需作出明确表态。

限于文章篇幅,声明应简洁明了,但必须如实反映。

第十一节　参　考　文　献

中文医学论著的参考文献需按照 2015 年 12 月 1 日起实施的 GB/T 7714—2015《信息与文献　参考文献著录规则》所要求的格式书写,具体参见本书第一篇第二章第四节。

（毛　颖　余　林）

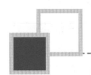

第四章 英文论著的撰写

科研论文的质量与数量既是衡量医学科学工作者科研水平和效率的客观标准，又可为医学科学的发现和发明奠定基础。英文论著的撰写与发表是国内外学者进行学术交流的主要手段之一，是学术价值和学术影响力的重要体现。本章将通过英文论著的撰写实例，从论著题目、作者署名和单位、摘要、关键词、引言、材料与方法、结果及讨论等方面来介绍英文论著的撰写方法与注意事项。

第一节 英文论著的
结构及整体规划

一、结构

英文医学科研论著常用的结构为"IMRaD"。IMRaD 是引言、材料与方法、结果和讨论的英文单词第一个字母的缩写。①引言（Introduction）：研究的理论或实践依据、创新点、目的、理论和／或实践意义；②材料与方法（Materials and Methods）：材料是研究过程中所使用的物品，方法是完成研究的实（试）验手段；③结果（Results）：科研论著的核心部分，是判断研究成功与否的关键，结论亦由结果导出，结果部分最能体现论著的学术水平和理论与实用价值；④讨论（Discussion）：论著的精华部分，是对引言所提出科学问题的回答，是将研究结果表象的感性认识升华为本质的理性认识。

二、整体规划

国际上通用的医学论著格式包括引言、材料与方法、结果和讨论。每个段落中使用哪些材料，如何引用文献，说明哪些问题，以及先说什么、后

说什么、哪里细说、哪里从略，都应该有个大致的设想，这就是所谓的构思。构思非常重要，决不能一蹴而就。

（一）引言

引言可使读者初步了解本研究的方向和重要性，它能展现作者的知识层次、研究基础、科研整体素质以及进行研究的目的。该部分在文字组成上应言简意赅、思路清晰、观点明确、引人入胜。引言在内容上应包括：立项理由、立题的理论或实践依据、创新点、理论和／或实践意义等。

（二）材料与方法

材料与方法是科研论著的基础，材料是研究过程中所使用的物品，方法是完成研究的实（试）验手段。材料与方法是判断论著科学性、先进性的主要依据，并向读者展示研究的可靠性、真实性，为科研工作者重复此项研究提供资料和依据。

主要包括以下内容：

1. **材料部分** 特殊材料通常是单独叙述。需要详细叙述本研究所用的化学试剂、生物试剂、仪器设备的来源和特殊资料（包括公司的名称、所在的地址、厂家、国别等）。

2. **伦理学（Major ethical considerations）** 需要在该部分中叙述伦理方面的问题。如果研究涉及人或者动物，文章中必须说明该研究是否获得伦理委员会的批准和患者的书面或口头知情同意。

3. **研究方法** 研究方法的描述应该在对应的标题下，按照研究的先后顺序，详细、准确地叙述。

4. **统计学分析（Statistical analysis）** 一般在本部分的最后一段描述，应说明各变量的计算方法、应用的统计软件（包括软件名称、版本和公司信息）具体的统计分析方法和要比较的对象、

统计分析有意义的界定等。

（三）结果

结果是科研论著的核心部分,是判断研究成功与否的关键,结论亦由结果导出,结果部分最能体现论著的学术水平和理论与实用价值。因此,对于这一部分的撰写要特别重视,要做到数据准确无误,文字描述言简意赅,图表设计正确合理。结果部分的撰写一定要采取实事求是的科学态度,遵守全面性和真实性的原则。实（试）验结果无论是阳性或阴性,只要是真实的就是有价值的。切不可对实（试）验数据任意增删、篡改,这不利于研究者全面认识事物和发现新问题,也违反学术道德规范。

结果部分的具体内容取决于文章的主体。结果的内容包括记录实验或临床观察的客观事实、测定的数据、导出的公式、典型病例、获得的图像等。但不同类型文章结果的内容应有不同的侧重点:①研究新诊断方法的论著要特别注意交代试验结果是否与公认的"金标准"进行独立的"盲法"比较,如敏感性、特异性、阳性预测值、阴性预测值等;②研究疾病临床转归的论著要特别交代具体临床处理手段,对疾病转归的影响及产生的社会经济效益等;③病因学研究的论著要特别注意交代暴露组与非暴露组结果的差异,所得结果与暴露因素的关联性等。

结果的表达一般通过文字、图、表相互结合来完成。下列情况可用文字表达为主或仅用文字表达:①结果中数据较少,能作同类比较的文献不多;②以观察形态特征为主的论文一般不用表,而以文字描述为主配合形态学图片。能用文字表达的内容不用列表和绘图。已用图表说明的内容不必再用文字详述,只要强调或概括重点。文字表达主要陈述研究结果,不必强调研究过程,也不要重复"材料与方法"等资料,更不要将结果提升为理论上的结论,所以一般不引用文献。

结果部分撰写常见的问题有:罗列原始数据,不加整理和归纳;数据材料统计方法不恰当;所列数据与文章内容不符,与"材料与方法"部分不能呼应;结果数据之间缺乏逻辑性,没有层次,显得零乱;措辞表述含糊不清。

（四）讨论

讨论是论著的精华部分,是对引言所提出科学问题的回答,是将研究结果表象的感性认识升华为本质的理性认识。在讨论中作者通过对研究结果的思考、理论分析和科学推论,阐明事物的内部联系和发展规律,丰富和提高研究结果的深度和广度。讨论水平的高低取决于作者的理论水平、学术素养以及专业知识的掌握程度。讨论的内容大致包括以下几个方面:①简要地概述国内外对本课题的研究近况,以及本研究的结论和结果与国际、国内先进水平的差别;②根据研究目的阐明本研究结果的理论意义和实践意义;③着重强调本研究创新点及其研究数据支撑;④对本研究的限度、缺点、疑点等加以分析和解释,说明偶然性和必然性;⑤说明本研究未能解决的问题,提出今后研究的方向与问题。并不是每篇论文都必须包括以上每项内容,应从论文的研究目的出发,突出重点,紧扣论题。

第二节　题　目

题目是论著研究主题、范围和深度的最鲜明的概括,也是最恰当的逻辑组合,是读者了解全文的窗口。题目的作用主要有:一是吸引读者,题目就像是论著的"标签",通常是读者初筛文献的重要参考;二是帮助文献追踪或检索。论著题目应该具有准确、特异、简明且能概括全文的特点。

一、基本要求

1. **准确**　题目要准确地反映论著的主要研究内容,既不能空泛,也不宜繁复。要避免使用笼统、空洞、模棱两可、夸张、华而不实以及与同类论文相雷同的字眼。为确保标题的含义准确,应尽量避免使用非定量的、含义不明的词,如"rapid""new"等。

2. **简洁**　题目需简洁,以最少的文字概括尽可能多的内容。部分期刊对题目长度有特别要求,如题目最好不超过 10～15 个单词,或 85 个英文字符（含空格和标点）。若能用一行文字表达,就尽量不要用两行。题目如过长,则显枯燥,不利于读者在浏览时迅速了解信息并留下深刻印象。

撰写题目时不能因为追求形式上的简短而忽

视对论文内容的反映。题目过于追求简短而使信息不全,就起不到帮助读者理解论著的作用。如一篇名为"Respiratory health of Australians"的综述,题目因信息较少,包含信息过于宽泛,仅通过题目读者无法得到论著确切信息(如具体涉及呼吸健康的何种领域、研究人群、急慢性,均无法从题目中得出)。而题目改为"Asthma and atopy in Australian children"就会准确明了许多。

3. 清晰 题目应能清晰地反映文章的具体内容和特色,明确表明研究工作的独到之处,力求简洁有效、重点突出。

二、美国医学作家协会(American Medical Writers Association)医学论文写作要领中对于题目的说明

1. Introduce the article into the scientific literature(展现文章的科学性);

2. Most important part of the article: the part most often read and often the only part read(题目是论著中最重要的,也是读者最常阅读的部分,甚至是读者阅读该论著的唯一部分);

3. Keep precise and brief(85-character limit is typical)[保证精确和简洁(通常不超过 85 个字符)];

4. Must stand alone: no abbreviations(题目要完整且独立:禁用缩略语);

5. Indicate whether subjects were animals(for clinical journals)[表明受试对象是否为动物(适用于临床类期刊)];

6. Avoid:①declarative or "headline" titles;②"Our Experience" titles;③asking rhetorical questions in titles(①避免使用语气过于肯定或者"新闻头条"式的题目;②避免使用"我们的经验"式的题目;③避免在题目中运用反问或者设问的形式);

7. Start with:"Effect of [explanatory variable (s)] on [response variable] under [conditions]"(尽量使用引号内的格式);

8. Running title(简题),也称 running heading,是印在论文页面顶端或底端的简要题目,其目的是给论文作标识。简题可印在每一页面,或与作者姓名隔页交替印刷。简题应短于题目且能反映题目的主要特征。

示例:

Title: Fine Mapping of the Psoriasis Susceptibility Locus PSORS1 Supports HLA-C as the Susceptibility Gene in the Han Chinese Population

Running title: Fine Mapping at PSORS1 in Chinese Population

[摘自:FAN X, YANG S, HUANG W, et al. Fine Mapping of the Psoriasis Susceptibility Locus PSORS1 Supports HLA-C as the Susceptibility Gene in the Han Chinese Population. PLoS Genet, 2008, 4 (3): e1000038.]

三、注意事项

1. 英文论著题目常以短语为主,尤以名词短语最常见,即题目基本上由 1 个或几个名词加前置和 / 或后置定语构成。如出现动词,也多为分词或动名词形式。短语型题目要确定好中心词,再进行前后修饰。词语的顺序很重要,如果词语间的修饰关系使用不当,则会导致表达不准,影响读者理解题目的真实含义。

示例:Nursing of transsphenoid removal of pituitary adenomas。这样的表达显得不合逻辑,接受护理的应该是患者,而不是手术,因此应改为 Nursing for patients after transsphenoid removal of pituitary adenomas.

文章题目也可使用陈述句式,如"E-cadherin and p120ctn protein expression are lost in hidradenitis suppurativa lesions"。探讨性语气的疑问句可使题目显得比较生动,易引起读者兴趣,如"Does asthma reduce linear growth? Are asthmatic children shorter than non-asthmatic children? "。

2. 尽可能不用简称,若一定要用时,应使用常用且含义确切的缩略词,如 DNA、CT 等。

3. 尽可能不用标点符号。题目中的冠词偶尔可简化。

总之,题目应确切、简练、醒目,以能准确反映论文重要内容为宜。

第三节 作者署名及单位

作者理论上指对本研究有重要贡献且愿意对论著内容承担责任的人员。

一般情况下论著由多位作者署名,极少数论著也可只由一位作者署名。作者署名是对其知识产权的保护,同时也是方便作者与同行间展开交流的重要渠道。作者对自身的每个署名都应慎重,保证对论著的真实性与科学性负责。

署名既是对作者工作的认可,也是衡量科研工作者学术成绩的重要指标之一。作者的署名及顺序一定要慎重,在投稿时即应确定,并取得所有作者的同意,以避免论文发表后引起纠纷。作者署名需按照国际医学期刊编辑委员会(International Committee of Medical Journal Editors, ICMJE)制定的"生物医学期刊投稿统一要求"(Uniform Requirements for Manuscripts Submitted to Biomedical Journals, URM)的要求,具备以下四条规定才能署名:

(1)Substantial contributions to the conception or design of the work; or the acquisition, analysis, or interpretation of data for the work(对研究的构思或设计,数据获取、统计学分析或数据解读有实质性贡献);

(2)Drafting the work or revising it critically for important intellectual content(起草文章,或对文章核心内容进行重要的修改);

(3)Final approval of the version to be published(同意最终版本被公开发表);

(4)Agreement to be accountable for all aspects of the work in ensuring that questions related to the accuracy or integrity of any part of the work are appropriately investigated and resolved(同意对论著的所有内容负责,确保论著涉及内容的准确性或完整性)。

署名直接关系到研究成果的首发权和知识产权。作者署名的顺序应按对文章贡献的大小排列。第一作者对课题研究和文章发表起重要作用,能够承担文章发表的相关责任。对于其他有贡献的研究者也可列为共同作者。通信作者在作者排序中可位于任何位置,通常置于末尾,并在杂志的页脚中注明通信作者姓名、单位和邮政编码及电子邮件地址,对所发表的论文负有主要责任。

论文署名需同时列出作者工作单位、地址、邮政编码等,或依照拟投期刊的要求提供全部信息。

示例:

Zhongjun Wu[1], Xiaoming Zhang[2], Wei Ma[3], Jiayin Yang[4], Xuejun Zhang[5,6,*]

[1]Department of Hepatobiliary Surgery, The First Affiliated Hospital of Chongqing Medical University, Chongqing 400016, China.

[2]Department of Anatomy, School of Medicine, Zhejiang University, Hangzhou, Zhejiang 310027, China.

[3]Department of Epidemiology, School of Public Health, Shandong University, 44 West Wenhua Road, Jinan, Shandong 250012, China

[4]Department of Liver Surgery, Center of Liver Transplantation, West China Hospital of Sichuan University, Chengdu, Sichuan 610041, China.

[5]Department of Dermatology at No. 2 Hospital, Anhui Medical University, Hefei, Anhui 230032, China.

[6]Department of Dermatology, Huashan Hospital of Fudan University, Shanghai 200433, China.

*Correspondence to: Xuejun Zhang(E-mail: ***@vip.sina.com)

第四节　摘　　要

摘要(Abstract)是对一篇文章主要观点的简要概括。优质的摘要对增加论文的被检索和被引用机会、扩大研究成果影响力起着不可忽视的作用。

摘要可分为结构型和非结构型两种。非结构型摘要多为一段式,在内容上大致包括研究目的、研究方法、研究结果和研究结论四个要素。结构型摘要需标出目的、方法、结果和结论等标题,分项具体陈述,可使读者更方便、快速地了解论文的各项内容。

1. 美国医学作家协会(American Medical

Writers Association）医学论文写作要领中对于摘要的说明如下：

（1）What I want to do？（本文的目的或要解决的问题）

（2）How I did it？（解决问题的方法及过程）

（3）What results did I get and what conclusions can I draw？（主要研究结果及结论）

（4）What is new and original in this paper？（本文的创新、独到之处）

2. 摘要写作时态、语态和人称既要考虑摘要特点，又要满足表达需要。

摘要所采用的时态应依实际情况而定，撰写中遵循以下原则：在介绍研究背景时，如果内容是不受时间影响的普遍事实，应使用现在时；如果内容是对某种研究趋势的概述，则使用现在完成时；在叙述研究目的或主要研究活动时，多使用现在时；如采用"研究导向"，则使用过去时；概述实（试）验程序、方法和主要结果，通常用现在时；叙述结论可使用现在时。

3. 结构型摘要的完整构架

（1）目的（Objective）：研究的问题、目的或设想等。

（2）设计（Design）：研究的基本设计，样本的选择、分组、诊断标准和随访情况等。

（3）单位（Setting）：开展研究的单位（研究机构、大专院校及医疗机构等）。

（4）对象（Patients，Participants）：研究对象（患者等）的数目、选择过程和条件等。

（5）处置（Interventions）：处置方法的基本特征，使用何种方法以及持续的时间等。

（6）主要结果测定（Main Outcome Measures）：主要结果是如何测定及完成的。

（7）结果（Results）：研究的主要发现（应给出确切的置信度和统计学显著性检验值）。

（8）结论（Conclusions）：主要结论及其潜在的临床应用。

大部分期刊进行了适当的简化。例如 *The New England Journal of Medicine* 采用背景（Background）、方法、结果、结论等四个方面。与非结构型摘要相比，结构型摘要的优点是易于写作（按层次撰写）和方便阅读（逻辑自然、内容突出），表达也更为准确、具体和完整。

示例：结构型摘要

Abstract

BACKGROUND：

A previous study provided evidence for a genetic association between PPP2CA on 5q31.1 and systemic lupus erythematosus（SLE）across multi-ancestral cohorts, but failed to find significant evidence for an association in the Han Chinese population.

OBJECTIVES：

To explore the association between this locus and SLE using data from our previously published genome-wide association study（GWAS）.

METHODS：

Single-nucleotide polymorphisms（SNPs）rs7726414 and rs244689（near TCF7 and PPP2CA in 5q31.1）were selected as candidate independent associations from a large-scale study in a Han Chinese population consisting of 1047 cases and 1205 controls. Subsequently, 3509 cases and 8246 controls were genotyped in two further replication studies. We then investigated the SNPs′ associations with SLE subphenotypes and gene expression in peripheral blood mononuclear cells.

RESULTS：

Highly significant associations with SLE in the Han Chinese population were detected for SNPs rs7726414 and rs244689 by combining the genotype data from our previous GWAS and two independent replication cohorts. Further conditional analyses indicated that these two SNPs contribute to disease susceptibility independently. A significant association with SLE, age at diagnosis<20 years, was found for rs7726414（$p=0.001$）. The expression levels of TCF7 and PPP2CA messenger RNA in patients with SLE were significantly decreased compared with those in healthy controls.

CONCLUSIONS:

This study found evidence for multiple associations with SLE in 5q31.1 at genome-wide levels of significance for the first time in a Han Chinese population, in a combined genotype dataset. These findings suggest that variants in the 5q31.1 locus not only provide novel insights into the genetic architecture of SLE, but also contribute to the complex subphenotypes of SLE.

［摘自：WEN LL, ZHU ZW, YANG C, et al. Multiple variants in 5q31.1 are associated with systemic lupus erythematosus susceptibility and subphenotypes in the Han Chinese population. Br J Dermatol, 2017, 177（3）: 801-808. ］

示例：非结构型摘要

Abstract

Evidence for a Novel Psoriasis Susceptibility Locus at 9q33-9q34 in Chinese Hans. In a previous large-scale exome sequencing analysis for psoriasis, we discovered 7 common and low-frequency missense variants within 6 genes with genome-wide significance. Here, we describe an in-depth analysis of non-coding variants based on sequencing data（10727 cases and 10582 controls）with replication in an independent cohort of Han Chinese individuals consisting of 4480 cases and 6521 controls to identify additional psoriasis susceptibility loci. We confirm 4 known psoriasis susceptibility loci（IL12B, IFIH1, ERAP1 and RNF114; $2.30 \times 10^{-20} \leqslant p \leqslant 2.41 \times 10^{-7}$）and identify 3 new susceptibility loci: 4q24（NFKB1）at rs1020760（$p=2.19 \times 10^{-8}$）, 12p13.3（CD27-LAG3）at rs758739（$p=4.08 \times 10^{-8}$）and 17q12（IKZF3）at rs10852936（$p=1.96 \times 10^{-8}$）. Two suggestive loci, 3p21.31 and 17q25, are also identified with $p<1.00 \times 10^{-6}$. The results of this study increase the number of confirmed psoriasis risk loci and provide novel insight into the pathogenesis of psoriasis.

［摘自：SHENG YJ, JIN X, XU JH, et al. Sequencing-based approach identified three new susceptibility loci for psoriasis. Nat Commun, 2014, 5: 4331. ］

示例分析：

A previous study provided evidence for a genetic association between PPP2CA on 5q31.1 and systemic lupus erythematosus（SLE）across multi-ancestral cohorts, but failed to find significant evidence for an association in the Han Chinese population.

（1）目的（Objectives）——为什么要做？

这一部分用一到两句话交待了系统性红斑狼疮（SLE）文章的定位及做此项研究的意义，例如：

To explore the association between this locus and SLE using data from our previously published genome-wide association study（GWAS）.

（2）方法（Methods）——做了什么？

这一部分应简洁地描述出研究方法。如：

Single-nucleotide polymorphisms（SNPs）rs7726414 and rs244689（near TCF7 and PPP2CA in 5q31.1）were selected as candidate independent associations from a large-scale study in a Han Chinese population consisting of 1047 cases and 1205 controls. Subsequently, 3509 cases and 8246 controls were genotyped in two further replication studies. We then investigated the SNPs' associations with SLE subphenotypes and gene expression in peripheral blood mononuclear cells.

此项内容为摘要的主要部分，通常包括被研究的对象（人或动物及其年龄、性别、数量、病种构成等），研究所采取的技术方法。一般用过去时的被动语态。

（3）结果（Results）——发现了什么？

Highly significant associations with SLE in the Han Chinese population were detected for SNPs rs7726414 and rs244689 by combining the genotype data from our previous GWAS and two independent replication cohorts. Further conditional analyses indicated that these two SNPs contribute to disease susceptibility independently. A significant association with SLE, age at diagnosis<20 years, was found for rs7726414 (*p*=0.001). The expression levels of TCF7 and PPP2CA messenger RNA in patients with SLE were significantly decreased compared with those in healthy controls.

此项内容极重要,通常用较大篇幅介绍研究所获取的大量有价值的数据。

(4)结论(Conclusion)——结论是什么?

这部分应记录从论文中可了解什么重要信息并将其公开化。

This study found evidence for multiple associations with SLE in 5q31.1 at genome-wide levels of significance for the first time in a Han Chinese population, in a combined genotype dataset. These findings suggest that variants in the 5q31.1 locus not only provide novel insights into the genetic architecture of SLE, but also contribute to the complex subphenotypes of SLE.

这一部分要注意文章首尾逻辑上的呼应关系,要围绕摘要中的"目的"下结论,把握住结论的真实性、客观性以及可重复性。

简而言之,摘要的特点是短、精、完整。短,因容量限制;精,即体现文章的精华,反映全文的信息量;完整,指摘要是全文的高度浓缩,能独立成章,本身就能成为一篇完整的短文,具有与文章同等的阅读、储存、评价和使用价值。要防止摘而不"要","要"而不全,全而不简,简而不明。写成以后要反复加工、润色文字、提炼内容。

第五节 关 键 词

关键词是标示文献主题内容,但未经规范处理的主题词,对表达论文主题内容具有实质性意义。它是为了文献标引工作而从报告、论文中选取出来用以表示全文主题内容信息的单词或术语。因此,关键词的重要作用是为了帮助读者理解论文的主题内容,便于读者查阅、检索文献。

一、选取原则

关键词的选取要符合逻辑性、精确性、规范性、专指性、通用性和全面性。论著的关键词可从其题目、层次标题和正文中选取,应能反映论文的主要概念。

二、确定方法及举例

关键词选取的方法如下:

1. 从论文题目中抽取关键词。

示例:题目为"Sequencing-based approach identified three new susceptibility loci for psoriasis"的文章,其关键词就是从论文题目中抽取的,包括"psoriasis, susceptibility loci"(*Nat Commun.* 2014 Jul 9; 5: 4331.)。

2. 从摘要中抽取关键词。由于标题短小精悍,一般无法抽到3~8个关键词,则可在论文摘要甚至在正文中抽取。

示例:"Inversa acne (Hidradenitis suppurativa): A case report and identifycation of the locus at chromosome 1p21.1-1q25.3",共有4个关键词(inversa acne, Hidradenitis suppurativa, gene mapping, linkage analysis),其中有2个关键词在摘要中均出现过(*J Invest Dermatol.* 2006; 126(6): 1302-6.)

3. 选取隐藏在字里行间的重要概念。

示例:题目为"Elevated levels of serum soluble Fas are associated with organ and tissue damage in systemic lupus erythematosus among Chinese"的文章中3个关键词为"Systemic lupus erythematosus, CD95 Antigens, Apoptosis",其中包括CD95 Antigens和Apoptosis两个重要概念(*Arch Dermatol Res.* 2006; 297(7): 329-32.)。

4. 正确使用专业术语关键词。科技论文中常常出现一些专业术语和生物学名词,它们常为论文的重要关键词。在抽取这类关键词时应当注意以下几点:

(1)有些通用的缩略语可直接用作关键词,但有多种解释意义的外文缩略语应抽取全称作为关键词,以免产生歧义。如"DNA"可直接作为关键词。而"DM"不能直接作为关键词,只能用全称"diabetes mellitus"作为关键词。因为"DM"除了是糖尿病(diabetes mellitus)的缩写外,也是皮肌炎(dermatomyositis)和设计手册(design manual)的缩写。

(2)生物学名词应抽取全称作关键词。

(3)基因或基因型(Genotype)用英文斜体

表示,如"*his* 基因"或"*hisG* 基因型";蛋白或表现型(Phenotype)则用英文正体表示,如"his 蛋白"或"HisG 表现型"。

(4)计量单位一般不能作为关键词,但如果是专业术语,则另当别论。如"Nanometer(纳米)"可作为关键词。

总之,关键词是刊物出版规范化和标准化所要求的。关键词选取的好坏、标引方式的正确与否可能会影响论著的质量。只有充分熟悉关键词选取规律、掌握关键词选取技巧,才能提高关键词质量,得到期刊的高度认可。

第六节 引 言

引言(Introduction),也叫前言、导言或序言,在一篇医学科研论文中,引言是论文的开场白,写在正文最前面的部分,紧随关键词之后,是经典格式 IMRaD 的第一部分。引言的作用是提出拟研究的科学问题,阐明作者进行本研究的目的和意义。

一、结构

引言的撰写是从一个较宏观的问题,逐渐过渡到作者聚焦的具体问题,即由面到点的过程。引言主要包括研究背景和研究目的。研究背景是"面",研究目的是"点"。通过本研究相关背景的文献回顾,引出拟研究的科学问题,阐明研究目的。

美国医学作家协会(American Medical Writers Association)制定的《医学论文写作要领》中对"引言"部分作了如下规定:

1. Defines the scientific problem that stimulated the work(阐明激发作者进行此项研究工作的科学问题);

2. Explains the authors' technical approach or hypotheses(说明作者的技术方法和研究假设);

3. States the purpose and scope of the study(陈述本研究的目的和范畴);

4. Introduces and defines terms and abbreviations(介绍并定义所用的术语与缩略词)。

(一)研究背景

1. 研究背景的必要性 研究背景应适当回顾本研究相关领域已取得的研究成果,并简要分析既往研究存在的问题和不足等,借以引出拟研究的科学问题。在陈述研究背景过程中,简要介绍当前国内外本研究的概况和最新进展,并提出研究问题。

国际同行评审大会曾指出,世界著名医学期刊上刊登的部分随机对照试验没有新的指导价值,其原因就在于研究者在开展研究前没有系统回顾拟研究领域的相关背景,导致重复研究。因此,在进行一个新研究之前,作者需要系统、全面地回顾拟研究领域的背景,只有当作者研究的问题没有重复既往研究且能推动该领域研究进展时,作者才有必要进行这项研究。

2. 研究背景的撰写

(1)方法:首先,研究者需要借助相关数据库(如 Web of Science、PubMed 等)来检索拟研究领域的相关文献;其次,研究者也可以与拟研究领域的专家交流,了解一些图书馆未收录的、未发表的文献,或者正在进行中的研究;再次,研究者可以阅读拟研究领域最近的学术会议核心内容,尤其是国际大型会议的展报;最后,研究者需摒弃科研价值不高的文献,引用最严谨、最相关、最有效的文献或研究,对拟研究的问题作一个简要的系统回顾。研究者可简要回顾既往研究中未解决的问题,借以引出拟研究的具体问题。

(2)用词:总的原则是言简意赅、意精词明。不可轻率以"文献从未报道过""本文为国内外首创""本文达到世界先进水平或国内外领先水平"等不实之词,防止过度、不恰当的评价。采用专业化术语或缩略词,应予以说明或给出全称。

(3)时态:由于引言中提出的是现在发现的问题和同领域研究中已明确的理论,因此时态大多数采用现在时。

以下用一篇论文来具体介绍研究背景的撰写:

Extranodal natural killer(NK)/T-cell lymphoma, nasal type is a rare e pathological type. Its incidence is 2%-10% of the cases of primary non-Hodgkin's disease and it occurs more frequently in Asian populations, especially in southern China and Southeast Asia. The nasal type of NK/T-cell lymphoma is possibly associated with Epstein-Barr virus (EBV) infection and has unique clinical manifestations. Also, it is highly aggressive and tends to become resistant to chemotherapy, which results in shorter survival. For these reasons, extranodal NK/T-cell lymphoma, nasal type, which was previously known as lethal midline granuloma, polymorphic reticulosis or midline malignant reticulosis, is now recognized as a distinct clinicopathological entity and a new classification of malignant lymphoma by the World Health Organization.

本研究是对结外 NK/T 淋巴瘤（鼻型）的治疗及预后相关因素的分析，前五句作者介绍了结外 NK/T 淋巴瘤的发病率、易患人群等流行病学资料，并简要介绍了该病恶性程度高、治疗不理想、生存期短等特征，为接下来引出拟研究的问题（结外 NK/T 淋巴瘤的临床治疗及预后相关因素的研究）埋下伏笔。

Although several studies have explored the treatment of extranodal NK/T-cell lymphoma, nasal type in recent years, the optimal therapy has still not been found. Earlier reports did not analyze the treatment results in patients with pure NK/T-cell lymphoma, nasal type, and few of these cases were included in the analyses.

第六、七句回顾了结外 NK/T 淋巴瘤的相关临床研究，发现至今依然没有找到最优的治疗方案。通过分析既往研究，发现存在入组病例少，没有比对治疗效果等问题，为接下来引出拟研究的问题进一步作铺垫。

（二）研究目的

承接研究背景的叙述，提出拟研究问题，并简要阐述研究目的和方案。

研究目的部分要明确让读者或评审者理解为什么选择这个研究方向，并让他们相信本研究具有很重要的意义。比如，某研究可以解决该领域

既往研究忽略的问题、遗留的漏洞，给予相互矛盾的研究结果以最终定论，或者探索出临床现象的理论机制，或者发现更好的治疗方法等。

以下用一篇论文来具体说明研究目的的写作：

In order to enhance our knowledge of this disease, reduce misdiagnosis, and improve treatment outcomes, we retrospectively studied the clinicopathological characteristics and factors affecting prognosis in 115 patients with extranodal NK/T cell lymphoma, nasal type admitted to our hospital between 1991 and 2006.

以上是该文引言部分的第八句，承接研究背景的叙述，作者提出了拟研究的问题（影响结外 NK/T 淋巴瘤治疗预后的因素），并简要阐述了作者的研究目的（为进一步认识结外 NK/T 淋巴瘤并探索其治疗方案），以及本研究的优点（入组病例数量及来源）。

二、注意事项

（一）言简意赅

写作时，应谨记 KISS（keep it short and simple）原则，作者可以简明扼要地介绍既往研究，但对更多的细节评价应该放到讨论部分。同时，应避免重复课本里的或者读者熟知的部分基本知识。

（二）解释缩略词

虽然引言要简明，避免重复读者熟知的问题，但是也要注意解释读者可能完全不熟悉的缩略词，影响读者对文章的理解，降低读者的阅读兴趣。比如：疾病名称、药品名、报告、地名或者其他读者不知道的缩略词。

（三）常见问题

1. 内容过于冗长，包含方法、结果、讨论部分的内容，或过多罗列文献，或过多和过度评论既往研究。

2. 忽略既往重要研究，系统全面回顾但结论片面。

3. 前言写成摘要或摘要的注解版。

4. 研究目的不明确。

5. 夹杂既往研究的数据。

第七节 材料与方法

"材料与方法"主要是要告诉读者本研究的资料或研究对象、实（试）验设计方案、实（试）验处理与操作、实（试）验设备、统计学方法等信息。

一、要求

1. 内容要求实事求是，给出足够的资料，证明实（试）验的科学性、先进性、创造性、准确性、客观性，并最终证明实（试）验结果的有效性、文章的可信性。对于临床研究方法必须以不损害患者利益为准则，符合相关伦理学要求，并注意其实（试）验方法对临床工作的指导意义。

2. 提供尽可能多的细节，方便其他科研人员重复本研究，以验证研究的可重复性。

二、主要内容

美国医学作家协会（American Medical Writers Association）制定的《医学论文写作要领》中对于"材料与方法"部分的写作要求如下：

1. Purposes（目的）

（1）To permit readers to judge the validity of the study（使读者能够判断研究的可靠性）；

（2）To permit others to replicate the study（使他人能够重复该项研究）。

2. Avoid leaving gaps in the logic of the methods（避免留下逻辑上的漏洞）

3. Study design（研究设计）

（1）Identify the explanatory and response variables（interventions and outcomes）studied（说明研究中的描述性变量及导致的结局，如：干预和结果）。

1）Identify the unit of analysis（说明研究分析的对象）；

2）Provide measurable（"operational"）definitions（定义可测量的指标）；

3）Describe the methods of data collection and measurement：science is measurement（描述数据收集和测量的方法：科学就是标尺）。

（2）Specify the type of study（说明研究的类型）：

1）Difference vs. equivalence studies（差异性还是等效性研究）；

2）Pragmatic vs. explanatory studies（原理性还是阐释性研究）；

3）Retrospective（case-control）study［回顾性（病例对照）研究］；

4）Cross-sectional（survey）study［横断面（调查）研究］；

5）Prospective（cohort or longitudinal）study［前瞻性（队列或纵断面）研究］；

6）Randomized controlled clinical trial（随机对照临床试验）。

（3）Describe the population studied；Give the eligibility criteria（描述研究的人群；给出入选的标准）。

（4）Explain how subjects were assigned to groups（说明研究对象分组情况）。

（5）Give the dates or time periods of data collection（给出数据收集的日期或时间间隔）。

（6）Identify the statistical methods（last paragraph of the Methods）［明确统计学方法（写在"方法"部分的最后一段）］。

1）Identify at least the primary comparisons to be made（至少说明基本的统计学比较方法）；

2）Describe how the sample size was determined（give details of power calculation）［确定样本量（提供详细方案）］；

3）Identify the general type of analyses to be applied（明确应用的分析类型）；

4）Intention-to-treat vs. on-protocol analysis（意向治疗与既定方案分析的比较）；

5）Identify the statistical software package used in the analysis（明确统计分析所用的软件包）。

（一）实（试）验设计

这部分是临床研究论文的重中之重，需用简洁而准确的语言阐述实（试）验进行的具体情况，其内容涉及实（试）验类型、开始及结束时间、参与中心情况等。对于人和动物为对象的实（试）验，务必要符合伦理学要求，经伦理委员会同意后才可开展研究。

示例：

Study design

This was an institutional, single-arm phase II study evaluating the efficacy and toxicities of nedaplatin and paclitaxel in patients with metastatic esophageal carcinoma who had no previous treatment. The primary end point was response to treatment. Secondary end points were toxicity, PFS and OS. Patients were recruited between November 2002 and August 2006. Analysis of data took place on May 2008. All patients gave their informed consent before treatment, which was also approved by the Ethics Committee of our hospital.

本段介绍了研究样本的来源、试验方案和伦理信息，是介绍试验设计的方式之一；也有同类型的临床论文并没有单独的 Study design，而是从试验对象以及干预措施对试验设计进行相应的介绍。试验设计的表达形式相对不固定，具体采取何种形式，可以根据具体的试验类型、书写习惯以及期刊的具体要求进行选择。无论采取何种表述方式，这部分的写作原则是内容准确、表述完整、条理清晰。

（二）实（试）验对象

临床试验的主要试验对象多为正常人或患者，而基础实验更多则是细胞、组织、动物、生物分子材料等。尽管实（试）验对象的表述内容不同，但清楚、准确地对实（试）验对象进行描述是共同的要求。

1. 以人为试验对象 对于以人为试验对象的研究，需要对试验参与者的一般情况包括人数、性别、年龄、疾病或健康情况、治疗方法、评价疗效标准的时间以及特殊患者的处理等情况进行详细描述，必要时还需单独列出纳入标准和排除标准。同时，临床研究有很大的特殊性，临床情况复杂，有时难以控制，必须在严格保护患者利益的条件下进行，也说明其遵循的程序是否符合人体试验伦理委员会制定的标准，并提供伦理委员会同意开展试验的批准文件及试验对象的知情同意书。

示例：

Eligibility criteria

Patients were considered eligible if they had pathologic confirmation of metastatic carcinoma of the esophagus. No prior chemotherapy was allowed. Limited prior radiotherapy was allowed but those treated for the pelvis, lumbar, or thoracic spine, or those with measurable or assessable lesions who had undergone radiation therapy were excluded from the study. Patients ranged between 35 and 68 years old. Patients were required an Eastern Cooperative Oncology Group performance status of 0-2 and a life expectancy of at least 3 months. Patients were required to have dimensionally measurable disease, with an objective measurable focus: preferably the use of spiral computed tomography (CT) and measurements of maximum diameter ≥ 1 cm. Adequately defined hematological, renal, and hepatic function were required [hemoglobin ≥ 90 g/L, neutrophils $\geq 1.5 \times 10^9$/L, platelets count $\geq 100 \times 10^9$/L, creatinine ≤ 1.5 times upper limit of normal value (ULN), total serum bilirubin level ≤ 1.5 ULN and alanine aminotransferase (ALT) < 2.5 ULN (≤ 5 times ULN if liver metastasis was present)]. The baseline examination imaging check was completed within 14 days before the first treatment. The first clinical assessment and check was completed within 7 days before the first treatment. Objective measurable focuses must have been evaluated by CT, and surface diseases analyzed by ultrasonic tomography or surface measurements. Female patients of childbearing potential must have had a negative serum pregnancy test before enrolment, and all fertile patients had to agree to use contraception during the study.

Exclusion criteria

The exclusion criteria included the following: (1) patients allergic to paclitaxel or their excipients; (2) those with a tumor diameter of larger than 10 cm in the abdominal, and hepatic metastasis >50% of total liver area, or lung metastasis >25%; (3) only with malignant pleural effusion and/or ascites with no any specific measurable disease; （4）patients with serious complications such as active bleeding sites in gastrointestinal tract, gastrointestinal tract perforation, obstruction, jaundice, noncarcinomatous fever >38℃; （5）pregnant or nursing women, and people（male and female） at childbearing age without taking contraceptive measures; （6）AST or ALT >1.5 ULN and ALP> 2.5 ULN（AST/ALT）>5 ULN if there was liver metastasis; （7）patients with cerebral or piamatral metastasis; （8）symptomatic pathologic changes of peripheral nerve, NCIC–CTG standard >grade 2; （9）other serious diseases or conditions.

2. 以动物、细胞等为实验对象 需要介绍实验动物的性别、周龄、体重、物种、品系、健康状况、饲养条件、来源等基本信息。如果是细胞则需要说明细胞的来源、培养条件等。其他的例如药物、实验试剂则需要在相应的实验方法中说明其来源、药物成分、纯度、浓度、批号、使用剂量、生产单位和生产日期以及给药方式等，药物名称应尽量采用国际通用名称，不用商品名。值得注意的是，以动物进行实验，也需要符合动物实验伦理的要求，并提供伦理委员会同意开展此项动物实验的批准文件。

示例：

Animals and cell lines

Female BALB/c mice, 6 to 8 weeks old, were purchased from the West China Experimental Animal Center. Both CT26 mouse colon carcinoma and 4T1 mouse breast carcinoma cells were obtained from the American Type Culture Collection and cultured in RPMI–1640 supplemented with 10% heat–inactivated fetal bovine serum and antibiotics.

3. 实（试）验中所用的仪器、设备 应注明名称、型号、规格、性能、精密度和误差范围、生产单位及使用方法等。

（三）研究方法

研究方法即得到实（试）验结果的实（试）验操作，不同研究会有所差异。基础实验中使用的实验方法一般较多，可以按照实验进行的顺序或者结果的排列顺序通过使用小标题的方式进行一一列举。在方法部分需要交代相关实验操作条件、使用的设备或材料的相关信息，例如，设备型号、试剂货号、厂家等。临床试验需要描述整个受试过程，包括筛选试验对象的纳入和排除标准、具体的试验内容及流程等。临床试验中这部分内容可能会和试验设计有所交叉，需要合理安排，保证内容完整而不重复，适当的时候可合理使用参考文献。

（四）统计学方法

无论哪种类型的论文，都必须给出统计学处理的相关信息。需要说明的主要内容如下：

1. 所使用的统计学方法，如：t 检验、方差分析、χ^2 检验、非参数检验、相关和回归分析、F 检验等。

2. 数据的表示方式，如：符合正态分布的数据采用均值 ± 标准差或均值 ± 标准误表示，不符合正态分布的数据采用中位数和四分位数或变化值表示。

3. 统计结果中 p 值的标准，如：$p<0.05$ 表示差异有统计学意义。

（五）实（试）验相关资质

针对人体的临床试验，除了获得伦理委员会的批准，还需提供临床试验的注册信息以及获得受试者的知情同意书等。对于动物实验，除了获得伦理委员会的批准，相关实验操作人员还需获得实验动物操作资格。这部分信息可以单独列出，也可以在描述实（试）验对象或者实（试）验设计时提及。

三、撰写原则

（一）简洁，即语言简洁

医学论文是科学著作，要求语言简洁，既要提供足够信息，又要避免累赘，既要重点突出，又要避免过分详尽，以能为读者提供重复验证所需的信息为宜。

示例：

When the tumor volume reached 50 mm^3 (diameter 4–5 mm), we prepared the liposome–DNA mixture with 300 μg cationic and 100 μg DNA for every mouse and the mixture for all mice in one group were mixed in a 1.5 ml tube. The mixture were injected intratumorally and around the tumor with 1 ml injector in a volume of 100 μl every 3 days for a total of five times. For the mice of control group, the same volume of normal saline was injected at the same way.

上述实验描述用语不够简洁,过于冗长。这部分仅需说明实验的关键信息,不重要的细节则不需过于详尽。经修改后,下面的表述就简洁适度且重点突出,更易于理解。

When the tumor volume reached 50 mm^3 (diameter 4–5 mm), cationic liposome–DNA complexes [DNA (100 μg)/liposome (300 μg)= 1∶3] were injected intratumorally and around the tumor once every 3 days in a volume of 100 μl for a total of five times and the control injection in a volume of 100 μl normal saline.

（二）准确,即信息准确

实（试）验条件上的细微调整都有可能给实（试）验结果带来巨大影响,所以描述得出该实（试）验结果时的实（试）验条件必须严格准确。同样是上面的示例,作者通过简单的语言准确地提供了实验组给药的开始时间、持续时间、给药频率、单次给药的剂量、给药方式等数据。

（三）清晰,即条理清晰

材料与方法的撰写要做到条理清晰,原则上是从整体出发,以实（试）验的基本路线为线索,以具体实（试）验操作为单元,逐一完善相应的内容。对于既往研究报道的或公认通用的方法,可稍作介绍,不需展开描述,添加参考文献引用即可;如有创新或改良,则要重点详细描述创新或改进部分。

四、材料与方法的撰写

（一）求助目标期刊官网

各期刊在其官方网站上都会有对作者的详细指导,里面基本覆盖了投稿者需要的所有信息（图1-4-1）。而关于撰写的基本格式,都会有非常详细的介绍,甚至还会给出范例。切勿不参考期刊的投稿要求而盲目投稿。

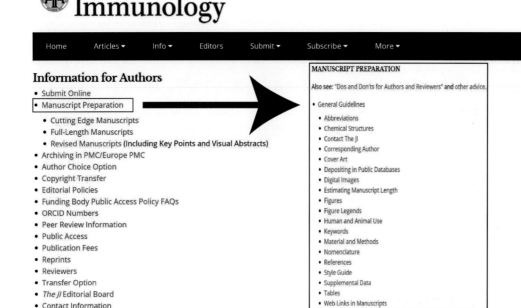

图 1-4-1 期刊网站上的信息（例）

（二）灵活运用图表

本部分的图表运用相对较少，但也可以借助图表对实（试）验方法或材料进行辅助描述。图表的运用通常可以让表述的内容更形象，更易于理解。如图 1-4-2 中，作者通过流程图的形式将论文中涉及的患者资料纳入过程进行了简单的归纳，清晰明了，而文字描述无法达到预期效果。

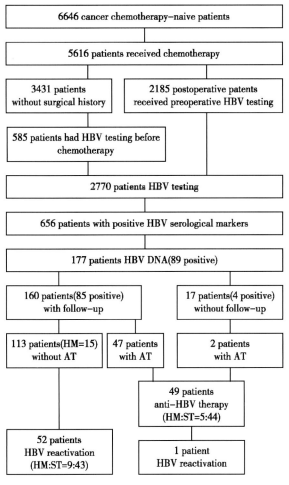

图 1-4-2 实验流程图

（三）时态与语法

本部分的撰写通常建议采用过去时态和被动语态。

示例：

The sections were stained by the Envision System horseradish peroxidase method（Dako-Cytomation Inc., Carpinteria, CA, USA）according to the kit manufacturer's instructions. Sections were examined separately by two experienced pathologists without any prior knowledge of each patient's clinical information and outcome.

本部分介绍的实（试）验操作均是已完成的，因此采取过去时态。而采用被动语态的原因则是本部分更注重的是结果，而不是具体实（试）验操作者，采用被动语态更客观。

（四）巧妙运用副标题

副标题的使用可帮助作者将众多实（试）验资料条理化、顺序化。部分期刊的投稿指南也会对本部分的副标题提出相应的要求。一般原则是尽可能使本部分的副标题与结果部分中出现的内容顺序前后一致，便于审稿人和读者能很快将论文中的某个方法和结果部分的相应内容联系起来。

示例：

临床试验

Study design

Drugs

Patients or participation

Intervention

Randomization

Outcomes examined

Statistical analysis

……

基础实验

Cell and animals

Western blotting

RNA extraction and real-time PCR

Cell cycle analysis

Antibodies

Statistical analysis

……

（五）合理地处理简洁和详细之间的尺度

初写者通常会面临描述本部分篇幅长短的困惑。一方面作者被要求详细准确地提供实（试）

验的基本资料,另一方面又被要求语言简洁、不能赘述。基本原则是详略得当、重点突出,使读者有足够信息可以重复实(试)验。注意事项如下:

1. 实(试)验方法或材料是否常见、通用。如果是常见并通用的方法或材料不需写出具体的细节。反之,应详细描述实(试)验的细节。

2. 实(试)验方法或材料中的信息是否重要、是否会对实(试)验的结果产生明显的影响。细胞系是常见的实验对象,通常只需要简要介绍细胞系的名称、来源、培养条件即可,但下面的例子中作者还简要地介绍了选择该细胞系的理由,这是因为在该研究中 VEGFR-2 信号通路对于实验结果会有一定的影响。

示例:

> LL/2 Lewis lung carcinoma(LL/2),CT26 colon carcinoma(CT26),and Meth A fibrosarcoma(Meth A)were selected for the present study because these tumors are dependent on the VEGFR-2 pathway,as reported previously.

3. 对材料与方法的描述情况还和拟投期刊有关。一方面,各期刊会对方法和材料提出撰写要求;另一方面,不同的期刊面对的读者群不同、关注的重点不同,对材料与方法部分的需求程度也会不同,投稿前应详细阅读目标期刊的投稿指南。

(六)参考但不抄袭已经发表的论文

常用的实(试)验方法都是常见且公认的,因此这种方法在众多期刊、众多论文中均有发表,参考上述论文相同实(试)验方法的描述是最为直接有效的方法,但绝对不能抄袭。

第八节 结 果

研究结果是一篇论文的核心部分,全文的结论由此得出,讨论也由此引发。因此,结果部分既是作者对引言中研究目的的直接回答,也是得出结论的依据。应该使用准确的文字、图表、统计图及典型照片来回答研究中的问题,使读者通过阅读能够信服整个研究过程和研究结论。

在撰写研究结果之前应注意以下几个问题:

1. 结果与引言部分提出的研究目的或者问题是如何进行关联的?

2. 所描述的结果在经过讨论之后是否能够得出想要的结论?

3. 是否对有用的结果进行了清晰的描述?

4. 得到的结果与其他研究者的报道是否一致?如不一致,有何差异以及差异发生的原因是什么?

5. 该研究的结果有何不足?

一、基本特点

医学科研论著的结果部分有两个重要特点:首先是要对研究的主要发现进行一个全面的描述;其次是简洁清楚地描述各部分数据结果。医学科研通常是一个系列化的研究过程,其间得出众多研究数据,可从不同角度来验证科研假设。研究者要根据研究论文的主题精简数据和观察指标,并经过恰当的统计学处理,只描述相关的、有代表性的数据,而不是简单罗列原始材料和数据。

例如:在分组研究中,经过不同治疗手段干预后,治疗组和对照组在预后评分上的差异具有统计学意义。表达时不应仅仅列举两组的具体评分数值,而应描述为"经过某种治疗方法,治疗组的预后优于对照组,给出具体的评分数值和有统计学差异的 p 值"。

另外,实(试)验结果描述部分应力求简洁清楚,应当尽量避免用图表和文字重复描述。有时对实(试)验中某些阴性的现象也需进行简单的描述,以避免该领域的其他研究者进行不必要的研究。

二、主要内容

美国医学作家协会(American Medical Writers Association)医学论文写作要领中描述"结果"部分的主要内容如下:

1. Purpose(目的)

(1)To tell what happened during the study(叙述研究过程中发生了什么);

(2)To present the findings of the study(阐述研究发现)。

2. Explain any deviations from the study as

planned（解释实际研究中出现的偏差）。

3. Provide a schematic summary of the study（提供研究的纲要性小结）

（1）To show the study design（描述研究设计）；

（2）To indicate the flow of subjects throughout the study（展示研究流程）；

（3）To account for all subjects or observations（解释所有研究对象或观察结果）；

4. Present the results of the study（描述研究结果）

（1）Use figures or tables when possible（尽量使用图表）。

– Compares groups at baseline（比较不同组别基线水平）；

– Present data in Systems International（SI）units if required by journal（采用国际单位制）。

（2）Focus on the primary comparisons first and give（关注于主要的比较）。

– The actual change or difference between groups（the "estimated treatment effect"）（组别间的实际变化）；

– The 95% confidence interval for this estimate（估计 95% 置信区间）；

– If reported, the exact P value of the difference（until $p<0.001$）（给出精确 p 值）；

– The test used in the statistical analysis（统计分析中用到的检验方法）；

– Assurance that the assumptions of the analysis were met（were the data normally distributed or skewed? Independent or paired? Linearly related or not?）[确定统计分析方法与研究假定是否相符（数据是正态还是偏态分布？是成组比较还是配对比较？是否有线性相关性？）]。

（3）Explain any dropouts or any missing data（对失访与缺失的数据作出解释）。

三、撰写原则

1. 必须是作者亲自操作或参加的实（试）验、观察所获取的资料，数据真实可靠，准确无误，不可引用文献实（试）验数据。

2. 科学实（试）验的结果不分优劣，都必须实事求是描述，不得随意修改添加。

3. 结果的描述既要有实（试）验结果又要有统计学结论，同时还要精练，必要时采用不同形式的统计图表来描述。

四、结果部分的撰写

（一）文字描述

文字是论文构建的基本元素，特别是在结果部分，力求真实和准确，不能有半点虚假和模棱两可的表述，切忌有根据结果推测的相关内容。

1. **注意文字的布局，写好开头**　结果描述的开始部分应该先详细介绍本研究中参与者或者研究主体的特征，以使读者判定其是否具有代表性。如果实（试）验中有多个组别，需阐明各组别之间的区别，证明研究个体之间具有可比性，即便他们是被随机分组的。如果是基础实验，则应当在讨论中说明不同细胞系或者动物品种及性别所得到的数据是否具有代表性以及各方面的差异是否会影响到整个研究的结果。当描述实验对象时，最好用编号 A、B、C 或者 1、2、3，而不用实验对象的原始名字。

2. **关注主体的描写**　介绍完实（试）验对象后，就可开始陈述研究的主要问题。在实（试）验中或许会出现不支持该研究甚至是与假设相悖的结果，这一部分结果也应如实描述出来，因为这样的结果很可能会让读者产生新的想法或者避免不必要的重复研究等，都有一定的实际指导意义。

3. **每一个段落都应该有自己的主题**　段落的顺序应该是从最重要的开始逐渐过渡。在每一段的开始应尽量先描述能够直接说明问题的结果，建议每一段都有一个主题句，用以说明本段的主要目的和结果。

4. **区别结果和数据**　结果和数据并不是等同的。数据往往是来源于观察和测量的实际发现，通常是数字；而结果是原始数据或资料经过恰当的统计学处理得出的。如果没有文字描述的结果，仅仅是图表和说明，就不能很好地解释数据和图表；而没有图表和说明，过多冗长的文字也会让读者反感。另外值得注意的是，临床研究和基础实验的结果部分写法存在差异，它们的侧重点各有不同，描写的方法也各有特点。

下面从基础实验和临床研究两个方面的例子入手，来进一步了解结果部分描述的不同侧重点。

Mice were immunized with protein vaccines (qVEGFR or mVEGFR), vaccine vehicle (ALUM), or PBS alone (nonimmunized mice) once a week for 4 weeks and then were challenged with tumor cells. Tumors grew progressively in all nonimmunized mice and in mice immunized with mVEGFR or ALUM, but there was an apparent protection from tumor growth in mice immunized with qVEGFR (Fig. 1).

上面是一篇基础研究的论文,作者用简洁的语言简要介绍了不同组别小鼠之间的处理以及观察到的不同结果,直接的描述给读者留下了深刻的印象。

The primary site of lymphoma was the nasal cavity in all 115 cases. Other sites, including the paranasal sinus, nasopharynx, oropharynx, eyes and cervical lymph nodes, were also involved in some cases. A number of patients had metastases to the arms, lungs, colon, liver and testicles. The most frequent symptoms were nasal congestion, fever, purulent and bloody nasal discharge, headache and enlarged cervical lymph nodes (Table 1).

上面的例子来源于一篇临床研究的论文,其简要地介绍了研究的 115 例患者中存在的一些普遍性和特殊性,使读者对研究对象的基本情况有一个清晰的了解。

(二)文字与图表的关系

结果部分通常由文字和图表组成,许多读者在阅读一篇论文时,往往看完文题和摘要后就会直接浏览所有图表,有进一步兴趣才会继续阅读整个文章。它们不仅应该简明、清晰、准确,还应该完整,也就是"自明性",即每一个图表均应有详尽的说明,读者即使不看论文的文字部分也能够理解图表所要传达的信息。相应的图表的顺序也很重要,它们应该体现行文的逻辑关系。本书第一篇第八章将详细介绍图表的制作,在此就不再赘述。需要注意的是,对于某些既可以用文字又可以用图表传递的信息尽量用图表来表达,用文字描述进行适当的辅助解释即可,避免重复描述。

1. **文字与图表互相说明** 通常结果部分的写作都是文字与图表相互描述,内容相辅相成,高度相关。前面列举的两个例子用文字简要介绍研究对象的基本情况后,随即附上图表,把有关研究对象更全面、更复杂的信息传递给读者。如将下面两幅图表(图 1-4-3 和图 1-4-4)与之前的文字结合起来看,会使读者对文字描述的内容一目了然,同时又对提纲挈领的文字有了更深刻的印象。

2. **国内外学者对图表的认识** 国内外论文一个很大的区别就是对图片的处理方式和重视程度存在差异。许多国外学者更喜欢用比较直观的图表来表达自己的研究成果,比如柱形图、表格、曲线图、散点图、流程图、饼图等,样式多样而且直观。近年来,国内的许多学者在这方面也逐渐接受使用图片表达结果的方式,增加了文章的可读性。图 1-4-5 是一篇论文中所采用的生存曲线,简单表述了研究对象的生存情况。

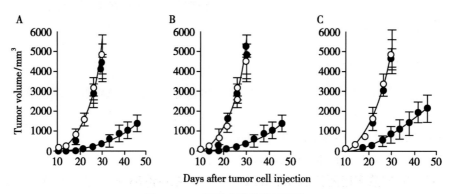

图 1-4-3 基础实验的结果图表

Table 1 – Clinical symptoms and sites of tumour invasion in 115 cases

Clinical symptoms	No. of cases（%）
Nasal congestion	84（73.04）
Fever	54（46.96）
Purulent and bloody nasal discharge	50（43.48）
Headache	32（21.33）
Enlarged cervical lymph nodes	21（18.26）
Mass in throat	18（15.65）
Ulcers in soft and hard palates	13（11.30）
Swelling of eye and tearing	11（9.57）
Swelling and ulcers in nasal dorsum	10（8.70）
Others	12（10.43）
Site of invasion	
Nasal cavity	115（100）
Paranasal sinus	48（41.74）
Nasopharynx	27（23.48）
Neck lymph nodes	21（18.26）
Eyes	11（9.57）
Oropharynx	8（6.96）
Bone marrow	3（2.61）
Others	8（6.96）

图 1-4-4　临床试验的结果表格

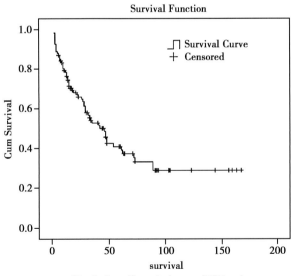

Fig. 1–Overall survival cure of 107 patients

图 1-4-5　生存曲线

（三）数字描述的"金法则"

1. 小于 10 的数字用文字表示，如 "In the control group，nine patients underwent the intervention."

2. 大于、等于 10 的数字用阿拉伯数字表示，如 "There were 120 participants in the study."

3. 用文字而非阿拉伯数字作为一句话的开头，如 "Twenty percent of participants had heart diseases."

4. 数据的表述要前后保持一致，如 "In the sample，15 females and 12 males had headache."

5. 小于 1 的数据以一个零开头，如 "The *p* value was 0.014."

6. 在数字及其百分号之间不要有空格，如 "In total，41% of participants had diarrhea."

7. 数字及其单位之间有一个空格，如 "The mean height of the group was 168 cm."

8. 当样本量小于 20 时，不要用百分数描述，如 "In our sample of 19 children，two had cold."

9. 在描述范围时，可用 "–" 号或 to 或逗号，但是遇到有负值时要用 to 或逗号，以避免与负号造成混淆，如 "The mean height was 162 cm（95% CI：156–168）.The median value was 0.5 mm（interquartile range：–0.08 to 0.7）."

（四）关于副作用的报道

副作用有可能是研究中重要的部分之一。因此，对试验中副作用的描述应像对疗效的描述一样全面，即使没有发现副作用，也应说明。

（五）对于失访的处理

很多临床方面的研究涉及对患者的随访，不可避免的一个问题就是对患者失访的处理。一般需要对失访患者的例数、比例、失访原因以及失访对本试验结果所产生的影响作简单的叙述。

第九节　讨　论

一篇科研论文写到讨论部分，已经完成了三个方面的撰写，即该研究将要解决的问题，也就是研究目的、研究方法、研究结果，而在讨论部分重点需要回答该研究的意义。相比论文的其他部分，讨论部分常常是一篇科研论文的重点、难点，特别是对于原创性研究，讨论部分将在研究结果的基础上，分析、凝练出具有充分依据的科学发现，得出研究结论。

一、意义和重要性

在讨论部分，作者应向读者阐述其研究的结果、意义及目的，即对问题的解决是否有理有据。这部分是文章的精髓，是一篇论文科研水平和写作水平的体现。要写好这一部分,作者应充分考虑以下几个问题:文章的意义何在?结果是否与预期一致?能否解释所有的结果?文章的创新点和局限性有哪些?英文科研论文的 IMRaD 结构相当于中文文章的起、承、转、合。Introduction 即"起",为提出问题;Methods and Results 即"承",即用什么方法解决问题,得到什么样的结果;Discussion 即"转""合",即如何分析问题,如何就提出的问题得出结果,作出合理的分析解释,并在此基础上凝练出科学结论。因此,讨论部分的重点在于以结果为依据,紧扣文章前言部分提出的科学假设,论证是否解决问题,总结阐述观点。

二、主要内容

美国医学作家协会(American Medical Writers Association)制定的《医学论文写作要领》中描述"讨论"部分的主要内容如下:

1. Purpose: to explain the nature and importance of the findings (Answers the questions: "So what? " and "Who cares? ")[目的:解释研究发现的意义和重要性(回答:"结果的意义"以及"谁更关注该结果")]。

2. Should be the most useful section but is often the weakest(最有意义的部分往往最易被忽视)。

3. Begins by summarizing the study and the main results(以总结研究及其主要结果开始)。

4. Discusses the implication of the results and what else is known about the problem and its proposed solutions(讨论结果的含义,还有哪些问题以及可能的解决方法)。

5. Generally includes the literature review(通常包括文献回顾)。

6. State the limitations of the study(说明研究的局限性)。

7. List the conclusions(列出结论)

(1)Distinguish between clinical and statistical significance(区分临床意义和统计意义);

(2)In studies with low statistical power, do not mistake inconclusive results for negative results ("absence of proof is not proof of absence")[在统计效能较低的研究中,不要错误地把非决定性的结果当作阴性结果(结果是阴性并不代表结论是阴性)];

(3)Distinguish between supported conclusions and speculation(区别结论和推论)。

三、撰写原则

1. 必须紧扣文章的主题,充分利用实(试)验得出的结果,结合文献,进行逻辑推理,科学论证。

2. 必须用真实、可靠的资料作为讨论的依据,不能以推论代替事实、无中生有、拼凑结论。

3. 必须以数据服人,合乎逻辑,不能进行毫无根据的猜测。

4. 必须有自己鲜明的见解和观点。

5. 必须准确、适度用词,不夸大其词。

四、主要内容

讨论部分就是回答是否验证了科学假设,是否解决了在引言中提出的科学问题,并且通过讨论部分体现研究的创新性和研究价值。

讨论部分的内容没有明确的规定,对于 Science、Nature 这类著名期刊,常常是在提出问题后,一边呈现研究结果,一边分析论证并进行讨论。对于大多数具有 IMRaD 格式的英文论著,讨论部分就是利用结果部分的数据,结合已有的研究基础,论证研究提出的问题,得出研究结论。常见的讨论内容如下:

1. 陈述主要发现,照应引言,反映亮点 以研究结果为依据,分析和论证研究中提出的问题,这是讨论的核心内容,不可缺少。在本部分,注意开段明意,直入主题。以研究结果为切入点,开段直接阐明论文的研究结果,但切记这不是对结果部分的简单重复或者赘述,应以说明性语言,简洁、直接地总结该研究的结果。

然后还应该注意主题明确、紧扣中心。讨论部分是作者对研究结果和发现进行融会贯通、分析演绎及推理的过程。要求作者以结果为依据,合理分析,阐明论文的优点与不足,最终肯定结果。因此在写本部分时,作者应紧扣中心,以免论文抓不住重点。

示例:

We have designed and identified a new small molecule, SKLB1002, as a potent inhibitor of VEGFR2. The compound is an ATP–competitive inhibitor of VEGFR2 with IC50 of 32 nmol/L. Our study indicated inhibitory effects of SKLB1002 on HUVEC migration, invasion, and tube formation in a concentration–dependent manner. Notably, the inhibition of VEGF signaling by SKLB1002 occurs at concentrations below those that show significant direct effects on the normal growth of endothelial cell, as the compound exhibited an IC50 of 11.9 mmol/L against VEGF induced HUVECs in the MTT assay. We showed that 2.5 mmol/L MSKLB1002 was sufficient to obviously block capillary–like structure formation and migration *in vitro*.

在这段，作者已简明扼要地陈述了该文章的主要发现，直入主题。接下来读者希望进一步了解这篇文章论点的有效证据是什么，于是作者进一步陈述分析结果。

VEGFR2 signaling is essential for the functions of vascular endothelial cells. Tyr1175 is the major autophosphorylation site within VEGFR2, and its phosphorylation initiates the downstream signaling events to endothelial cells. Phosphorylated Tyr1175 of VEGFR2 mediates activation of the MAPK/ERK cascade and proliferation of endothelial cells. It has also been linked to VEGF–induced activation of Src, which regulates vascular permeability and cell migration. Other signaling molecules that have been indicated in VEGF–induced migration through VEGFR2 include FAK and its substrate paxillin, which are involved in focal adhesion turnover during cell migration. In our study, by directly blocking VEGFR2 phosphorylation, SKLB1002 subsequently blocked the activation of ERK, FAK, Src signaling pathway and inhibited cellular activities.

2. 本研究与其他研究的比较 特别要讨论结果中与其他研究的差别。这部分常常是论文投稿过程中审稿专家经常提问的部分。绝大多数医学研究都是基于前期的研究基础，提出新的问题，开展创新研究，在讨论部分常常需要与其他相关研究进行比较，特别是科学假设和研究结果存在差异时，更需要开展科学的讨论，以结果为依据，辩证地分析研究设计中的优势及不足之处。在本部分，应秉持谦虚谨慎和实事求是的态度，应避免离题发挥或者简单重复他人观点。另外，值得注意的是，讨论内容不要回避自己的不足，因为本部分作者不提出，期刊编辑或者审稿人也会提出，作者要肯定自己的优势，正视不足，从容地提出解决方法。

示例：

In the previous studies, the antitumor effect of HNP1 was identified primarily with purified HNP1 protein *in vitro* but have not been well explored *in vivo* mainly due to the lack of efficient manufacture of mature HNP1 peptide and, more importantly, due to the inhibition to cytotoxicity of HNP1 through serum proteins. The present study showed that cancer gene therapy by the intratumoral delivery of plasmid DNA encoding HNP1 could effectively inhibit tumor growth in A549 xenograft model. The antitumor effect depends on the intracellular expression of HNP1, which directly induces apoptosis in tumor cells, and might involve anti–angiogenesis through locally secreted HNP1. The results suggested that gene therapy with *de novo* expression of HNP1, by introducing mature peptide *in vivo*, could provide an attractive alternative.

3. 分析研究的意义，即本研究的价值所在如临床研究对于临床诊治决策的影响、基础研究的转化前景等。这部分主要是强调研究的重要性，也是发表高水平论文的基础，研究越重要，研究结果越可靠，那么这篇论文就是一篇优秀的科研论文。

示例：

Unlike those widely used anticancer drugs that have adverse effects or severe cytotoxicity to induce cell apoptosis in modern cancer chemotherapy, various small molecule VEGFR tyrosine kinase inhibitors have been identified and developed to block tumor angiogenesis and metastasis formation. Initially, these agents were expected to be active without causing toxicities or resistance because of the genetic stability of endothelial cells. However, contrary to initial expectations, VEGFR2 inhibitors could cause major side effects in recent clinical experiences. The possible causes of side effects induced by VEGFR2 inhibitors are plural but a main cause is their poor target selectivity. Thus, understanding the molecular mechanisms involved in the toxicity of angiogenesis inhibition should allow more specific and more potent inhibitors to be developed. Following the proposed strategy of designing specific kinase inhibitors, the restricted *de novo* design method was adopted to construct new molecules that targeted VEGFR2, which led to the identification of SKLB1002. The high selectivity of SKLB1002 was evidenced by the lack of activity against a variety of other kinases tested (Supplementary Table S2). SKLB1002 ($100 \ mg \cdot kg^{-1} \cdot d^{-1}$) did not affect the body weight of the mice but showed significant inhibitory effects on solid tumor growth and tumor angiogenesis. No adverse effects in other gross measures such as diarrhea, anorexia, skin ulceration, bleeding and toxic deaths were observed in SKLB1002-treated group. Furthermore, toxic pathologic changes in liver, lungs, kidneys, spleen and heart were not found by microscopic examination. Thus, we assume that SKLB1002 may be a novel anticancer agent with limited toxicity.

4. 实事求是,承认不足 一个科学问题可能有多种科学解释,同时一个科学问题的解决常常引发出更多的科学问题。一篇医学科研论文主要讲述一个"故事",这个"故事"可能留下更多的悬念,在讨论部分,应该讨论研究的局限性和后续研究的导向性。

示例:

The target-aimed biomolecules could promote downregulation of the VEGF receptor-3 signaling pathway or blockade of ligands VEGF-D to prevent any unestablished lymphatic endothelium from sprouting in a similar manner as has been revealed by the immunohistochemistry assay. However, blocking of VEGF receptor-3 signaling could only suppress tumor lymph angiogenesis and metastases to regional LNs but not to the lungs. AdIL-12-engineered MSC administration could even reverse metastasis to the lungs besides that of regional LNs; therefore its antimetastasic effects may be more complicated and go beyond mere interference with the VEGF receptor-3 signaling pathway as the lymphatic sprout inhibitor. This aspect is worth exploring in-depth in future study.

5. 总结点题 本部分在完成讨论之后,不应作无根据的推测,要做到言简意赅,措辞严谨,态度明确,紧扣中心,与引言部分遥相呼应;基于研究结果,通过科学分析,得到一个严谨的研究结论。

示例:

Taken together, our studies indicate that SKLB1002 is a potent and specific inhibitor of tumor angiogenesis by targeting the VEGFR2 signaling pathways. Further structural modifications of SKLB1002 are still underway. SKLB1002 and its derivates are promising candidates as antiangiogenesis and anticancer drugs.

在这部分的描述中要注意以下几点:语气要坚决明确,切忌模棱两可;措辞严谨,不遗漏,也不能凭空捏造;最重要的是紧扣主题。

五、注意事项

1. 避免结果的赘述。讨论部分重在讨论结果而不是重述结果,此处对结果部分应作结论性的描述,而不能用大篇幅的、过多的细节来描述结果。

2. 避免无根据的推测,夸大其辞。方法和结果部分就是收集证据,讨论部分就是依据前期证据分析推理、论证观点,得出的观点、结论和进一步的科学推测都应该依据研究事实。

3. 避免与所得结果不一致,或者结果并不能有力支持研究结论。

4. 避免规避或试图掩盖不理想的数据。

5. 避免过度批判甚至否定他人的观点。

第十节 致　谢

致谢是科研论文的一部分。论文致谢部分是道义上的感谢和对研究工作有过贡献,但又不够成为作者的人的一种尊重。通常致谢的对象可以包括:个人或机构在技术上的帮助,其中包括提供仪器、设备或相关实(试)验材料,协作实(试)验工作,提供有益的启发、建议、指导、审阅,承担辅助性工作等;外部的基金帮助,如资助、协议或奖学金,有时还需要附注资助项目号、合同编号。而对那些只是做了分内工作的打字员、绘图员和技术人员等,则不必一一列出;作者的家人和朋友也尽量不要出现在论文的致谢部分中。致谢的对象应是对论文工作有直接和实质性帮助、贡献的人或者机构,因此,致谢中应尽量指出相应对象的具体帮助与贡献。如,致谢句式应使用"We thank someone for assistance with the experiments and to someone for valuable discussion.",避免使用"To acknowledge all of the people who have contributed to this paper"的表达。常用的"wish to thank"的表述方式应改为"thank"。

需要注意的是,尽量避免在致谢中使用专业或谦恭的头衔。在论文完成前,应该先询问致谢对象,得到其对致谢和致谢时的措辞用语等的认可。因为有些阅读或修改该文章的同事可能不同意文章中的一些观点,而致谢可能暗指他们对该文章的认同。

致谢的具体形式要参阅期刊投稿指南中的作者须知,尤其是对于感谢有关基金资助的信息,有些期刊要求将其放在"致谢"中,有些则要求将其放在论文题名页的脚注部分。

示例:

This study was supported by grants from the U.S. National Institutes of Health(RO1 CA109311 and PO1 CA099031), China Medical University(CMU99-TC-22 and CMU100-S-22), and The University of Texas MD Anderson-China Medical University and Hospital Sister Institution Fund(DMR-101-115).

We thank Mallory Heath for critically reading the manuscript. We thank Fred Miller(University of Michigan) for providing the 4T1 cell line used in this project. We thank Mathew Burrow(Tulane University) for help during the initial stage of tumor study using the 4T1 cells. We thank Haitao Zhang for help with the drug combination studies.

在感谢经济资助来源时,要注意如何描述其名称,最好参考官方网站上公布的名称,也可以查询一些国际权威数据库(如 Web of Science、ScienceDirect 等)中常用的写法。致谢中经常会用到的中国资助机构(单位)的英文名称举例:

National Natural Science Foundation of China (国家自然科学基金);

Major Program of National Natural Science Foundation of China(国家自然科学基金重大项目);

National Science Found for Distinguished Young Scholars of China(国家杰出青年科学基金);

National Science and Technology Major Project of China(国家科技重大专项);

Mega-Project of National Science and Technology for the 13th Five-Year Plan of China(国家"十三五"科学技术重大专项);

China Postdoctoral Science Foundation（中国博士后科学基金）。

第十一节 参 考 文 献

1978 年 1 月的《温哥华宣言》对生物医学期刊参考文献的书写格式提出了统一的要求。英文论著的参考文献目前主要有两种引用格式：温哥华模式（Vancouver style）和哈佛模式（Harvard style）。在生物医学领域，大多数期刊的参考文献采用温哥华模式，但也有部分期刊使用哈佛模式。具体到不同期刊，可能略有不同。我国的医学期刊一般采用的是温哥华模式。具体详见第一篇第二章第四节。

（高 敏 王攀智）

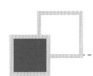

第五章 医学综述的撰写

综述是指对与特定主题相关的大量以记录或非记录形式传播的初始信息或事实等进行分析、归纳、综合，并按一定逻辑顺序组织而成的，能在一定时间和空间上反映特定课题研究的全部或大部分成果的具有研究价值的二次信息产品，是对信息的概括和提炼，是信息组织活动的高级形式。医学综述则是针对医学某一研究领域或方向经综合分析后写成的总结性专题报告。

综述应针对某一研究领域或方向的历史与现状、成就与问题、未来与展望等进行系统分析和综合归纳。综述的关键在于检索，通过全面检索最新、最重要、最权威的文献，对所检索到的文献进行筛选归纳、综合分析、系统整理，进而深入地阐述包括作者观点在内的相关观点。通过撰写综述，可以了解某一研究领域或方向的动态，从中寻找新的突破口与研究方向，是科研选题的重要理论依据。

第一节 类型及特点

一、传统综述与系统评价

（一）传统综述

1. **概述** 传统综述多指对某一研究领域或方向搜集大量相关资料，然后通过阅读、分析、整理、提炼当前研究领域的最新进展，对其作出综合性介绍和阐述的一种学术论文。

它要求作者既要对所查阅资料的主要观点进行综合整理、陈述，还要根据作者的理解和认识对文献进行全面、深入、系统的分析，其质量高低易受作者专业水平、资料收集广度及纳入文献质量的影响。

2. **基本要求**

（1）新颖性：要求其参考文献应以近3~5年内的文献为主，参考具有较高学术水平，并富有新观点的一次文献，以保证其对相关研究领域或方向最前沿进展的了解和认识。

（2）浓缩性：综述需要搜集足量的、最新的、可信的一次文献，获取其中最先进的信息，用高度概括、简明的语言将其浓缩成文，使读者通过阅读综述，了解某一研究领域或方向的大量最新信息。

（3）系统性：要求通过系统、全面、详尽的阐述，将现有某一研究领域或方向的研究成果进行有序化的加工整合，重新编撰成文，以帮助科研人员从中发现前人研究中存在的问题以及不足之处。

（4）评价性：作者基于对相关领域的认识，分析和评价相应内容，使其见解和观点可以通过综述得以体现。

（二）系统评价

1. **概述** 系统评价是全面收集国内外某一研究领域或方向相关研究成果，对所有纳入的研究成果通过定量合成的统计方法逐个进行严格的综合分析和评价，最终得出尽可能减少偏倚、接近真实的综合结论的一种学术论文。

2. **系统评价的步骤** 系统评价是一种科学的研究方法，进行系统评价的方法一旦不恰当，可能得出不正确的结论。因此，系统评价方法和步骤是否正确，对评价的结果和结论的真实性、可靠性起着决定性的作用。

（1）系统评价的目标拟定：针对某一医学研究领域或方向上需要解决的问题，拟定系统评价的目标。

（2）拟定文献纳入标准：根据系统评价的目标，确定文献纳入和排除标准，包括研究对象、干预及对照措施、结局指标、研究设计和方法学质量。

（3）制定文献检索策略：根据系统评价文献纳入标准，全面、系统地检索某一研究领域或方向上的相关文献，在检索原始文献时，系统评价的科研工作者需要按照系统、无偏倚的检索方法进行。主要的检索过程包括：①检索原始研究数据库，如 PubMed、Embase、Web of Science 及中国生物医学文献数据库（CBM）等；②浏览相关文献、试验报告、研究结果及参考文献；③联系原作者、试验者、研究者、专家或者联系研究机构、厂家、制药公司等，取得一些未发表的文献资料等。

（4）文献筛选：至少两位独立的评价员，按照同样的文献检索策略与纳入标准，分别独立收集、评价所需要的文献，共同制定解决分歧的方案，记录排除的文献及其排除原因。

（5）文献质量评估：为了保证纳入文献的质量，评价员应对所纳入的文献进行严格的质量评价。影响文献质量的因素除了平行对照、随机化、随机方案隐藏、盲法、结果的报告、失访原因分析外，还包括研究的样本量计算、受试者同质性检验及统计学处理方法等。

（6）数据提取：根据系统评价的目标，筛选并提取相关资料进行分析。确定了纳入的文献后，需对各文献的数据信息进行提取。应从多个文献中提取的相关资料进行定性或定量分析。

（7）得出系统评价结论：系统评价所得出的仅仅是统计结果，评价员必须根据文献和研究实际情况得出具有一定实用性和针对性的临床应用建议。

3. 传统综述与系统评价的区别 相较于传统综述，系统评价更加注重于纳入文献资料质量的统一标准以及分析方法，具体区别如表 1-5-1 所示。

二、系统评价与荟萃分析

1. 荟萃分析的概念 荟萃分析是对同一课题的多项独立研究的结果进行系统的、定量的综合性分析。它是文献的量化综述，是以同一课题的多项独立研究的结果为研究对象，在严格设计的基础上，运用适当的统计学方法对多个研究结果进行系统、客观、定量的综合分析。其优点是通过增大样本含量来增加结论的可信度，解决研究结果的不一致性。

2. 系统评价和荟萃分析的区别 系统评价属于二次研究的方法之一，是基于原始研究文献的二次综合分析和评价。荟萃分析对多个纳入研究的资料进行合并分析得到定量结果，也可是单个研究的统计学效应量结果。并非所有系统评价都必须做荟萃分析，是否做荟萃分析要视纳入研究是否具有足够的相似性，如果纳入研究不具有同质性，则不进行荟萃分析，而仅进行描述性的系统评价，此类系统评价称为定性系统评价；若纳入研究具有足够的相似性，则进行合并分析，此类系统评价称为定量系统评价。《流行病学词典》（第 5 版）中对"系统评价"和"荟萃分析"作出了详细的定义，见表 1-5-2。

表 1-5-1 传统综述与系统评价的区别

特征	传统综述	系统评价
涉及问题	涉及的面较广	常集中于某一临床问题
来源及检索方法	常不说明、不全面	全面，有明确的检索策略
原始文献的选择	常不说明，有偏倚存在	有明确的选择标准
原始文献的评价	常不考虑原始文献的质量	有严格的评价方法
研究结果的合成	多采用定性方法	多采用定量方法
研究结果的推论	有时在证据的基础上	多在证据的基础上
研究结果的更新	不要求定时更新	定期根据新的试验结果更新

表 1-5-2 系统评价和荟萃分析的定义

中文名称（英文名称）	英文	中文
系统评价（systematic reviews）	The application of strategies that limit bias in the assembly, critical appraisal, and synthesis of all relevant studies on a specific topic, Meta-analysis may be. But is not necessarily, used as part of this process.	运用减少偏倚的策略,严格评价和综合针对某一具体问题的所有相关研究。荟萃分析可能但不一定是系统评价的一部分
荟萃分析（meta analysis）	A statistical analysis of results from separate studies, examining sources of differences in results among studies, and leading to a quantitative summary of the results if the results are judged sufficiently similar to support such synthesis.	荟萃分析是一种对独立研究的结果进行统计分析的方法,它对研究结果间差异的来源进行检查,如果结果具有足够的相似性而能用这种方法,便可对结果进行定量合成

第二节　结构及格式

一、综述的结构

综述存在多种类型,但其通常采用如图 1-5-1 所示的结构。

论文题目（小二号黑体加粗，居中，大纲级别 1 级）

（空一行）

摘要（三号黑体加粗，居中，大纲级别 2 级）

内容（宋体小四，两端对齐，缩进 2 个字符）

————————分页————————

前言（三号黑体加粗，居中，大纲级别 2 级）

（空一行）

内容（宋体小四，两端对齐，缩进 2 个字符）

————————分页————————

大标题：第一章或第一部分（小二号黑体加粗，居中，大纲级别 1 级，段后间距 1 行）

节标题：第一节（三号黑体加粗，居中，大纲级别 2 级，段后间距 1 行）

一级节标题：1，居左，黑体小三号加粗，大纲级别 3 级，段后间距 0.5 行）

二级节标题 1.1，居左，黑体四号加粗，大纲级别 4 级，段后间距 0.5 行

三级节标题 1.1.1 黑体小四号加粗，大纲级别 5 级，段后间距 0.5 行。

正文（宋体小四，两端对齐，缩进 2 个字符，行距为 1.5 倍）

图 1-5-1　综述的结构示意图

如果没有"章"或"部分"，大纲级别自动上移；标题的段后行距可以自动调节，以利于控制正文合适的换页位置

二、综述的格式

（一）题目

题目是用名词词组准确表达综述的中心思想或主要内容,一般由综述内容、目的和意义三个要素构成,做到切题、准确、引人注目,一般限制在 20 个汉字内,题名尾部可加上"动态""进展""现状"等词。

（二）作者署名及单位

1. 作者署名　作者署名列于题目的下一行。按撰写综述贡献大小依次排名,可为第一作者、共同作者、通信作者;多位作者署名之间应用逗号隔开;不同工作单位的作者署名应在各自姓名右上角加脚注标号。

2. 单位　排在作者署名的下一行。相同工作单位的作者,其姓名右上角的脚注标号相同;作者名后脚注符号需与单位名称脚注符号一致。

（三）摘要、关键词、中图法分类号

1. 中英文摘要　目前国内期刊中文综述多同时要求中英文摘要。摘要的内容应是综述主体信息的概要性提炼,目的在于让读者阅读全文前即能获知全文的主要内容。摘要一般用第三人称、过去时态撰写,表述应简明扼要,一般为 300 字左右,不用图表、化学结构式、缩略语和符号等,具体要求视杂质而定。

2. 关键词　关键词是为了增加文献检索途径和便于读者建立个人资料库而设置的;从综述中选取能表达其全文主题的 3~8 个单词或术语为关键词,再参照《汉语主题词表》或美国国立医学图书馆编制的《医学主题词表》（Medical Subject Headings, MeSH）选出;关键词间用分号隔开。

3. 中图法分类号 采用《中国图书馆分类法（第 5 版）》对论文的学科或专业进行分类。它由大写的英文字母和阿拉伯数字组成，比如"中国医学"的分类号为"R2"。

（四）正文

1. 引言 又称前言，主要包括研究背景、既往研究概况和存在的问题、研究的目的和意义等，一般在 300 字以内。

2. 主体 通过提出问题、分析问题、解决问题反映作者的见解。主体在撰写上并无固定统一的模式，可按内容多少及其内在逻辑联系来设计内容框架，即把分散的一次文献中的不同观点加以归纳整理、融会贯通，找出可能的内在联系并列出撰写提纲。可根据需要列出 2 级、3 级标题，其中 2 级标题必须紧扣文章主题，3 级标题围绕 2 级标题展开，每个标题下应以论点引路，随后再介绍具体的内容，实事求是地反映主题。阐述应突出主题、层次分明、结构合理、说理透彻，具有逻辑性。

3. 结语 是综述内容的高度概括，是整篇论文的最后总结，它可加深读者对相关问题的认识。其内容应包括已有的主要研究成果及意义，目前存在的主要问题及不同的观点，今后的发展趋势、前景等，并应概括出作者对该研究领域或方向的意见，给出合理的结论。尤其是从事相关研究多年且具有丰富经验者，应该以研究中得到的结果作为依据，从而完整、准确、简洁地指出本综述在理论与实际应用上的意义，对进一步的深入研究提出有价值的建议。

（五）参考文献

参考文献是综述的重要组成部分，其主要作用有：①证明内容来源的客观性，使内容真实可信；②尊重他人的劳动成果，避免侵犯他人的知识产权；③便于读者回溯查阅原始文献；④加速文献的传播利用等。

参考文献的具体著录方式参见本书第一篇第二章第四节。

三、中英文综述的异同

1. 英文综述的结构 英文综述主要由题目（title）、作者署名与单位、摘要与关键词（abstract and keywords）、引言（introduction）、述评（review）、结论（conclusion）和参考文献（references）六部分组成。另外，诸如综述首页（title page）、内容目录（table of contents）、缩略词（abbreviations）、脚注（footnotes）、图（figures）、表（tables）、致谢（acknowledgments）等也可能出现在英文综述中。英文综述的常见结构见图 1-5-2。

Title（题目）
Author names（作者署名）
Author affiliations（作者单位）
The names, address, telephone and fax numbers, and e-mail address of the corresponding author
（通讯作者：姓名，地址，电话号，传真号，电子邮件）
Abbreviations（缩略词）
Abstract（摘要）
Keywords（关键词）
Table of Contents（内容目录）
Introduction（引言）
Body of contents（内容主体）
Conclusion or Summary（结论或总结）
Acknowledgments（致谢）
References（参考文献）
Footnotes（脚注）
Figures（图）
Tables（表）

图 1-5-2 英文综述的常见结构示意图

2. 中英文综述的异同

（1）共同点：作为综述，两者都是在作者选题后，搜集、整理、阅读相关文献的基础上对某一研究领域或方向在某个时期内取得的研究成果、存在的问题及其发展趋势进行系统阐述及评论。

（2）不同点

1）撰写主体不同：英文综述通常由特约专家撰写，他们对某一研究领域或方向的前沿动态和发展趋势有深入的研究和把握，比如 *Science* 上的综述通常占多个版面，主要讨论具有跨学科意义的最新研究进展，侧重于尚未解决的问题以及未来可能的发展方向。而中文综述的撰写者多为一般的科研工作者，特别是研究生阶段学位论文中所撰写的综述，则多用于加深对自身研究领域或方向的认识，以及作为专家对其学位论文创新性的评判依据，不一定发表于期刊上。

2）语言表达不同：与中文综述不同的是，英文综述需注重时态，如介绍背景资料时，所述内容是不受时间影响的普遍事实，就使用一般现在时；过去特定的行为或事件,采用一般过去时;特定研究领域中最近的趋势,或强调某些"最近"发生的行为或事件对现在的影响时,用现在完成时;在不同的结果之间或实(试)验数据与理论模型之间进行比较时,多采用一般现在时等。在英文写作中,尽管在一个句子中可以使用多个从句来进行修饰,但应尽力避免把多个短句并列在一起,防止读者误解。

3)文章侧重不同:中文综述多着重于文字内容,对信息的总结分析多采用文字描述完成。英文综述更注重图的质量和数量,即倾向于通过精美的图表对文章脉络、行文逻辑进行梳理,使读者能够直观、简明地了解到作者想要表达的内容与观点。

第三节　撰写步骤

一、基本要求

1. **题材新**　应重点介绍某一研究领域或方向的新思想、新观点、新方法、新技术、新工艺、新成果、新动态等。为了保证题材新颖,绝大部分的参考文献应为近 3~5 年内的一次文献。

2. **内容全**　从国内外多个权威性数据库搜集足够的与某一研究领域或方向密切相关的文献进行认真筛选。只有搜集面广,认真筛选出足够数量的文献,才能保证综述的内容全面。在撰写时,既要归纳资料,又要重视阐述综述作者的观点,使其既有事实又有观点,既有综合又有评述。

3. **主题明**　各段内容应紧紧围绕主题展开,使主题鲜明、层次清晰、前后呼应,使全文有机地组织在一起。

4. **资料准**　资料要有准确无误的来源,这是保证综述科学性、真实性最基本的要求。应亲自阅读所有搜集的一次文献,而不是来源于文摘或转引他人论文中引用的资料。文中标注的参考文献与后附参考文献一一对应吻合,有助于读者回溯检索。

二、撰写步骤

（一）题目拟定

1. **题目来源**　①期刊编辑部选定主题,邀请相关专家撰写;②研究生导师获准基金资助的课题;③学位论文;④在实践中发现了新问题,需加以总结;⑤从事的研究领域或方向有重大突破或进展,需深入探讨;⑥对某一研究领域或方向已积累了大量的文献资料,能提出新的观点;⑦新发现的病种、诊断或治疗方法、新药应用于临床等,尚无统一的标准或结论性共识,需归纳整理;⑧临床、教学、科研工作中亟须解决的问题等。

2. **题目确定原则**　①新颖性:反映近期某一研究领域或方向的创新性成果;②实用性:从医、教、研的实际需求出发,有一定实用价值;③可行性:自身有能力完成并易于发挥优势的选题;④效益性:成果有一定的社会和经济效益。

3. **定题**　综述题目可大可小,大到一个学科或领域,小到某种疾病、理论、方法,应根据实际需要而定。题目越明确、越具体,写作范围就越清楚、越容易准确搜集相关文献,有助于写深写透。

（二）搜集资料

可作为综述参考文献的综合性文献源有:期刊(最主要的文献源)、科技图书、报纸、报告、专利文献、会议、学位论文、产品资料、技术档案等。搜集资料是撰写综述的基础性工作,需借助文献检索工具按照合理的检索途径和检索方法、策略进行检索,并对检获的文献进行取舍,才能保证资料的新颖和全面。

1. **文献检索工具**　指用以报道、存储和查找文献线索的工具,是附有检索标识的某一范围文献条目的集合,属二次文献。具备以下特点:①明确的收录范围;②有完整的文献特征标识;③每条文献条目中必须包含多个有检索意义的文献特征标识,并标明供检索用的标识;④全部条目按一定规则组成一个有机整体;⑤有索引可提供多种必要的检索途径。

目前常用的检索工具多为网络数据库,主要包括:

（1）中文医学文献检索数据库:包含中国生物医学文献数据库(CBM)、中国知网(CNKI)中国期刊全文数据库、中国中医药期刊文献数据库(TCMARS)、中国专利数据库(CNPAT)、中药方剂信息数据库等。以上数据库可以通过中国知网、万方数据知识服务平台以及维普网等在线文献检索网站进行查询。

（2）外文医学文献检索工具:外文文献检索主要通过美国国立医学图书馆所属的国家生物技术信息中心开发的生物医学信息检索系统

PubMed 来进行。此外,各家出版社的官方网站也是医学文献检索的常用工具,如爱思唯尔(Elsevier)出版社旗下检索网站(https://www.sciencedirect.com)、Wiley 数据库(https://www.wiley.com)、Springer 数据库(https://link.springer.com)等。

2. 检索词的选择 检索词是综述作者用以获取合适的文章、书籍和报告的线索。这些词是对综述所涉及研究领域或方向的概念浓缩,可以构建起整个综述内容的框架。

(1)检索范围:特定的检索词通常检索到的范围较窄,如果希望综述涉及的范围更加广泛,搜索的范围就很重要。如以"肠炎"作为检索词搜索,就会比使用"十二指肠炎"获得更多的文献结果,而不会造成遗漏。

(2)限制检索:综述作者可以通过增加更多的并列检索词,如作者、标题、期刊名称、影响因子等来限制首次的搜索结果。具体的限制方式有:研究类型(临床试验、随机问卷调查等),年龄层次(青少年、成人、老年人),写作语言,出版日期等。

3. 检索程序及方法 文献检索的基本要求是系统、清晰、全面以及文章的可再现性,而可靠的文献检索方式则是其基本的保障。下面将简述如何科学地获取最佳的文献。

(1)检索程序:①分析选题,明确检索要求(主要内容、文献类型、时间跨度、语种等)。②选择检索工具。③确定检索途径及策略。检索途径是确定查找文献的入手点,有分类、主题、篇名、著者等;检索策略是在分析检索要求的基础上,确定选用的数据库、检索词,并明确检索词之间的逻辑关系。④索取原始文献。

(2)检索方法:包括按时间顺序由远及近的顺查法,由近及远地回溯性的倒查法。重点检索某一时间段文献的抽查法,利用已掌握文献后面的参考文献行追踪查找的追溯法等。应根据检索系统的功能和检索者的实际需求,灵活运用。

(3)检索逻辑:文献的检索常采用的逻辑词包括"并含(AND)""或含(OR)""不含(NOT)"。逻辑的运用例子如下:

1)并含(AND):如"癌症"AND"肝脏"。使用 AND 逻辑将获取同时包含所有检索词的文献。检索词出现的顺序可以是任意的。

2)或含(OR):如"肝癌"OR"胰腺癌"。使用 OR 逻辑获取的文献只需要包含检索词之一。

3)不含(NOT):如"移植"NOT"肺移植"。使用 NOT 逻辑将排除包含后一检索词的检索内容。使用 NOT 逻辑要小心,比如上述例子中,包含肺移植在内所有移植的文献就会被排除在外。

下面以中国知网(CNKI)及 PubMed 数据库为例展示检索的过程,见图 1-5-3。

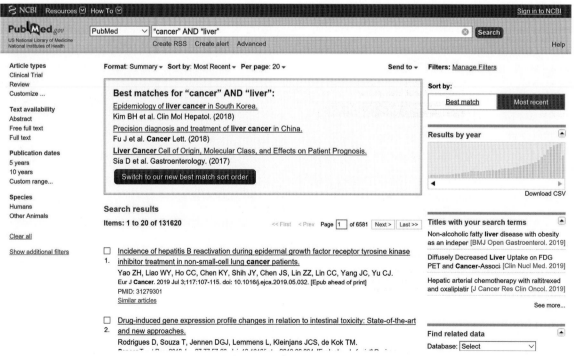

A

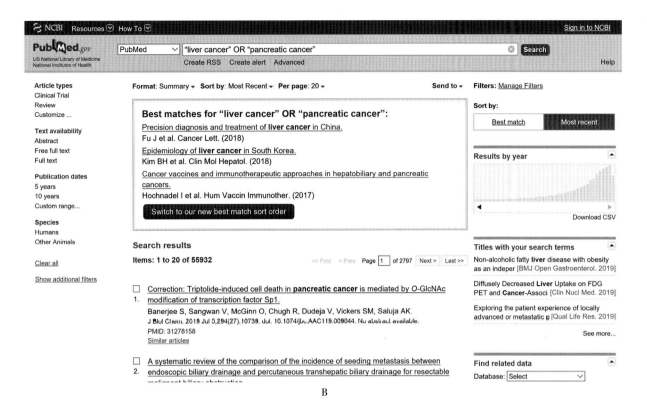

B

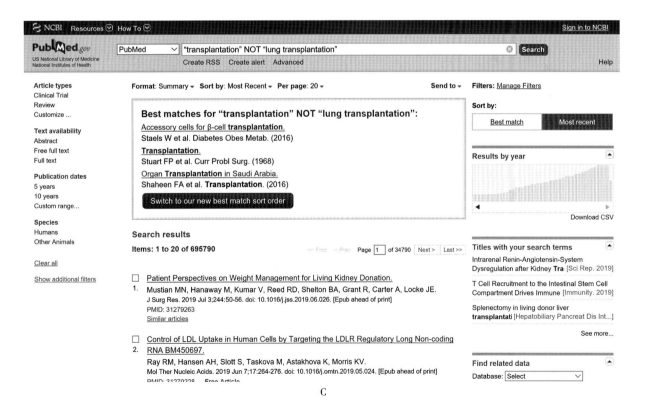

C

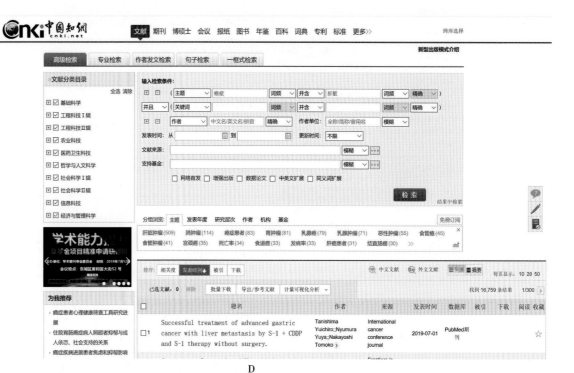

D

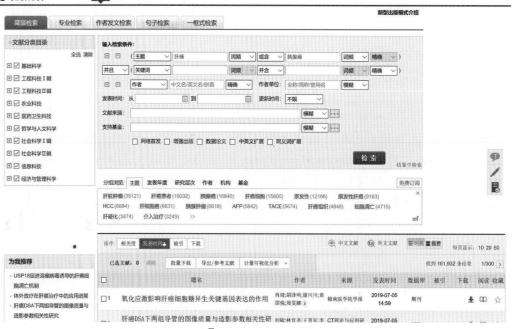

E

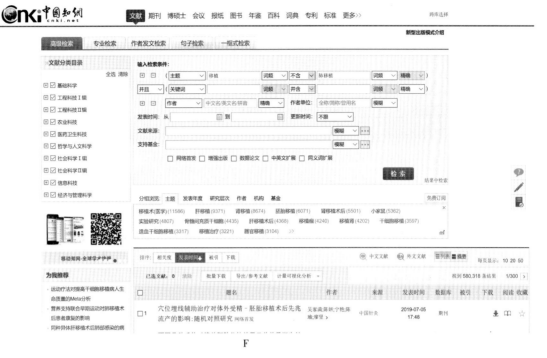

F

图 1-5-3 CNKI 及 PubMed 数据库检索过程举例

A~F. 检索过程中常见逻辑词的应用

4. 文献选择的标准

（1）文献的效度取决于其研究方法的严谨性，包括研究设计、抽样、数据收集和分析；同时，研究者的单位、发表刊物和时间以及最初资金的支持等也对文献的效度有一定的影响。

（2）文献具体的内容也在考虑范围之内，包括研究的目的、对象、背景、干预方式以及结果等。

（三）阅读资料

阅读资料是对文献内容的理解与提炼。首先应对搜集的文献分类整理，再通过泛读筛选出重要文献进行精读，精读是分析理解文献内容的过程，是概括、提炼文献内容、观点的基础性工作。

目前常通过网络使用 E-Study、Note-Express、EndNote 等常用文献管理软件管理查阅电子期刊、电子图书等文献。下面以 E-Study 为例进行说明。

1. E-Study 操作界面 CNKI E-Study 是中国知网（CNKI）推出的免费数字化学习平台，主要功能包括文献管理、文献研读、笔记记录等，它支持把目前全球主要学术研究成果的文件格式（如 CAJ、KDH、NH、TEB、WORD、PPT、EXCEL、TXT 等）自动转化为 PDF 格式。

现以两篇医学类研究进展文献为例对 E-Study 的操作界面进行说明（图 1-5-4）。其中菜单栏包括资料管理、检索工具、阅读工具、笔记素材、开题报告、下载、写作与投稿、工具和帮助；导航栏包括学习专题、笔记素材、临时阅读、浏览器导入和回收站等；主界面展示文献题录信息，包括文献标题、作者、来源、状态（已读和未读）、被引数等；底边栏是对应于题录列表中文献的文献推送、题录信息、引文预览、摘要等。

2. 文献管理和阅读 搜集到所需的文献后，步骤如下：

（1）打开文献：用 CNKI E-Study 软件在"学习专题—添加文献"中初次导入不同格式的文献，即可在图 1-5-4 导航栏的"学习专题"栏中找到相应文献的题目。

（2）整理文献：根据"学习专题"栏中的文献题目分析判断其中的文献类别，再把鼠标移到"学习专题"上点击鼠标右键并选"新建专题"，根据文献类别命名专题名称即完成了对文献的整理工作，每个新建的学习专题下还可根据文献的实际情况新建多个子文件夹以存放相应的资料。

（3）更新题录信息：打开前述新建的某个学习单元，点击"更新题录信息"（图 1-5-4），便可见主界面显示每篇文献相应的题录信息（注意初次导入的文献需要在线更新题录，否则其题录信息不完整），并可在界面底边栏的"引文预览"里

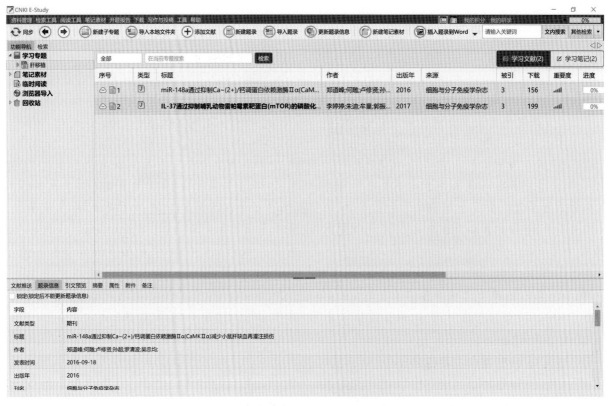

图 1-5-4 CNKI E-Study 操作界面

看到参考文献的信息,当用鼠标双击主界面的某篇文献后就可打开全文并可进行阅读。

(4)阅读和笔记:在阅读中可选用工具栏的直线、曲线、椭圆形等工具来对重要内容进行标识,还可选用"知识点、注释、问题、读后感"等选项来记录笔记。

(四)拟定提纲

提纲是构思并表达综述的框架,是撰写综述的指南,可明确写作的先后顺序及其详略。

拟定提纲的方法有标题法、句子法和标题句子混合法。标题法简洁而概括,是用大小标题来反映内容框架。句子法明确而具体,是用句子的形式将显示段落大意的分论点加以说明。标题句子混合法是标题法和句子法的结合运用。

草拟提纲并把支撑论点的论据安排到各标题下后,需全面检查论据是否必要、充分,详略是否得当。常见的提纲类型有 3 种。

1. 纵式 适合于动态性综述。"纵"是"历史发展的纵向观"。主要围绕某研究领域或方向,按时间先后顺序或其本身发展层次的历史演变、前沿动态及趋势预测作纵向描述,从而反映出研究发展的轨迹。

纵式提纲要对相关研究在各个阶段的发展动态作扼要概述,应避免孤立地按时间顺序罗列事实。有些研究时间跨度大、科研成果多,在描述时就要抓住具有创造性、突破性的成果作详细介绍,而对一般性、重复性的资料就从简或从略。

2. 横式 "横"是指"国内外横向阅览",是对某一研究领域或方向在国际和国内的各个方面加以描述和比较。通过横向对比,既能分辨出某研究领域或方向各种观点、方法及成果的优劣利弊,又能发现国内外水平的差距。

横式提纲适用于成就性综述,专门介绍某个方面的新成就,如新思想、新观点、新方法、新技术、新工艺、新成果、新动态等,可以引起国内外同行关注,起到借鉴、启示和指导的作用。

3. 纵横交错式 在同一篇综述中,同时采用纵式与横式提纲。如写历史背景用纵式,目前状况用横式。通过"纵""横"描述,可以广泛地综合文献资料,全面系统地认识某一研究领域的发展方向,作出可靠的趋势预测,为新的研究提供参考依据。

无论是纵式、横式或是纵横交错式,都要求做到:①要搜集足够的最新、最好的资料,以保证综述的新颖性;②要分析透彻,总结恰当,做到真实、客观、公正;③要层次分明,条理清楚,逻辑性强;④要语言简练、生动,详略得当,给读者留下深刻印象。

（五）撰写成文

1. 撰写初稿　依据提纲展开写作,注意用语准确、观点鲜明、论据有力,有计划地逐步推进以确保有效地完成初稿。若发现原提纲有需改进之处,应以主题和全文内容结构为依据及时思考并作出相应的决断。所引用的观点应忠实于原文,要根据参考文献格式的要求及时地作出相应的标注,并在参考文献中列出文献信息,避免混淆。

2. 修改定稿　修改内容包括:①审核综述整体内容是否和综述主题一致,其结构是否符合相应类型综述的格式要求,重点查看其结构布局是否合理、详略是否恰当等;②审核内容是否充分、评述是否合理,重点查看各部分的论点及论据是否一致,各部分之间是否存在逻辑上的矛盾;③在确保文章结构及内容无全局性错误之后,再次通读全文,字斟句酌、反复推敲,查看用词是否恰当、语言是否精练,标点符号以及计量单位是否准确且在文中是否一致,图表使用是否规范等。

总之,若发现不妥之处就要加以修改完善,力争达到主题突出、层次分明、结构严谨、语意明确、全文连贯,直至其内容和形式都规范化后才可定稿。在修改过程中需尊重相关专家、杂志社编辑及审稿人提出的修改建议。

三、注意事项

1. 选准题目　题目要能画龙点睛地反映其主题,概括全文的中心思想,反映出说明问题的角度与程度,包括文章所要说明的对象及其相关说明语,其中"进展""现状""学科总结"等就是典型的说明语。

2. 选择核心期刊　核心期刊可通过最新版《中国科技核心期刊目录（自然科学卷）》或《中文核心期刊要目总览》（2017 年版）以及中国科学引文数据库（Chinese Science Citation Database, CSCD）来源期刊最新列表来查找其专业相关的国内医学核心期刊;也可在 *Journal Search-Clarivate Analytics* 的 Master Journal List 通过科学引文索引（Science Citation Index, SCI）核心版和 SCI 扩展版（Science Citation Index Expanded）搜索被收录的期刊。

3. 合理运用资料　由于搜集的文献间存在观点相似或相悖,或可靠性及科学性有差异等。因此,在具体引用文献时要选择代表性强、可靠性高、科学性好,公认具有权威性的文献。对选用文献的内容应精读,认真分析与综合,把提炼出的观点作为有力的论据以支撑相应的论点,并一定要注意把作者的观点与文献的观点区别开。

4. 规范文献用语　综述需使用诸多连接性语句把来自数十篇至上百篇不同文献中的内容有机地组合在一起,最终成为语句通顺、表意明确、层次分明的文章。为此,需要慎重选用"一般认为""实（试）验表明""推测"等词。

四、常见问题

1. 文题和内容不对应　由于大题小做、小题大做或资料陈旧而造成综述内容与文题间存在不一致的现象。比如把文题定为"××× 最新研究进展",但参考文献陈旧,使文题与内容不一致。

2. 述而无评或评而无据　这是综述最常见的不足。①述而无评:只将一些相关素材按一定逻辑顺序加以组合,未能体现出作者的观点。如针对某疾病的若干种治疗措施,在比较分析的基础上,应明确指出哪个效果更好、更具科学性。②评而无据:在阐述作者的观点时,忽略了支撑这些观点的依据,即未以已发表的相关文献中的数据、事实、理论等来佐证。

3. 名词术语及缩写不规范　截至 2019 年,多数医学期刊使用《医学主题词注释字顺表》（2002 年版）作为其规范名词术语的依据。同时,由于综述内容多为某个学科或专题的最新研究进展,故出现新名词是较常见的,在首次使用这些新名词时应写成"中文全称（英文全称,英文缩写）"的形式。

4. 文中内容与所标参考文献不符　多数因粗心标错或漏标,少数未能精读一次文献导致引用有误。

5. 图表不规范　图表规范主要涉及图表的设计,图片的格式、分辨率、颜色模型、尺寸以及图片的标注格式等。常见问题包括:①图片没有自明性、图文未相互呼应、遗漏图题、图片标注随意、缺乏美感等；②表格设计不规范、统计表内容设计不合理、表格中数据内容不明确等。

6. **参考文献陈旧**　多系 5 年以前的参考文献。一般而言,涉及相关研究的历史可用较早的文献,其他进展、现状等均应使用最新的文献。

7. **参考文献著录不规范**　著录不规范有如下几种情况:①作者人数标注个数过多或者过少,不符合投稿期刊要求；②缺年、卷、期或起止页；③同一文献在多次引用时,不用同一编号,编成多篇文献；④中文文献写成外文；⑤外国人名写成姓前名后,忽略了复姓；⑥参考文献的自引率突出；⑦未按照引用顺序连续编号等。

（吴忠均　高　苒）

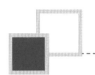

第六章 病例报告的撰写

第一节 概 述

病例报告（case report）是医学论文的一种常见体裁，其通过对特殊病例进行详细的科学观察、记录和描述，能够在疾病的临床表现、发病机制、实验室检查、影像学检查、诊断、治疗及预防等方面为医务工作者提供第一手宝贵的资料。常见的病例报告内容有：

1. 可以更新传统医学观念的新病例。

2. 能够提供新的病因或发病机制，支持或驳倒现有理论，推动医学研究进程的病例。

3. 既往没有被报道过的临床现象。

4. 已知临床现象中罕见的及未被报道过的病例。

5. 对某些疾病有良好疗效的新的治疗方法。

6. 某种诊断工具在新领域中的应用或新的诊断工具的临床应用。

第二节 撰 写 要 求

一、稿约

病例报告的写作要求根据期刊的不同常有所区别，作者在进行病例报告撰写之前最好先阅读拟投期刊的稿约。下文将举例介绍国内外常见期刊的稿约。

1. 国内期刊投稿须知 国内期刊通常没有对病例报告的具体要求，仅需于在线投稿系统中根据提示完成投稿填写即可，现以《中华外科杂志》对投稿病例报告要求的写作清单举例见

图 1-6-1。

2. 国外期刊投稿须知 国外期刊常对病例报告在字数、图片、病例数等方面有详细要求，同时比较关注病例解决的具体步骤，从而为医务工作者的临床工作提供参考，现以《新英格兰医学杂志》（*The New England Journal of Medicine*，*NEJM*）对病例报告的写作要求举例见图 1-6-2。

NEJM 将病例报告细分为"简报"及"临床问题解决方案"两种，其中"简报"通常需要一个 100 单词以内的摘要，是对 1~3 例患者或 1 个家族系的病例报道，字数限制在 2 000 字以内，图表总数不超过 3 张，引用文献应为 25 篇左右；"临床问题解决方案"则着重于临床决策的具体步骤，要求将患者的信息和医生的决策分阶段呈现在论文中，以模拟这些信息在临床实践中出现的方式，其正文要求不超过 2 500 字，参考文献 15 篇左右。

二、常用撰写格式

绝大多数的病例报告所采用的书写格式类似于临床研究报告，除题目及作者外，主要包括五部分：摘要、病例叙述、文献分析、讨论和结论。Lain 等在其发表的 *How to Write a Case Report* 中推荐了一个简单易行的填写式写作大纲（表 1-6-1），临床医师可根据实际病例情况进行取舍和拓展。

1. 题目 病例报告的题目至关重要。题目应简单、明确，要将最吸引读者的内容清楚地呈现出来。因此标题所反映的病例应符合罕见、特殊、新颖的原则。

病例报告写作清单

作者信息				
投送期刊：		第一作者姓名：		通信作者：
稿号：		稿件题目：		

内容与主题	条目号	对照检查的条目（如有请打钩）
题目	1	□ "病例报告"字样连同报告中最吸睛内容（如症状、诊断、检测、干预）应共同出现在题目中
关键词	2	□一般 2~5 个关键词
摘要	3	□简介为什么报告这项病例，有什么特异性和重要性 □患者的主要症状及主要临床发现 □主要诊断、干预方式及主要结局 □结论：这个病例报告的关键结论是什么，有什么值得吸取的经验
前言	4	□简要总结该病例的背景情况，并引用涉及该病例的相关文献
患者信息	5	□人口学信息（如年龄，性别，种族，执业） □患者的主要症状（主要症状） □既往史、家族史和心理状况：尽可能包括饮食、生活方式和遗传信息 □相关既往干预措施和结局
临床发现	6	□描述体检结果及临床发现
时间轴	7	□记录该病例的各项重要日期和时间点（表或图）
诊断评估	8	□诊断方法（如体格检查，实验室检测，影像，问卷） □诊断难点 □诊断依据及鉴别诊断 □预后（如分级）如果可行
治疗性干预	9	□干预方式（如药物、手术、干预） □干预实施（如剂量、强度、持续时间） □干预改变（原因）
随访和结局	10	□医生和患者对结局的评价 □随访过程中重要的诊断及检测结果 □干预的依从性和耐受性（是如何评价的） □不良结局
讨论	11	□对此病例管理的优点和局限性 □相关医学文献讨论 □结论依据（包括对原因和结果的评价） □本病例报告主要经验
患者角度	12	□患者应当尽可能的分享他们的观点或经验
知情同意	13	□如需要，请患者签署知情同意书

图 1-6-1 《中华外科杂志》病例报告要求写作清单

Clinical Cases

Brief Report

Describes one to three (1–3) patients or a single family.

SEE EXAMPLE

Maximum words: 2,000

Elements:

- Summary (100 words maximum)
- Maximum of three (3) tables and figures
- Up to 25 references

Clinical Problem Solving

Simulates step-by-step emergence of information/developments in clinical practice and describes how clinicians/clinical teams reason and respond in each iteration.

SEE EXAMPLE

Maximum words: 2,500

Elements:

- Up to 15 references

图 1-6-2 NEJM 对病例报告的写作要求

表 1-6-1 病例报告撰写格式及内容

病例报告工作簿
题目（title）
作者（authors）
1）摘要（abstract） 　A. 临床困惑/难题 　B. 文献回顾和分析 　C. 结论
2）病例汇报（case description） 　A. 患者描述 　B. 现病史 　C. 体检 　D. 相关实验室检查/X 线/其他试验 　E. 初步诊断和治疗 　F. 预想效果及实际效果
3）文献检索和总结（review of the literature） 　A. MEDLINE 及其他数据库 　B. 检索词 　C. 检索结果（条目数，引用情况及检索结论）
4）讨论（病例报告的重要性）（discussion） 　A. 相关文献 　B. 假设 　C. 疾病的诊断过程 　D. 结果
5）结论或建议（经验教训）（conclusion）
6）参考文献（references）

示例：

（1）趾间尖锐湿疣 1 例（常见疾病出现在特殊部位）；

（2）反常性痤疮一家系调查（少见疾病的家系报道）；

（3）以泛发性色素减退为主要表现的蕈样肉芽肿 1 例（A case report of mycosis fungoides manifested mainly with hyperpigmentation on trunk and limbs）（少见疾病的特殊临床表现）；

（4）巨大先天性色素痣并发多发性脂肪瘤（Giant congenital pigmented nevus with multiple lipomas：a case report）（两种少见疾病同时存在于一个个体）；

（5）嗜酸性脓疱性毛囊炎病例报道及临床分析（Eosinophilic Pustular Folliculitis：case report and clinical analysis）（报道 1 例少见疾病并对目前国内外已经报道的该病进行总结分析）。

2. **作者署名与单位** 中英文病例报告对作者署名的要求与论著一致。凡是在病例临床资料的收集、诊断及治疗中做出一定工作的人员均可列入作者范畴。具体要求详见本篇第三章第三节和第四章第三节的相关内容。

3. **摘要** 病例报告的摘要可以是结构型或非结构型，不同期刊对摘要字数的要求有所区别。

4. **病例汇报** 病例描述是病例报告核心部分。一般需要按照临床诊疗常规来写作。患者完整的住院病例是最好的参考模板，可在此基础上进行浓缩提炼。一般按照时间顺序来详细描述。具体应包括：①一般资料，如性别、年龄等，姓名、住院号则应省略；②患者的既往史和家族史等；③重要或特殊的临床症状、体征、辅助检查结果以及病程、住院或就诊日期等；④疾病的演变过程和治疗经过；⑤治疗结果及预后。另外，X 线检查或 CT、MRI 等影像学资料也同样需要收集整理。文中应插入必要的仪器设备照片、手术方法的线条图及生理学检查的图片等，这样有助于读者更好地理解该病例报告的内涵。

特别要注意的是，所有的期刊均要求作者在撰写病例报告前必须征得患者的书面知情同意，撰写病例报告切记保护患者的隐私权。

5. **文献检索和总结** 简明扼要、层次分明、重点突出的文献回顾相当于病例报告的方法学部分。*Journal of Medical Case Reports* 在投稿须知中明确提出"病例报告应该包括该病例所涉及领域的最新分析和回顾"。

6. **讨论** 讨论不应是相关参考文献的简单罗列，而应具体写出患者的诊断和处理过程以及处理原因等。

7. **结论** 结论应该简明扼要，其中可以包括医务工作者从该病例中吸取的经验教训，一个好的病例报告可以为同类病例的处理提供必要的指导。

8. 参考文献 详见第一篇第二章第四节。

第三节 示 例 分 析

一、中文病例报告示例及分析

嗜酸性脓疱性毛囊炎1例及临床分析

高敏，林达，李卉，王培光，刘盛秀，杨森

1. 前言

嗜酸性脓疱性毛囊炎（eosinophilic pustular folliculitis，EPF）也称Ofuji病，由日本学者Ofuji等于1970年首先描述。本病呈慢性经过且多见于男性青壮年。皮疹好发于皮脂溢出区域（尤其是面部），典型皮损特点为红斑基础上出现红色毛囊性丘疹和脓疱，可呈簇集性或者环形分布，境界清楚，中央有自愈倾向而留有色素沉着。本病可伴有不同程度瘙痒，在一定时间内自行消退，但可反复发作。一般常有外周血嗜酸性粒细胞升高。组织病理表现为在毛囊性损害内可见以嗜酸性粒细胞为主的炎性细胞浸润形成的毛囊内脓肿；在毛囊周围的表皮中也可见嗜酸性粒细胞浸润引起的海绵形成及表皮内脓肿；真皮浅层和深层血管周围也可见以嗜酸性粒细胞为主的炎性细胞浸润。目前EPF主要分为3型：经典型EPF（classic EPF，C-EPF），免疫抑制相关型EPF（immunosuppression-associated EPF，IS-EPF），此型中大部分患者血清HIV抗体阳性和婴儿型EPF（infancy-associated EPF，I-EPF）。还有学者将EPF分为6型，即经典型、HIV相关型、婴儿型、掌跖型、药物相关型和肿瘤相关型。不论是分为3型还是6型，各型在组织病理学上并无区别，不同型别可能由不同病因所致。本病非常少见，现将我科收治的1例患者报告如下。同时总结近10年来我国皮肤病学者发表的20例EPF患者的发病、皮疹特点以及治疗经过，以便使广大皮肤病医师能够更为全面地了解和治疗本病。

2. 材料和方法

2.1 首先报道一例2010年我科住院EPF患者的临床和治疗过程。

2.2 利用中国维普资源数据库，总结近10年以来我国皮肤病学者发表的20例EPF患者的发病、皮疹特点以及治疗经过。

3. 结果

3.1 病例报道

3.1.1 主诉及现病史：患者，男，64岁。因双足部皮疹伴瘙痒4个月，加重泛发至全身1个月于2010年12月8日入我院治疗。患者4个月前无明显诱因下双足部出现红色丘疹及脓疱，伴有剧烈瘙痒，在当地医院考虑足癣给予外用药物治疗，皮疹无好转，后皮疹逐渐发展至面部、躯干及四肢，再次在当地医院给予激素地塞米松及外用药物治疗，好转后激素停药，皮疹再次复发至全身，在我科门诊收治入院。病程中，患者无发热，无恶心、呕吐等，饮食及睡眠正常。此外，该患者有高血压病史多年，一直口服降压药物，血压控制平稳。

3.1.2 体格检查：系统检查未见明显异常。皮肤科情况：头皮及额部可见红斑基础上米粒大小的丘疹及脓疱，双颊至鼻梁处可见呈对称性分布的蝶状红斑基础上较多毛囊性丘疹和脓疱，融合成斑块，境界清晰，躯干及四肢可见环形分布的红色丘疹及脓疱，掌跖部位可见类似皮疹（见图1和图2）。

3.1.3 实验室检查：血常规示白细胞9.45×10^9/L，嗜酸性粒细胞计数0.47×10^9/L，淋巴细胞1.94×10^9/L，中性粒细胞6.34×10^9/L。尿常规、肝肾功能、血糖、抗"O"、红细胞沉降率、免疫球蛋白IgG、IgA及补体C3、C4，心电图、胸片及肝胆胰脾腹膜后淋巴结B超等均无明显异常。血脂稍高，C反应蛋白高于正常，为64.71mg/L。患者足部及背部皮疹进行多次真菌检查均为阴性。足部及躯干部脓疱细菌培养为阴性。外周血涂片找异形淋巴细胞为1%。T细胞亚群提示CD16+56、CD3、CD4和CD8均处于正常范围。

3.1.4　皮肤组织病理检查：表皮局部浅层上皮细胞灶性坏死，见脓性分泌物覆盖，真皮层皮脂腺、汗腺等皮肤附属器周围见大量嗜酸性粒细胞和中性粒细胞浸润。毛囊内毛发脱落，内见脓栓形成。

3.1.5　诊断：经典型嗜酸性脓疱性毛囊炎（C-EPF）。

3.1.6　治疗：入院后给予复方甘草酸苷80mg/d及泼尼松20mg 2次/d口服以及抗过敏、抗组胺等对症治疗，局部外用曲安奈德益康唑软膏2次/d，1周后患者皮疹显著改善，大部分皮疹已经消退，留有暗褐色色素沉着，面部斑块消退，掌跖部位脓疱干燥结痂。此后泼尼松逐渐减量至10mg 2次/d出院。出院后1周复诊，皮损已基本消退。

3.2　病例总结

总结近10年我国皮肤病学者发表的20例EPF患者的相关信息，从中可以得出以下结果：

3.2.1　EPF在中国的发病人群中仍然以男性为主，男女之比为19∶1。

3.2.2　发病年龄为20～50岁的中青年人群。

3.2.3　发病部位以头面部为主（20名患者头面部全部受累，为100%），其次为躯干（55%）及四肢（45%），掌跖部位受累少见（2名患者足部受累，2名患者掌跖部位受累，共为20%），未见黏膜受累的患者。

3.2.4　伴发疾病：除2名艾滋病患者外，其他患者未伴发任何其他疾病。

3.2.5　EPF类型：17名C-EPF，2名IS-EPF，1名I-EPF。

3.2.6　15名患者嗜酸性粒细胞升高，5名不升高，比例为3∶1。

3.2.7　多种药物均可治疗本病，最常用的为糖皮质激素，其次为雷公藤多苷和吲哚美辛，若患者皮疹严重时可酌情使用抗感染治疗。

4. 讨论

嗜酸性脓疱性毛囊炎最初由日本学者所报道，后逐渐被各国学者所认识。其病因尚未明确，有学者认为本病可能是各种抗原刺激使免疫系统受损导致的一种非特异性反应，包括感染、药物超敏反应、自身免疫性疾病。本文报道的1例患者为中年男性，其病程4个月，皮疹分布于面部、躯干、四肢以及掌跖部位，皮疹特点为反复发生的红斑、丘疹以及脓疱。皮疹分布在面部主要是以鼻部为中心的蝶形红斑，因此需要与盘状红斑狼疮相鉴别，该患者皮损未见毛细血管扩张及黏着性鳞屑，ENA多肽谱阴性，结合组织病理可排除。患者躯干皮损表现为环形，边缘见丘疹及脓疱，双足也可见类似皮损且有脱屑，应与泛发性体癣及足癣鉴别，通过多次对患者躯干和足部皮屑进行真菌检查均为阴性，故可排除。此外，该患者发生于掌跖部的脓疱应与掌跖脓疱病区别，后者病理表现为单房性中性粒细胞脓疱，而非大量嗜酸性粒细胞浸润，结合病理故可排除。此外，对于该患者，虽然外周血嗜酸性粒细胞未升高，但是结合组织病理提示毛囊及其周围大量嗜酸性粒细胞浸润，故诊断嗜酸性脓疱性毛囊炎明确。患者艾滋病抗体检测阴性，T细胞亚群分类正常，故诊断为经典型嗜酸性脓疱性毛囊炎（C-EPF）。

通过对近10年我国学者报道的EPF总结发现，中国EPF类型以经典型（C-EPF）为主，男性患者居多，男女之比为19∶1，而国外报道的比例为5∶1。发病年龄为19～50岁，与国外报道一致。发病部位分布在面部为20/20（100%）、躯干11/20（55%）、四肢9/20（45%）、足部及掌跖部位4/20（20%）。而国外报道的皮损分布范围及比例为面部（85%）、躯干（59%）、四肢和掌跖部（约占20%），偶见口腔黏膜损害。但是，中国EPF病例中未见黏膜损害。不是所有的EPF都伴有外周血嗜酸性粒细胞升高，国外报道的比例为35%，本研究发现中国患者为25%（5/20）。

本病的治疗有多种方法。药物治疗：可选用糖皮质激素内用或局部外用；此外雷公藤多苷、氨苯砜、米诺环素、阿维A、异维A酸、γ干扰素和环孢素等均可以治疗本病；

尤其值得一提的是对 C-EPF 常用吲哚美辛 50～75mg/d 治疗，该药在应用后可在短期内达到良好的效果，故有学者推荐其为第一线的治疗药物。从对我国学者治疗该病的经验来看，一般选择糖皮质激素，其次为雷公藤多苷和吲哚美辛。有特色的是某些中药制剂（如昆明山海棠等）也可用于改善症状。在物理治疗方面，紫外线 B（UVB）和补骨脂素光化学疗法（PUVA）也可用于治疗本病。外用药物方面，一般选择弱效的皮质激素药膏，但是近年来报道早期外用 0.1% 他克莫司软膏可取得良好效果。以上主要是针对 C-EPF 的治疗，IS-EPF 对一般治疗无效，关键是恢复患者的免疫功能。本文报道的患者入院明确诊断后，应用泼尼松 20mg 2 次 /d+ 复方甘草酸苷 80mg/d 1 周后，头皮、面部、躯干四肢及掌跖部位皮疹得到明显缓解。出院后随访 2 周，皮疹已经大部分消退。

分析解读：

1. 题目 "嗜酸性脓疱性毛囊炎"为少见病例，具有较高报道价值。

2. 作者 6 名作者，均是在病例收集、明确诊断等方面提供帮助的人。

3. 前言 介绍了本病临床表现、组织病理特征以及临床分型。

4. 病例描述 收集 1 名病例，对该病例在主诉、现病史、既往史、体格检查、实验室检查、组织病理检查、临床表现、专科检查、诊断、治疗等方面进行了全面的介绍，并提供临床和病理图片。

5. 文献检索和总结 总结近 10 年我国皮肤病学者发表的 20 例本病患者的相关信息，包括性别、发病年龄、发病部位、伴发疾病、发病类型、实验室检查结果、治疗方法等，简单清晰地表明分析结果。

6. 讨论 介绍了国内外学者对本病的认识过程，总结了中国学者所报道本病的特点并与国外学者报道病例进行了比较分析。同时，对本病的鉴别诊断以及治疗进展等方面也提出了一定的见解。

7. 参考文献和图表（略）。

二、英文病例报告示例及分析

Successful management on a case of dermato-myositis with hydropneumothorax, tracheoesophageal fistula and esophago-thoracic cavity fistula

Jing Gao, Chunjun Yang, MD, Shengxiu Liu, MD, Sen Yang, MD

Spontaneous tracheoesophageal fistula or pneumothorax is an uncommon and life-threatening condition in dermatomyositis（DM）. Here, we report a case of dermatomyositis with multiple severe complications including hydropneumothorax, tracheoesophageal fistula, esophago-thoracic cavity fistula and chylothorax, which was successfully treated with a combination of mechanical ventilation, closed drainage of the thoracic cavity, nutrition by nasogastric feeding tube as well as systemic glucosteroid and i.v. immunoglobulin.

A 45-year-old Chinese male presented with facial rash, myagia and dysphagia for 2 weeks. Physical examination revealed a classic heliotrope rash on his face and muscle tenderness of all four limbs. The myodynamia in his four limbs was graded MRC 4/4. Laboratory tests showed markedly increased serum creatine kinase（CK, 7 693 U/L）, alanine aminotransferase（132 U/L）, aspartate aminotransferase（451 U/L）. Both antinuclear antibodies（ANA）and anti Jo-1 antibody were negative. Electromyography demonstrated fibrillation at rest, with a poly-phasic pattern of small units and increased insertion activity. A biopsy from the right triangular muscle revealed a diffuse lymphocytic infiltration. The potential malignancy was not found. Based on these findings, the diagnosis of dermatomyositis was established. High-dose methylprednisolone 80 mg/day combined with methotrexate 15 mg/week was administrated.

Although the serum CK was significantly decreased, the patient complained of worsening dysphagia and myalgia. He had a sudden attack of acute pain in the right chest with dyspnea after 4 weeks of hospitalization. Chest X-ray showed hydropneumothorax on his right chest (Fig. 1a). The thoracic close drainage was immediately conducted after consultation of chest surgery. Initially, the pleural fluid was transparent, but gradually became feculent. Qualitative test of chylous was positive. Neither bacteria nor fungus was found. Considering these conditions, we decreased the dose of methylprednisolone (60 mg/day), meanwhile discontinuing methotrexate and administrated high-dose i.v. immunoglobulin. Barium meal examination revealed tracheoesophageal fistula and esophageal-thoracic cavity fistula following right hydropneumothorax (Fig. 1b). So, food intake was given by injection via stomach tube. These severe complications were finally cured after 14 weeks. Moreover, the various symptoms associated with dermatomyositis were obviously improved. To date, the patient has maintained good recovery for more than 4 years. Only 10 mg/day of prednisone has been maintained.

Dermatomyositis is commonly associated with multiple pulmonary diseases, such as interstitial pneumonitis, diffuse alveolar damage, bronchiolitis and organizing pneumonia Spontaneous pneumomediastinum with or without pneumothorax has been described as a rare complication in polymyositis/DM. Compared with those patients without pneumomediastinum, vasculopathy was more common in DM patients with pneumomediastinum, suggesting that vasculopathy may be an important factor leading to the disruption of the bronchial mucosal barrier and subsequent development of pneumomediastinum or pneumothorax in DM. So far, there have been a few cases of adult DM complicated by gastrointestinal perforation or fistula. However, tracheoesophageal fistula is rare in adult DM. Apparently, these complications occurred after the systemic steroid therapy. However, it is not reasonable to entirely attribute this steroid use. Further studies are needed to elucidate the pathogenesis and prevention of these conditions in dermatomyositis.

REFERENCES（略）

分析解读：

1. 题目　该病例报告题目为"成功治愈 1 例伴发气胸、气管食管瘘和食管胸腔瘘的皮肌炎患者"。皮肌炎作为重症结缔组织病之一,目前未见可伴有气胸、气管食管瘘和食管胸腔瘘的报道。故本病例报告新颖且有重要意义,有利于医务工作者对皮肌炎并发症和治疗手段的知识更新,有利于本病患者的治疗和预后。

2. 作者　符合上述英文病例报告对作者的要求。

3. 摘要　英文病例报告的摘要一般是陈述性的非结构式摘要,叙述应按照疾病发展的先后顺序展开。

4. 病例汇报　示例第二段介绍了患者从出现面部皮疹开始,到出现肌肉无力、吞咽困难等症状就诊,经过一系列包括肌酶的变化、肌电图、皮损组织活检在内的相关检查,明确诊断为普通型皮肌炎,给予糖皮质激素以及甲氨蝶呤治疗的过程。同时,由于本病在中老年患者中有伴发恶性肿瘤的可能,报告还补充了通过 X 线片、CT 等相关检查的结果以作出鉴别诊断。

第三段则叙述患者在治疗过程中,肌酶逐渐下降,皮肌炎得到有效控制的过程中,突发胸闷、呼吸困难的病程。具体为在出现症状时立即行医嘱 X 线片检查提示气胸,放置引流管,引出胸腔积液;引流液开始为透明,后逐渐变浑浊,乳糜试验阳性,细菌及真菌培养均为阴性。病程中考虑患者出现上述症状,行激素减量,甲氨蝶呤停用,并给予丙种球蛋白治疗;同时,患者借助其他辅助检查又发现气管食管瘘和食管胸腔瘘,结合其他学科会诊意见,分别给予其他对症处理。最终,患者病情得到有效控制,皮肌炎症状进一步缓解,顺利出院。

以上可以看出,进行病例描述时一定要按照临床诊疗常规来叙述病史、体格检查、实验室和影像学检查、治疗方法及治疗转归。注意要突出阳性、有助于明确诊断的体征,不要将阳性结果分散。此外,配上影像学或其他必要的照片、图表等能够更好地帮助读者理解该病例报告的内容。

5. 讨论 讨论部分应针对病例的诊断和处理过程来撰写,如在撰写示例病例报告时,作者就通过检索与分析,筛选紧扣病例诊断和处理的相关文献进行了充分的讨论。

6. 结论 结论一般在讨论后引出,不单独陈述,一般是作者对该病例报告的核心内容的总结。

7. 参考文献 该病例参考文献为 5 个,符合所投期刊投稿须知的要求。

（高 敏）

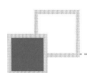

第七章 特殊类型医学科研论文的撰写

国内外学术期刊除了常见的论文类型——论著、文献综述以及病例报告外,还会刊登一些特殊类型的论文,如简讯(Concise Communication)或简报(Concise Report)、读者来信(Letter)、技术评论(Technical Comment)、会议摘要(Abstract)或编者按(Editorial)以及展望(Perspective)等。其主要目的是介绍与交流、评论和争鸣,从而进一步指导医学实践。这些论文类型比较特殊,并在某种程度上反映了该期刊的特色。

本章将对学术期刊中常见的特殊格式科研论文分别进行介绍。

第一节 简讯的撰写

一、概念

简讯的构成与常见研究论文相似,用以展示最新的研究成果,主要特点是用最简短的论文篇幅表达出完整的研究信息。但英文期刊中的简讯不同于一般意义的中文科技简讯或新闻简讯,它是短而精的研究论文,相当于中文期刊中的短篇论著。高水平期刊所发表的简讯类文章通常具有很强的创新性和良好的完整性。在某些热点研究领域,竞争者众多,为了抢先发表最新研究成果,有时研究者也会考虑以简讯的形式发表论文。

简讯的基本框架与论著类似。期刊对简讯的要求主要体现在对字数、篇幅和参考文献数量的限制上,字数一般限制在 1 500~2 000 字,具体要求需要查阅拟投期刊的稿约。

二、构成

简讯的基本构成包括题目、作者署名和单位、摘要、引言、材料和方法、结果、讨论、结论、参考文献等内容。

1. 题目 好的题目是优质论文的标志,因此题目的选定极为重要。简讯的题目要求与论著的题目要求区别很小,简明扼要,主题突出,尽量控制在一行,避免有不必要的冗词,用一个能描述共性的单词或词组代替并列的单词或词组也可减少字数。

示例:

> Elevated levels of serum soluble Fas are associated with organ and tissue damage in systemic lupus erythematosus among Chinese

2. 作者署名和单位 与论著的要求基本一致,详见第一篇第三章第三节和第一篇第四章第三节内容。

3. 摘要 与论著摘要不同,简讯的摘要要求短而精,一般在 50~250 个字,内容包括研究背景、目的、方法、结果、结论,根据期刊要求可以提供 3~6 个关键词。

示例1:

> Aging is characterized by clonal expansion of myeloid-biased hematopoietic stem cells and by increased risk of myeloid malignancies(研究背景). Exome sequencing of three elderly females with clonal hematopoiesis, demonstrated by X-inactivation analysis, identified somatic TET2 mutations. Recurrence testing identified TET2 mutations in 10 out of 182 individuals with X-inactivation skewing(方法). TET2 mutations were specific to individuals with clonal hematopoiesis without hematological malignancies and were associated with alterations in DNA methylation(结论).(69 words)

［摘自：BUSQUE L, PATEL JP, FIGUEROA ME, et al. Recurrent somatic TET2 mutations in normal elderly individuals with clonal hematopoiesis. Nat Genet, 2012, 44（11）：1179-1181.］

此摘要写出了研究背景、方法和结论，非常简明扼要。此期刊不要求关键词。

示例2：

MicroRNA（miRNA）has an important role as a master regulator of gene expression in immune system and is upregulated during T cell differentiation, however its function is not clear yet（研究背景）. In this study, the contribution of miR-31 in T cell activation was investigated（目的）. miR-31 was upregulated during the activation of primary T lymphocytes upon T-cell receptor（TCR）stimulation. Ectopic expression of miR-31 increased the expression of interleukin（IL）-2, while knockdown of endogenous miR-31 decreased the IL-2 expression. To gain more insights into the regulatory mechanism, we performed a bioinformatic analysis and found miR-31 potentially targeted kinase suppressor of ras 2（KSR2）a repression factor of Ras2 kinase. Using reporter gene and western blotting assays, we confirmed that miR-31 could inhibit KSR2 by directly targeting its 3' untranslated region（UTR）. Moreover, miR-31 enhanced nuclear factor of activated T cells（NF-AT）activity in Jurkat T cells, and increased transcription activity of IL-2 promoter in primary T cells（研究方法及结果）. In conclusion, our study demonstrated that miR-31 upregulated IL-2 expression via reduction of its up-stream kinase suppressor, KSR2, and is a component of T cell activation（结论）.（182 words）

Keywords：microRNA；IL-2；T-cell receptor
［摘自：XUE F, LI H, ZHANG J, et al. miR-31 regulates interleukin 2 and kinase suppressor of ras 2 during T cell activation. Genes Immun, 2013, 14（2）：127-131.］

本摘要从研究背景、目的、方法、结果、结论五个方面进行了描述，较完整地表达了研究信息，并且按照期刊要求附上了三个关键词。

简讯摘要撰写的注意事项：摘要需突出新发现，重点强调此新发现的创新点，语言的描述要简明扼要。摘要的开头不要与题目重复；精简背景资料，突出研究新发现；不描述研究计划。

4. 引言 简讯的引言篇幅要小，并无统一规定，需视整篇简讯的篇幅及内容来确定，一般较摘要稍长，具体需参阅拟投期刊的稿约。

示例：

Dyschromatosis symmetrica hereditaria（DSH, MIM# 127400）also called reticulate acropigmentation of Dohi is a pigmentary genodermatosis characterized by a mixture of hyperpigmented and hypopigmented macules of various sized on the dorsal aspects of the extremities and freckle-like macules on the face. DSH has been reported mainly in Japan and China, although a few cases were described among Koreans, Indians, Chinese, Europeans and South Americans. DSH generally shows an autosomal dominant pattern of inheritance with high penetrance, but some patients with sporadic DSH have been reported.

Our previous study has mapped the DSH gene on chromosome 1q11-q21. When we are on the way to clone the DSH gene, Miyamura et al.（2003）identified 4 heterozygous mutations of c.1420C>T（p.R474X）, c.2768T>C（p.L923P）, c.2854A>T（p.K952X）and c.3494T>C（p.F1165S）in the RNA-Specific Adenosine Deaminase Gene（ADAR, MIM# 601059）responsible for DSH among Japanese families recently. The ADAR gene encodes the enzyme responsible for RNA editing by site-specific deamination of adenosines. ADAR protein catalyzes the deamination of adenosine to inosine in dsRNA substrates, induces translation within the nucleus, possibly at the surface of the nucleolus. We directly performed mutation detection of the *ADAR* gene in 6 Chinese families and 2 sporadic cases with DSH by sequencing. Our purpose was to identify the spectrum of mutations in ADAR and verify if genotype-phenotype correlations could be established.

在该段引言中,首先对遗传性对称性色素异常症的临床、流行病学和遗传学特征进行了描述,接着阐明本研究小组的前期工作及国内外研究进展;最后提出本研究的主要内容是通过基因筛查手段找出遗传性对称性色素异常症(DSH)致病基因 ADAR 的突变型。内容条理清晰,明确拟研究内容及意义。

5. **材料与方法** 此部分的内容包括研究对象、研究方法、统计分析方法等。本部分要求:结果可重复,方法可信赖,前后有逻辑,尽可能简洁。

示例:

Subjects

Six multi-generation DSH families including 53 affected and 58 unaffected individuals were identified through probands from Anhui and Liaoning provinces in China respectively. Two sporadic DSH cases that had no positive family histories were also collected. All affected individuals had typical hyperpigmented and hypopigmented macules on the extremities, and skin lesions even spread on neck, chest or face(reckle-like macules)in some patients. Phenotypes of all individuals were confirmed by experienced dermatologists. Informed consent was obtained from all available patients and relatives for clinical and genetic investigation.

Mutation analysis

We designed primers flanking all 15 coding exons and intronexon boundaries of the *ADAR* gene using the web-based version of the Primer 3.0 program(http://www.genome.wi.mit.edu/cgi-bin/primer/primer3_www.cgi). Primer sequences were available on request. PCR was performed in 15 μl reaction volume containing 20 ng of genomic DNA, 0.3 mM dNTPs, 0.3 μM of each primer, 3.0 mM MgCl2 and 0.1 units of Hotstar®Taq DNA polymerase(Qiagen). The PCR conditions were: Hotstar®Taq activation at 95 ℃ for 15 min, followed by 40 cycles, each having denaturation at 94℃ for 40 s, annealing at 58℃ for 60 s and extension at 72℃ for 55 s, except that in the first 10 cycles the annealing temperature decreased from 63℃ to 58℃ by 0.5℃ per cycle, and the final extension was 72℃ for 10 min. After the amplification, products were purified using a QIAquick PCR Purification Kit(Qiagen) and directly sequenced on ABI PRISM® 3730 automated sequencer(Applied Biosystems). Sequence comparisons and analysis were performed using Phred-Phrap-Consed Version 12.0 program. In addition, Samples from 100 unrelated, population-match controls were sequenced for missense and splicing mutations to exclude the possibility that these are polymorphism in the *ADAR* gene. *ADAR* GenBank sequences used: NM_001111.2(mRNA); NP_001102.1(protein).

此段介绍了研究对象、致病基因引物设计、聚合酶链式反应(PCR)体系、测序、所用样本及统计学方法等。

6. **结果** 简讯结果的描述应言简意赅,文字解释与图表应相辅相成,切忌文字和图表重复释义。不同期刊对于图表的数目有各自规定,具体参阅拟投期刊的稿约。

所有的结果均要围绕研究目标,有逻辑、有层次地展开,在材料与方法中列出的项目,须在结果中全部呈现。结果撰写按逻辑顺序,而不是实(试)验的时间顺序。

7. **讨论** 主要是针对本研究创新点进行深入讨论;要讨论本研究结果和国内外同类研究结果有何异同;应对本研究的不足之处进行讨论,包括可能存在的偏倚及偏倚的来源;要对研究的内、外部真实性进行讨论等。

讨论的最后一段一般为结论,是以研究结果为基础经过理论思维推导而得出,是论证的逻辑发展,是作者表达学术观点和见解的精髓部分。此部分与论著要求基本一致,而简讯的要求则更为简洁。

示例:

> ADAR, also called DSRAD, is composed of 1226 amino acid residues, with a calculated molecular mass of 139kDa. The enzyme converts adenosine to inosine in dsRNA, which destabilizes the dsRNA helix. Among 6 Chinese families and 2 sporadic patients with DSH, we detected 7 different heterozygous mutations of ADAR involved in this disorder, all of which were novel. Two frameshift mutations (p.T811fs, p.L792fs) and three nonsense mutations (p.E733X, p.Q933X, p.R1096X) will lead to premature translation termination, and the truncated proteins with no functional activity would be synthesized. The missense mutation (p.C966F) alters a highly conserved amino acid residue at 966 in exon 11, which is located in the putative deaminase domain, so the amino acid residue at 966 is suspected to play an important role in the conformation of the catalytic site of the enzyme, and the mutation at this position could probably influence enzyme activity. The c.3203-2A>G mutation is located in the acceptor splice site and could prevent proper splicing of the transcript. In the previous study, Miyamura et al. found two missense and two nonsense mutations among Japanese patients with DSH, all of which are different from these seven mutations detected among Chinese patients. These indicate mutations of the ADAR gene responsible for DSH varied considerably among populations. We compared the clinical features with the mutation identified in all familial and sporadic patients but we did not establish a clear correlation between genotypes and phenotypes. The same mutation will lead to different phenotype even in the same family, which suggested that some environmental factors, such as sun exposure could influence the phenotypes including the distribution of skin lesions and disease onset.
>
> The ADAR gene spans 30kb and contains 15 exons. Two Z-alpha domains, three dsRNA binding domains and the putative deaminase domain are located in exon 2, exons 2-7 and exons 9-15, respectively. The heterozygosity for the ADAR knockout causes embryonic lethality in mice, whereas patients with DSH have a good prognosis of dyschromatosis, which is localized specifically on the backs of hands and on tops of the feet. Miyamura et al. speculated that when melanoblasts migrate from the neural crest to the skin during development, a greater reduction in ADAR activity might occur at anatomic sites distant from the neural crest. Failure of correct RNA editing may induce the differentiation of melanoblasts to hyperactive or hypoactive melanocytes, then colonizing in an irregular distribution in the skin lesions.
>
> Here we identified 7 novel mutations of ADAR in Chinese DSH families and sporadic patients. The identification of ADAR as the disease-causing gene and the ongoing recognition of different mutations may give insight into the still unknown mechanism leading to DSH.

由于版面的限制,部分期刊(如 *Nature Genetics* 等)的简讯不再细分"Introduction""Results"和"Discussion",而是把这几部分整合起来描述,而"Materials and Methods"则通常放在网络版"Supplementary Information"中。

8. **参考文献** 无特殊要求,20~40篇不等,具体参考拟投期刊的稿约。

三、稿约

简讯的撰写要求前文已详述,但需要注意的是,各期刊对简讯的撰写要求不太一致,作者在撰写时需查阅拟投期刊的稿约。以下列举三个期刊稿约作为参考。

示例:

---

1. *Nature Genetics*

A Brief Communication reports a concise study of high quality and broad interest. This format may not exceed 3 printed pages. Brief Communications begin with a brief unreferenced abstract(3 sentences, no more than 70 words), which will appear on Medline. The main text is typically 1 000–1 500 words, including abstract, references and figure legends, and contains no headings. Brief Communications normally have no more than 2 display items, although this may be flexible at the discretion of the editor, provided the page limit is observed. References are limited to 15. Article titles are omitted from the reference list. Brief Communications include a competing financial interests statement and received/accepted dates. They may be accompanied by supplementary information. Brief Communications are peer reviewed.

2. *The Journal of the National Cancer Institute*

Brief Communications are concise descriptions of new findings of general interest. A Brief Communication should contain 1 000 or fewer words, not counting abstract, reference list, tables, footnotes, and figure legends. Neither a Brief Communication nor its abstract should be divided by heads and subheads.

3. *Oligonucleotides*

Brief Communications may be submitted to report negative findings, useful techniques, or unusual artifacts, or to present studies that are interesting but not definitive enough to warrant publication as a full-length manuscript. In a Brief Communication, the Results and Discussion sections may be combined, the Abstract should be limited to about 150 words, and there should be no more than three figures or tables.

第二节 简报的撰写

简报作为医学科研论文的一种特殊类型,是指研究者以报告的形式简要描述学术研究的一种文章体裁。简报仅真实描述学术课题的进展情况,但不详述实(试)验及论证过程。投稿时需仔细阅读期刊对简报的投稿说明。

简报的撰写结构主要包括:题目、作者署名和单位、摘要、关键词、正文和参考文献。

1. 题目 简报的题目以短语为主,尤以名词短语最常见,即题目基本上由一个或几个名词加上其前置和/或后置定语构成。

示例 1:

The genetic epidemiology of alopecia areata in China(中国人斑秃遗传流行病学研究)

示例 2:

A gene for freckles maps to chromosome 4q32–q34(雀斑基因定位到染色体 4q32–q34 区域)

短语型题目要确定好中心词,再进行前后修饰。题目一般不用陈述句,部分情况(评述性、综述性和驳斥性)下可以用疑问句,因为疑问句可有探讨性语气,易引起读者兴趣。

示例 3:

Can medical intervention restore consciousness?(药物干预能恢复意识吗?)

---

2. 作者署名和单位 要求同简讯。

3. 摘要 通常只概括地介绍论文的主题,使读者对该研究的主要内容有粗略的了解,切勿详述具体实(试)验材料及步骤,也不对论文内容做诠释和讨论,篇幅应限制在 200 个单词以内。

4. 关键词 简报中一般不要求使用关键词。

5. 正文 简报的篇幅一般不超过 1 500 个单词,包含主要研究方法、重要数据结果、创新性的见解与结论,图表通常要求 3 张左右。正文的

撰写虽不要求单列分标题,但也应按照如下顺序撰写:

（1）引言:简报中的引言部分需用最精练的语言描述研究背景及目的。

（2）材料与方法:按文章逻辑性的要求,仅需对具有独特性或不常用的方法作简单概述。

（3）结果与讨论:本部分应当对结果进行概述,说明实（试）验数据的统计学意义。讨论一般是对研究结果进行评价、阐明和推论,用来强调研究的主要发现和结果的重要性,在简报中一般不单独列分标题,而是与结果部分融合在一起。

6. 参考文献　简报的参考文献一般不要超过 10 篇,具体参阅拟投期刊的稿约。

示例:

A novel mutation of the DSRAD gene in a Chinese family with dyschromatosis symmetricahereditaria

Summary

Dyschromatosisissymmetricahereditaria（DSH）is a pigmentary genodermatosis of autosomal dominant inheritance characterized by a mixture of hyperpigmented and hypopigmented macules distributed on the dorsal aspects of the hands and feet. It is caused by mutations of the RNA-specific adenosine deaminase gene. We report the identification of a Chinese family with a three-generation pedigree of DSH, in whom a novel tyrosine substitution mutation in DSRAD was demonstrated: a heterozygous nucleotide A → G transition at position 2 879 in exon 10 of the DSRAD gene was detected.

Report

Dyschromatosisissymmetricahereditaria（DSH）（MIM 127 400）is also called reticulate acropigmentation of Dohi. It is a pigmentary genodermatosis characterized by a mixture of hyperpigmented and hypopigmented macules of various sizes on the dorsal aspects of the extremities, and freckle-like macules on the face, which appear in infancy or early childhood.

It was first described by Toyama in a Japanese family in 1929. DSH has been reported mainly in Japan and China, although a few cases have been described among Koreans, Indians, Chinese, Europeans and South Americans. DSH generally shows an autosomal dominant pattern of inheritance with high penetrance, but some patients with sporadic DSH have been reported. DSH is usually transmitted with an autosomal dominant pattern, but it has been reported that it may also be transmitted as an autosomal recessive trait. In recent months the genetic basis of DSH has been elucidated. Zhang et al. mapped the DSH gene to chromosome 1q11-q12. Miyamure et al. recently identified mutations of the DSRAD gene that are responsible for DSH among Japanese families.

The pedigree of the family described in this report is shown in Fig.1a. The proband is 25-year-old male. He developed an asymptomatic mixture of hyperpigmented and hypopigmented small macules on his hands, followed by the appearance of several on his feet（Fig.1b）. According to the patient, his mother and sister both had similar skin changes on the hands and feet. The earliest onset of the disease in this family was at the age of 12 years. In the summer, and during sun exposure, the eruptions would become prominent. Skin biopsy was performed on the right hand of the proband. Histopathology showed an apparent increase in the number of melanin granules in the basal layer, and no nevus cells were found. Melanocytes were found above the dermis. Both the clinical and histological characteristics of this family support the diagnosis of DSH.

After informed consent, genomic DNA was extracted from the patients peripheral blood lymphocytes. We designed primers flanking all 15 coding exons and intron-exon boundaries of the DSRAD gene using the web-based version of the Primer 3.0 program（http://frodo.wi.mit.edu/primer3/）. PCR products were purified using a QIAquick PCR Purification Kit（Qiagen）. The DSRAD gene was sequenced by using an ABI PRISM 3730 automated sequencer（Applied Biosystems）. Sequence comparisons and analyses were performed using Phred-Phrap-Consed Version 12.0. In addition, samples from 150 unrelated, population-matched controls were sequenced for missense mutations to exclude the possibility that these are polymorphisms in the DSRAD gene.

The results obtained by sequencing PCR products from the proband are shown in Fig.1c. An A → G mutation was found at nucleotide 2897: this changes codon 960 from tyrosine（TAT）to cysteine（TGT）. Sequencing of PCR products from the affected members showed the same mutation. This mutation was not detected in the 150 unrelated controls, suggesting that Y960C is not a common polymorphism. We describe the amino acid position in DSRAD according to the sequence published on 5 October 2003（Gi: 76694717）.

The A → G transition results in a Y960C change in the putative deaminase domain of DSRAD. DSRAD is composed of 1226 amino acid residues, with a calculated molecular mass of 139 kDa. It has 15 exons: two Z-alpha domains, three dsRNA-binding domains and the putative deaminase domain are located in exon2, exons 2-7 and exons 9-15, respectively. Amino acid residue at 960 in exon 10 is located in the putative deaminase domain and the missense mutation alters a conserved amino acid tyrosine residue which is suspected to play an important role in the conformation of the catalytic site of the enzyme. Miyamura et al. speculated that when melanoblasts migrate from the neural crest to the skin during development, a greater reduction in DSRAD activity might occur at anatomic sites distant from the neural crest. Failure of correct RNA editing may induce the differentiation of melanoblasts to hyperactive or hypoactive melanocytes, which then colonize the skin in an irregular distribution leading to the lesions.

In summary, we have reported a novel mutation of DSRAD involved in DSH. The ongoing recognition of different mutations may give insight into the still unknown mechanisms involved in the development of DSH.

References

……

［摘自: LI M, JIANG YX, LIU JB, et al, A novel mutation of the DSRAD gene in a Chinese family with dyschromatosis symmetrical hereditaria. Clin Exp Dermatol, 2004, 29（5）: 533-535.］

第三节　读者来信的撰写

一、概念

读者来信也是学术期刊论文的一种特殊类型。主要包括三种形式：①对既往发表论文内容的评论；②科研成果的简单体现；③发表在一流期刊的重要科研成果，附件内容较多（包括纸质版或者电子版附件），有时选择以读者来信的形式发表。其中，第一种形式的读者来信是评论性文章，可以是专业领域专家学者对学术期刊上所发表的研究成果存在质疑时，向主编撰写信件邀请讨论。而第三种形式，如科技领域的顶尖学术期刊 Nature，一期中有10余篇文章都以 Letter 的形式发表。Nature 对 Letter 要求通常不超过4页，约1 800单词，3~4幅图表，少于30篇参考文献。

本节将着重介绍的是第二种形式的读者来信。该类型主要是期刊的主编和审稿人审阅论文后，认为其具有一定的科学价值，但由于版面的限制，需简明报道研究情况而采用，不刊登摘要。此外，文章主体按照引言、材料与方法、结果和讨论顺序书写，但不需列出分标题。尽管该类型文章无摘要,但是完成稿件后,仍需撰写约 200 个单词的摘要以备文章发表后检索使用。

二、构成及具体要求

读者来信主要由题目、正文、致谢、作者署名和单位及参考文献等部分构成。

1. 题目 要准确、简洁,能够清楚地反映研究的主要内容,与论著基本相同。

2. 正文 通常以 "To the editor" 开头,按引言、材料与方法、结果和讨论的顺序撰写,但不需单列分标题。

(1) 引言:同简讯及简报,可采用一段话简短精练概括。

(2) 材料与方法:常作为 Supplementary Information 上传网络。

(3) 结果:有条理地描述研究结果,通常结果中图不超过 2 张,表不超过 1 张。图表的格式和清晰度要求与论著相同。

(4) 讨论:简要概括研究的发现和意义,提出进一步研究的设想。

3. 作者 具体要求同简讯,但通常放在正文之后。

4. 致谢 详见第一篇第三章第十节和第一篇第四章第十节。

5. 参考文献 详见第一篇第二章第四节。

示例:

Journal of Investigative Dermatology 所要求的 Letters to the editor 通常不超过 1 000 个单词、2 幅图片和/或表格。无需摘要,但需准备一段简短的总结以便网上投稿用。参考文献不超过 15 篇,作者及单位均放在正文之后、参考文献之前。

A new clinical variant of hereditary localized alopecia: Report of a Chinese family mapped to chromosome 2p25.1–2p23.2

TO THE EDITOR

Hereditary hypotrichosis is a large group of inherited hair disorders featuring sparse hairs. This condition may occur as an isolated defect, or as a feature of a hereditary syndrome, usually in association with other ectodermal abnormalities.

A more exhaustive list of this group of disorders has been presented in a review (Olsen EA, 1993). We have recently had the opportunity to investigate one large Chinese family with hereditary localized alopecia. We performed a genome-wide search in an effort to elucidating its genetic basis.

A four-generation Chinese family with hereditary localized alopecia was included in the study. In this family, 38 members were investigated, including 13 affected and 25 unaffected individuals. We examine eight affected and eight unaffected individuals, and collected their blood samples following informed consent for DNA analysis. The status of other living or deceased members was assessed by descriptions from individual II 5 and III 16.

We performed a genome-wide scan using 382 fluorescent microsatellite markers from the autosomers with an average marker density of 10cM (ABI Prism Linkage Mapping Set Version 2). Ten additional microsatellite markers were selected from Genethon linkage maps (Dib et al, 1996). PCR conditions were used as previously published (Yang, 2005). Products were separated on an ABI PRISM® 3730 automated sequencer (Applied Biosystems, Foster City, Calif). Gene Mapper software (Applied Biosystems, Foster City, Calif) was used for size calculation of all the alleles.

An autosomal dominant inheritance with 99.9% penetrance and a frequency of 0.000 1 for the disease allele was assumed. Marker allele frequencies were obtained from all individuals' genotyping data. The recombination frequency was assumed to be equal for both sexes. Two-point linkage analysis was performed using Linkage programs version 5.10 (Lathrop and Lalouel, 1984). Haplotypes were constructed with Cyrillic Version 2.02 software (Sobel and Lange, 1996).

The pedigree is strongly suggestive of autosomal dominant trait (Figure 1). All affected individuals were found to display abnormally sparse hairs at birth that never grew thereafter. On examination, they presented with extremely sparse hairs in the frontal and occipital areas (Figure 2a–b), complete absence of eyebrows and eyelashes except individual IV 6 and IV 12. Some slightly thin eyebrows were seen in these two patients. In addition, they were also affected by freckle (Figure 2c). In the affected individual IV 7, numerous small keratinizing follicular papules were diffusely distributed on his trunk in consistence with keratosis pilaris. However, their tegument, body hairs, beards, axillary and pubic hairs were normal. There was also no evidence of ectodermal abnormalites. A punch biopsy from the individual IV 7's affected scalp revealed strikingly decreased hair follicles with no significant inflammatory infiltrate (Figure 2d). Scanning electron microscopy of hair plucked from involved area revealed a circular shaft with normal imbricated scales, but a fraction of longitudinal fracture in the hair shaft (figure 2e). Other affected individuals did not consent to undergo a scalp biopsy.

We performed the whole gene scan and firstly found the significant LOD score from the marker D2S305 (Zmax=3.36, θ=0.00). For fine mapping, the other 10 polymorphic microsatellite markers at chromosome 2 were further typed. To determine the most likely critical interval containing the hereditary localized alopecia locus, we reconstructed the haplotypes for markers in this region (Figure 1). The recombination events in unaffected member III : 15 place this locus upper to D2S287 and individual IV : 12 place the lower boundaries to D2S165. The fact III −15 maybe carry a haplotype common to all affected individuals between markers D2S162 to D2S2377. But the mother of III−15 is dead and to avoid the possible disease gene excluding our mapping region and obey the minimal recombination fraction principle, we think the mapping region is between D2S287 and D2S165. These results suggest that the gene responsible for this form of hereditary localized alopecia in this family lies in the 28.30 cM (about 19 Mb).

This report describes a rare variety of hereditary localized alopecia. The affected individuals showed some clinical features different from those in the previously described cases. The hair loss only involved scalp hairs in the frontal and occipital areas, eyebrows and eyelashes. Moreover, all affected individuals also had freckle. Although freckle is a common phenomenon with about 4% of incidence in Chinese population, it was only found in all individuals with localized alopecia in this pedigree. The study as to hypotrichosis associated with centro-facial lentigines had been reported (Indelman et al, 2003).

Recent years have witnessed remarkable progresses in our understanding of genetic mechanism of hereditary hypotrichosis. A number of locuses have been localized, including 8p21, 1p21, 18p11, 6p21, 3q26, 16q21, 18q12. (Sreekumar et al, 2000; Yang et al, 2005; Baumer et al, 2000; Betz et al, 2000; Aslam et al, 2004; Indelman et al, 2003; Kljuic et al, 2003). However, only a few causative genes associated with hypotrichosis have been identified to date, eg HR (Ahmad et al, 1998; Zlotogorski et al, 1998), WHN gene (Frank et al, 1999), CDSN (Levy-Nissenbaum et al, 2003), DSG4 gene (Kljuic et al, 2003) and CDH3 (Indelman et al, 2003). These genes products play a crucial role during the hair growth and differentiation. Linkage analysis shows that our case is linked to the locus on chromosome 2p25.1–2p23.2 which has not been reported. There are 154 genes in this locus with 28.3 cM interval, including 59 known and 95 unknown genes. However, we have great difficulty in defining the candidate genes.

In conclusion, our study strongly suggests that this family may represent a new form of hereditary localized alopecia on the basis of clinically and genetically distinct from previously described cases. Future extensive efforts will be directed at identifying candidate genes for this family in the 2p25.1–2p23.2 region.

ELECTRONIC DATABASE INFORMATION

Accession numbers and URLs for data in this paper are as following:

GenBank, https://www.ncbi.nlm.nih.gov/genbank

Genome Date Viewer, https://www.ncbi.nlm.nih.gov/genome/gdv

Online Mendelian Inheritance in Man (OMIM), https://omim.org

ACKNOWLEDGMENTS

This work was funded by the grants from the Chinese High Tech Program (863)(***), the Shanghai Science and Technology Committee(***) and the Chinese Ministry of Education(2003). We wish to thank Zhong-qin Lin professor and Yong-long Zhuang professor for their assistance, the Department of electron microscopy, Anhui University. The collaboration of the family is gratefully acknowledged.

REFERENCES

......

［摘自：WANG PG, GAO M, CUI Y, et al. A new clinical variant of hereditary localized alopecia: report of a Chinese family mapped to chromosome 2p25.1–2p23.2. J Invest Dermatol, 2007, 127 (7): 1776–1779.］

第四节 技术评论的撰写

一、概念

技术评论是用简明的语言针对某研究领域的现状作的详细叙述和评论,使读者理解该领域的一种文章形式。如 *Science* 期刊的专业述评仅在其官方网站出版电子版,技术评论的对象是在 *Science* 期刊上出版的近 6 个月的文章,是针对研究思路、对象、设计过程中的具体问题加以评论。技术评论应由 *Science* 期刊的读者中对某个研究领域有兴趣的专家撰写。技术评论要求作者不仅要对已发表论文进行综合归纳,还要结合论文作出专业的分析和评论,是一种评论性体裁形式。

作者要根据拟评论论文中的技术成就或研究成果的原理、理论意义、应用范围、优缺点、创新性、特点等与最新的研究成果进行对比分析,作出评价,提出自己的见解和观点,还可以指出今后发展动向,提出有分析、有根据的改进建议,作出预测和展望。

相较于文献综述,技术评论的作用是对顶尖科学技术和发展趋势进行直接的评述和展望,不仅能为鉴别科技成果的意义提供重要根据,还能为科研人员提供选题思路,同时也可以为科技管理部门制定方针政策提供参考。

二、结构与基本要求

技术评论的撰写格式包括题目、作者署名及单位、摘要、正文、结论、参考文献。其中摘要、正文、结论为写作的重点。文章篇幅在 1 000 字以内(不包括参考文献和题目),最多引用 15 条参考文献。正文中的图表应不超过 2 个,摘要应简短(少于 50 字)。

1. 题目 通常用 "Comment on '原著题目'"。

2. 作者署名及单位 和论著的要求相同。单位和通信地址常置于题目页的左下角。

3. 摘要 摘要是对技术评论内容的简述,具有独立性和完整性,但不加注释和评论,包括:①原著作者提出的新科学或新技术的观念、见解和作用;②作者根据原著内容进行评论;③结论。

4. 正文 正文是分析和评论问题的部分。内容应包括:①争论的焦点、技术水平对比,最好用图、表的形式；②根据对比作出分析和评论（要注意抓住关键问题）；③对研究的发展趋势作出评论。对于层次或观点较多的内容，可分段论述。

5. 结论　技术评论的结论包括：①概括正文部分的主要内容，指明该学科领域当前国内外的主要研究成果、发展动向、应用价值、实际意义；②分析目前存在的主要问题及分歧所在，最好能就今后的发展趋势和前景表明自己的见解，如赞成什么、反对什么、今后应注重发展什么等。

6. **参考文献**　参考文献也是构成技术评论的重要部分，是衡量其质量和水平的标志。一般应引用高水平学术期刊所发表的本领域内有影响力的文章。具体格式详见第一篇第二章第四节。

原著作者常对别人的技术评论给予答复，答复文章的格式与技术评论一样，题目常为"Response to comment on '原著题名'"。必要时技术评论和答复论文同时刊登出版。

示例：

TECHNICAL COMMENTS

Comment on "Widespread RNA and DNA Sequence Differences in the Human Transcriptome"

Joseph K. Pickrell, [1*] Yoav Gilad, [1] Jonathan K. Pritchard[1,2]

Li et al.（Research Articles, 1 July 2011, p.53; published online 19 May 2011）reported more than 10,000 mismatches between messenger RNA and DNA sequences from the same individuals, which they attributed to previously unrecognized mechanisms of gene regulation. We found that at least 88% of these sequence mismatches can likely be explained by technical artifacts such as errors in mapping sequencing reads to a reference genome, sequencing errors, and genetic variation.

1. Department of Human Genetics, University of Chicago, 920 East 58th Street, CLSC 507, Chicago, IL 60637, USA.

2. Howard Hughes Medical Institute, University of Chicago, 920 East 58th Street, CLSC 507, Chicago, IL 60637, USA.

*To whom correspondence should be addressed.E-mail：***@uchicago.edu

Li et al. sequenced cDNA from lymphoblastoid cell lines derived from 27 individuals whose genomes have been sequenced at low coverage and identified 10,210 sites of mismatches between an individual's mRNA and DNA sequences［RNA-DNA differences（RDDs）］. RDD sites included all possible combinations of sequence mismatches, and the authors validated a subset of these mismatches by additional assays. These observations were interpreted as evidence for novel mechanisms of gene regulation, analogous perhaps to $A \rightarrow I$ RNA editing.

An alternative explanation is that some RDD sites are technical artifacts due to errors in mapping sequencing reads to a reference genome or systematic sequencing errors. To evaluate this possibility, we examined the sequence alignments used to call RDD sites［see supporting online material（SOM）］…

References

……

［摘自：PICKRELL JK, GILAD Y, PRITCHARD JK. Comment on "Widespread RNA and DNA Sequence Differences in the Human Transcriptome". Science, 2012, 335（6074）: 1302.］

第五节　会议摘要的撰写

会议摘要是以提供研究内容梗概为目的，不加评论和补充解释，简明、确切地记述研究成果的短文。

一、会议摘要的结构

会议摘要的基本要素包括题目、作者署名及单位、摘要内容，有些会议还会要求有副标题（running title）、关键词、字数统计等。其中摘要内容是撰写的主体。注意该类型文章不要求参考文献。

二、会议摘要与论文摘要的区别

1. 论文摘要应与正文一起在学术期刊上发表；而会议摘要内容须为没有发表、正在进行的研究。

2. 论文摘要根据不同的期刊有字数的要求，篇幅在100~200个单词；而会议摘要的内容要求较为具体，字数在200~800个；如果是会议特别邀请进行大会发言的人员，其摘要的字数可增加至1 000个以上。

3. 论文摘要仅以书面形式呈现；而会议摘要根据参会交流的方式不同主要为两种，一种是在会议上以口头发言（oral）形式交流，另一种为在学术会议上以壁报（poster）形式交流。在正式参会时，口头发言的内容需要以幻灯形式呈现；而壁报交流形式需要自己根据会议要求制作壁报参会，在此种情况下，壁报有其独特的格式和内容，除了摘要的主要内容外，在字数上可以增加，同时增加一定的图表和示例。

4. 在进行会议摘要投稿的同时，部分会议还要求附上一份投稿信（cover letter）和个人简历（curriculum vitae，CV）。投稿信主要包括摘要的题目、作者的联系方式以及邮寄地址，便于会议将正式参会通知递交给作者；个人简历主要包括作者的基本信息、学历、学术兼职、学术领域等。

5. 论文摘要的撰写和投稿没有时间限制；而会议摘要的撰写和投稿有时间限制，必须在指定日期之前。

6. 在功能上，普通论文摘要主要是使读者较快地掌握信息，了解研究工作或论文的主要内容和结果，从而决定是否需要详读全文，同时作为文献检索及科技情报的重要来源；而会议摘要主要是使研究人员在更短的时间内了解各国学者在相关领域内正在进行的科学研究并进行讨论交流，部分内容可以作为非正式栏目刊登于学术期刊。

示例：以2012年在日本横滨举办的第十届国际干细胞大会（International Society for Stem Cell Research，ISSCR）投稿的一个会议摘要为例。

MICRORNA-323-3P-DEPENDENT REGULATION OF THE POLYCOMB PROTEIN EED IN MOUSE EMBRYONIC STEM CELLS

Zhang, Ying[1], Zhao, Xiao-yang[1], Luo, Guan-Zheng[2], Wang, Meng[2], Teng, Fei[1], Zheng, Qin-yuan[1], Wang, Xiu-Jie[2], Zhou, Qi[1*]

1　State Key Lab of Reproductive Biology, Institute of Zoology, Chinese Academy of Sciences, Chaoyang District, Beijing 100101, China

2　Center for Molecular Systems Biology, Institute of Genetics and Developmental Biology, Chinese Academy of Sciences, Chaoyang District, Beijing 100101, China

*To whom correspondence may be addressed：Chinese Academy of Sciences, 1 Beichen West Rd., Chaoyang District, Beijing 100101, China. Fax：***; E-mail：***@ioz.ac.cn.

Abstract

The Polycomb Repressive Complex 2 (PRC2) mediates epigenetic gene silencing by trimethylating histone H3 lysine 27 (H3K27me3) and exerts essential functions in many fundamental biological processes. It is believed that PRC2 is targeted to chromatin by the Eed protein subunit to methylate H3K27, leading to a repressive chromatin state that inhibits gene expression. MiRNAs are a class of~22 nt non-coding RNA molecules that modulate gene expression at the post transcriptional level by sequence complementarity. Our previous study has shown that the expression of miRNA clusters located in the imprinted Dlk1-Dio3 region on mouse chromosome 12 correlates with the developmental potential of mouse embryonic stem cells (ESCs) and induced pluripotent stem cells (iPSCs). MiR-323-3p is an miRNA of the Dlk1-Dio3 region with high expression in mouse ESCs and fully pluripotent iPSCs. Bioinformatic prediction identifies two putative miR-323-3p binding sites in the 3' untranslated region (3'UTR) of Eed mRNA, suggested that the expression of Eed may be regulated by miR-323-3p. Real-time PCR and western blot showed that both the mRNA and protein levels of Eed were lower in mouse embryonic fibroblast (MEF) cells as compared to mESCs, in which the endogenous miR-323-3p expression was much higher than that in mESCs. Over expression of exogenous miR-323-3p was able to suppress Eed mRNA expression and resulted in decreased Eed protein level in mESCs. On the contrary, Eed mRNA and protein levels increased when mESCs were transfected with miR-323-3p inhibitor. Luciferase assays proved that mutations in both the miR-323-3p binding sites in Eed 3' UTR abolished the inhibitory effects of miR-323-3p on Eed, confirmed their target relationship. The reduced Eed expression was able to affect PRC2 functions as evidenced by the significantly reduced H3K27me3 level in MEF as compared to mESCs. Overexpression of miR-323-3p in mESCs resulted in decreased H3K27me3 level, whereas the effect was rescued by the addition of miR-323-3p inhibitor. In conclusion, we demonstrate that miR-323-3p is differentially expressed in MEF and mES cells. One function of miR-323-3p is to regulate the PRC2 complex by targeting to the 3' UTR of Eed mRNA, and such regulation will result in altered H3K27me3 level in MEF and mESCs.

第六节 其他特殊类型英文论文的撰写

英文学术期刊多达数千种,每种期刊在栏目设置上也有所不同,难以对各种特殊类型论文加以全部介绍,本节主要以国际临床医学权威期刊《新英格兰医学杂志》(The New England Journal of Medicine, NEJM)为例,简要介绍这些特殊类型的文章。

其投稿须知中,介绍该期刊可发表以下类型的文章:

Original Research：Original Article, Special Article；

Clinical Cases：Brief Report, Clinical Problem Solving；

Review Articles：Clinical Practice Review, Other Review；

Commentary：Editorial, Perspective, Clinical Implications of Basic Research, Letter to the Editor；

Visual Articles：Images in Clinical Medicine, Videos in Clinical Medicine；

Other：Special Report, Health Law, Ethics, and Human Rights or Health Policy Report, Medicine and Society, Sounding Board。

针对每个类型的论文,期刊在稿约中都有相应的说明。投稿人也可参阅拟投期刊既往发表的同类型文章来组织相应的内容。因篇幅所限,本节仅就其中部分类型的论文予以简要介绍。

一、编者按(Editorial)

编者按属于述评的一种,其定义为"usually provide commentary and analysis concerning an article in the issue of the Journal in which they appear",主要是对期刊刊登的某篇文章进行介绍或评价。考虑到编者按通常代表的是学术期刊编辑部的"官方意见",因此被附加编者按的文章一般被认为是学术价值较大、有重大发现或存在较严重争议、属当期期刊重点关注的文章。编者按的撰写者多为期刊主编、编委或该领域的权威专家,内容亦为针对该篇论文的深度剖析、分析和评论,因此对读者澄清、辨析自己对相关问题的观点和看法具有很好的参考价值。NEJM 上刊登的编者按以文字为主,不超过 750 个英文单词,最多可有 1 个图表和 10 篇参考文献。

二、展望(Perspective)

展望也属于述评的一种,其定义为"covers timely, relevant topics in health care and medicine in a brief, accessible style"。其选材范围非常广泛,可针对医疗卫生领域中的所有问题。展望的行文风格与文献综述类似,其根本区别在于展望是"少述多评",在对研究现状进行综述的前提下作前瞻性分析和预测,而文献综述是"述而不评"或"多述少评",主要篇幅用于总结、概括相关研究领域的研究动态。由于展望针对的通常是前沿性问题或争议较大的话题,因此撰写者往往是该领域的权威专家,可帮助读者深入了解研究领域的发展趋势和方向,具有重要的学术价值。*NEJM* 上刊登的展望篇幅一般为 1 000~1 200 个英文单词,最多可以有 1 个图表和 5 篇参考文献。

三、基础研究的临床应用(Clinical Implications of Basic Research)

此类论文通常由期刊编辑部邀请领域内权威专家撰写,主要针对学术期刊论著的研究结果进行解释和讨论,探讨其与临床应用之间潜在的关联性。篇幅一般不超过 750 个英文单词,最多可以有 1 个图表和 5 篇参考文献。

四、临床问题的解答(Clinical Problem Solving)

模拟临床上遇到的问题,并说明医生是如何作出判断和临床决策的。一般不超过 2 500 个英文单词和 15 篇参考文献。

五、临床医学影像(Images in Clinical Medicine)

由于影像学是临床工作的重要组成部分,也是读者学习与诊断疾病的重要载体,因此,*NEJM* 专门设置栏目,每周刊登两篇常见疾病的典型影像学资料。刊登的影像学资料要求体现病例的典型性或独特性,同时配有说明性文字,用于帮助读者对疾病作出快速诊断,因此对低年资医师和医学生而言,是一种有效的继续教育资源。

六、临床 / 实验视频(Video Article)

此类论文发表形式主要有手术等临床操作和科研实验操作的视频,可将作者的手术或实验操作过程通过视频的形式分步呈现给读者,是互联网时代兴起的一类多媒体论文,相较于传统出版形式,具有直观、便于学习、易于传播的优点。发表的视频需是在相关领域具有独创性或先进性的新技术、新方法。其中 *NEJM* 也接受发表临床视频文章(Video in Clinical Medicine)。另有专门的视频类期刊 *JoVE*,主要刊登生物学和医学等领域的新方法、已有技术的创新应用及可提高实验透明度的金标准,并且每个视频还附有详细的文字操作流程和代表性结果。神经外科权威期刊 *Neurosurgery* 的子刊 *Operative Neurosurgery*,每期亦会刊登神经外科手术、颅脑解剖及模拟操作等视频文章(2D 或 3D 视频格式)。期刊要求每个视频中包含有英文解说词的术前影像资料和手术录像剪辑,并在视频的开始和结束对手术方式的风险及术后临床影像学转归作出说明。文章需有一段不超过 250 字的摘要,视频需是 mp4 格式,小于 1GB,总时长不超过 10 分钟。

七、观点或争鸣(Sounding Board)

观点或争鸣,是一种主张某种观点的短篇文章,通常针对卫生政策方面的内容,格式类似于编者按,其区别在于观点并非针对当前期刊中的某篇特定论文。通常为作者自行投稿而非编辑部约稿。观点的篇幅一般不超过 2 000 个英文单词。此外,*NEJM* 还设置栏目刊登特别报道(Special Report),卫生法律、道德、人权及卫生政策报道(Health Law, Ethics, and Human Rights or Health Policy Report),以及医学与社会(Medicine and Society)等与医师日常执业行为密切相关的信息资料,特别是对一些新出台的法规、政策及其对医疗行为可能产生的影响进行深度剖析,帮助相关医疗卫生专业人员不断加以适应。

（ 毛　颖 ）

第八章　医学科研论文图表制作

图表制作是医学科研论文撰写的重要步骤。精心设计的图表既能客观、直观和形象地展示作者的研究成果，又能增加读者的兴趣。由于图表具有简洁、清晰、准确、逻辑性和对比性强等特点，故而是归纳数据或分析结果的一种有效的表达方式。因此，在撰写医学科研论文的过程中，正确、规范地使用图表来描述实（试）验数据，是医学科研论文得以发表的重要基础。

第一节　医学科研论文中表的设计

医学科研论文中常遇到繁复的数据或文字，如患者基线资料、疾病的鉴别诊断和同一药物的不同作用等，需要将其分类比较。此时使用表格就可使复杂的内容简单明了，易读易理解。表格既方便作者对实（试）验数据计算、分析和对比，又可以避免冗长文字叙述，更便于阅读和分析比较，减少错误和遗漏等。

一、设计原则

（一）精选表格

首先，要根据描述的对象和表格本身的特点，决定是否应当采用表。进而，对同类表进行比较分析，看能否合并、删减。最后，精选出确有必要呈现的表，准确、简明地表达内容。

（二）设计合理

表格应准确、清晰、简明地表达内容，同时便于排版和阅读。具体要求如下：

1. **科学严谨**　表格的设计要有明确的目的性，要结构严谨和数据准确、规范，排列规律。

2. **注重逻辑**　表中所反映的结果应与文中阐述的论点相一致；表的自身排列应符合逻辑，

如对应关系表应以因果关系为序进行设计，先列自变量，再列因变量。

3. **数据完整**　表中数据应完整，无缺项，同类数据的有效数字、计量单位等应相同。

4. **简洁易懂**　表应以最简洁的形式反映出要表达的信息。表应重点突出，仅需列出重要的现象、参数、算式和结论。

5. **自明性**　要求每个表格自身能独立存在，结构完整，即使不读正文也能使读者明白。

二、组成要素

目前，国内外生物医学期刊普遍采用三线表，即顶线、底线和栏目线。三线表中栏头不应有斜线，表中不应有横竖分隔线，必要时可加辅助线，如表头项目栏分层时，可根据分层数加1~2条划分层次的横线。当项目栏中相邻的两个项目都分层时，分层线不宜连贯成一条直线，中间应断开，以免分层范围不清。表不论其使用的目的有何不同，均由表序、表题、标目、表体（含数据）及表注五部分组成（图1-8-1和表1-8-1）。

（一）表序及表题

1. **表序**　即表的序号，一般采用阿拉伯数字，并按照其在文中出现的先后顺序连续编码，并在正文引用处写明序号。如"表1""表2"等，也有少数期刊要求表序用罗马数字标出，如"表Ⅰ""表Ⅱ"等。当一篇论文中只有一个表时，也应编为"表1"，不用"附表"表示。表序的位置应位于表格上方表题之前，后面不加标点符号。

表 X　表的组成部分		
纵标目		
横标目	表体	
表注		

图1-8-1　表的组成部分

表 1-8-1　miR-101 的表达情况与肝癌临床特征的关系

临床特征		例数 （n=40）	miR-101 表达		p 值
			<0.48	≥0.48	
年龄 / 岁	<40	13	8	5	0.890
	≥40	27	16	11	
性别	男	25	15	10	1.000
	女	15	9	6	
HBsAg	+	25	11	14	0.008
	−	15	13	2	
HBV DNA	$<1.0 \times 10^3$	10	2	8	0.003
	$\geq 1.0 \times 10^3$	30	22	8	
AFP/（$\mu g \cdot L^{-1}$）	<400	22	13	9	0.897
	≥400	18	11	7	
ALT/（$U \cdot L^{-1}$）	<40	14	10	4	0.297
	≥40	26	14	12	
AST/（$U \cdot L^{-1}$）	<40	15	8	7	0.505
	≥40	25	16	9	
肿瘤大小 /cm	<5	16	10	6	0.792
	≥5	24	14	10	
肝硬化	是	28	17	11	0.888
	否	12	7	5	
TNM 分期	Ⅰ	20	8	12	0.036
	Ⅱ	5	4	1	
	Ⅲ	15	12	3	

HBsAg: 乙型肝炎表面抗原；HBV DNA: 乙型肝炎病毒 DNA；AFP: 甲胎蛋白；ALT: 谷丙转氨酶；AST: 谷草转氨酶

2. 表题　即表的名称,是对表中特定内容的高度概括。表题应与正文结果相应小标题呼应,所蕴含的内容是对相应结果的具体说明。正确的表题不仅能清晰地表达表中数据所代表的意义和逻辑关系,而且能对全文起到提纲挈领的作用。因此,表题要用最精练的文字来准确表述表中的重要内容。值得注意的是,要避免用泛指性的词语作表题,如"数据表""对比表""参量变化表"等,这样的表题因缺乏专指性,不易理解;同时也不要凡是表题都用"表"字结尾。

科研论文中每个表的表序及表题都是唯一的。表序与表题之间空 1 个格,其间不用任何标点符号。表序和表题排在顶线的正上方,其总体长度不宜超过表格的宽度,若表题的字数太多则应换行。

（二）标目

表内各项目的名称,用以表明表内数字的含义。表的质量关键在于标目的处理。标目包括横标目和纵标目。

1. 横标目　位于表的左侧,一般用以说明表中所描述的对象和主要内容。包括主要事物、时间和地点等。

2. 纵标目　位于标目线上端,一般用以说明横标目各统计指标的内容。统计指标的单位应在纵标目中加以注明,不可在表体内重复出现。另外,纵标目中可使用 p 值等统计学中的通用缩略词。

横标目和纵标目的排列方式有一定规律,且顺序不可替换,一般应根据事物的主次、时间的先后、数量的大小或资料的自然顺序等排列,并与正文文字描述顺序保持一致。例如,"疗效"应以痊愈、显效、好转、无效、死亡的顺序来排列。

标目讲求的是文字简明,必要时可用符号、缩略语代替。标准缩略语,如国际计量单位 kg、mol

以及 DNA、RNA 等公认的缩略语可直接使用；但非标准的符号和缩略语必须在表注中予以解释，如版面允许，最好使用全称。

（三）表体

表体是显示数据的区域，数据可以是数字，也可以是文字或符号，每个数据均应置于栏与行的交叉点处。

1. **数据排列原则** 表体的数据排列应以读者能快速获得相关信息为准则，主要遵循以下原则：

（1）同类数据按栏（列）排列，不同类型的数据不应混排在同一栏中。

（2）栏目数据的排列原则是文字左对齐、数字右对齐、小数点/正负号/对开线/斜线/括号对齐（表 1-8-2）。

表 1-8-2　细胞周期的变化　　　　单位：%

分组	G1	S	G2
VEC1	34.8 ± 6.7	41.7 ± 10.5	23.5 ± 3.7
VEC2	$60.2 \pm 10.8^*$	$27.8 \pm 3.8^*$	12.0 ± 1.8
VEC3	$57.3 \pm 6.9^*$	$29.6 \pm 5.7^*$	13.1 ± 2.0

VEC：血管内皮细胞；$^*p<0.05$

（3）关联信息或数据归类、靠近排列，以便于数据的比较。

（4）注意数据因四舍五入问题造成构成比之和不为 100% 的情况。

（5）对于"缺失数据"（miss data），用"…"或"—"表示无可用数据，需在表注中说明含义，但二者不可同时用于同一个表中表示不同类型缺失的数据；有时也可用"N/A"（not available）或"ND"（not determined）来表示数据的缺失（表 1-8-3）。

2. **过宽表的处理** 有时由于纵标目的内容过多使得表的宽度超出了期刊规定的版面，可以考虑采用以下方法来处理：

（1）省略不必要的栏目，如例子、已证实的数据等。

（2）省略仅含有一个数值的栏（可直接在文中叙述）。

（3）省略所有或大部分数值相同的栏（可在表注或文中予以解释）。

表 1-8-3　肝癌患者与正常对照的情况对比

临床特征	正常对照（$n=20$）		肝癌患者（$n=25$）	
	例数	%	例数	%
性别				
男	13	65.0	19	76.0
女	7	35.0	6	24.0
年龄/岁				
≤40	17	85.0	4	16.0
41~50	2	10.0	8	32.0
51~60	1	5.0	10	40.0
>60	0	0	3	12.0
HBV 状态				
HBsAg+	0	0.0	20	80.0
HBsAg-	20	100.0	5	20.0

HBV：乙型肝炎病毒；HBsAg：乙型肝炎表面抗原

（4）省略概率（p）栏，在差异具有统计学意义的数据后加注符号，并在表注中解释加注符号的意义。

（5）将行栏转换，即将自变量与因变量位置对调（因变量置于表左侧的第一栏，自变量置于表的右侧，见图 1-8-2、图 1-8-3），此时若仍以小数点对齐排列数字，则可能使栏目呈现锯齿状边缘，应忽略小数点而以 ± 为中心排列数字。

（6）如果拟投稿的期刊允许，可以将表旋转 90°，但此方法不利于读者阅读，应尽量避免使用。

（四）表注

表注，即表的总体注释，或对统计表内某一标目或表体某一数据或符号的注释。科研论文中的表注应置于表体的下方，表达要求简洁。

1. **表注的内容**

（1）部分国外生物医学期刊要求提供实（试）验方法，如"Adjusted for age, smoking status, and body mass index"。

（2）标明数值报告形式，如"Values are expressed as mean ± SD"。

（3）解释表题及表体中缩略语或符号的含义，如"HCC, hepatocellular carcinoma"；通常按照缩略语或符号在表中的位置从左到右、从上到下予以解释，如图 1-8-2。

Table 1　General characteristics of patients included

Group	Age >60yr	Male	Child-Pugh A	AFP >400ng/ml	Etiology (hepatitis B virus)	Nodule diameter <3cm	Single nodule	Well differentiation
TACE+Surgical (n=131)	43	73	96	67	112	63	66	67
Surgical (n=132)	45	77	83	82	123	57	57	75
χ^2 value	0.828	0.669	0.070	0.072	0.043	0.424	0.242	0.356
p value	0.931	0.762	0.094	0.095	0.069	0.499	0.295	0.424

TACE, transcatheter arterial chemoembolization; n, number.

图 1-8-2　表格行栏转换（1）

Table 2　General characteristics of patients included

Variables	TACE+Surgical (n=131)	Surgical (n=132)	χ^2 value	p value
Age>60yr	43	45	0.828	0.931
Male	73	77	0.669	0.762
Child-Pugh A	96	83	0.070	0.094
AFP>400ng/ml	67	82	0.072	0.095
Etiology (hepatitis Bvirus)	112	123	0.043	0.069
Nodule diameter <3cm	63	57	0.424	0.499
Single nodule	66	57	0.242	0.295
Well differentiation	67	75	0.356	0.424

TACE, transcatheter arterial chemoembolization; n, number.

图 1-8-3　表格行栏转换（2）

（4）提供统计学分析信息，通常在表中差异有统计学意义的数值后标注符号，如"*"，然后在表注中定义该符号的意义及相关统计学方法。常用的表述差异有统计学意义的方法有"*$p<0.05$、**$p<0.01$、***$p<0.001$"，但国外生物医学期刊大多要求作者提供精确的 p 值，如"*$p=0.023$"。

2. **表注的符号**　生物医学期刊一般采用如 *、†、‡、§ 等符号表示。

（五）关于表内数字的一些注意事项

1. 一律用阿拉伯数字。

2. 表内数字的总数、百分位数应与正文中数据一致。

3. 数字分组界限要明确。如，截点值要明确。

4. 数值的修约口诀：4 舍 6 入 5 看齐，5 后有数进上去，尾数为零向左看，左数奇进偶舍弃。如对 8.153、8.150、8.250 修约到一位小数，修约后均为 8.2。

5. 同一指标的有效位数应一致，一般按照标准差的 1/3 确定有效位数。

6. 采用不同的标注符号区分未做和未取得的数据，并在表注中写清含义。

三、种类

（一）统计表

统计表不是原始研究数据的记录，而是在研究报告和科研论文中，将统计分析的指标及其结果以表的形式展示。可分为简单表和复合表。其优点在于方便数据的分析与比较（表 1-8-4）。统计表既可以表格的形式发表，也可根据论文的需要，设计成图的形式发表。

表 1-8-4　miR-101 对肝癌细胞 HepG2 周期的影响　　单位：%

分组	G0/G1	G2/M	S
HepG2-NC	32.6 ± 2.0	15.9 ± 1.5	51.6 ± 2.0
HepG2-miR-101	58.4 ± 1.4*	10.6 ± 1.6*	32.7 ± 1.8*

*$p<0.05$

（二）文字表

文字表主要是以文字表述相关内容,用表的形式表述,以强调关键点、概括信息、减少衔接文字的重复表述。例如,几种疾病的临床表现、检查结果、诊断和鉴别诊断以及治疗方法的比较等（图1-8-4）。

（三）矩阵表

矩阵表以数字、符号等提供视觉印象,用于描绘栏和行的相互关系,并可进行条目间的比较（图1-8-5）。

Table 3　Clinical stage of liver cancer

T1	Single tumor without vascular invasion
T2	Single tumor with vascular invasion, or multiple tumor, none >5cm
T3	Multiple tumors, any >5cm, or tumors involving major branch of portal or hepatic veins
T4	Tumors with direct invasion of adjacent organs other than the gallbladder, or perforation of visceral peritoneum

图 1-8-4　文字表

Table 4　Quality of included literature

Studies	Time	Select				Comparability		Evaluation			Grade
		1	2	3	4	5	6	7	8	9	
Montorsi	2005	+	+	+	+		+	+	+		+++++++
Chen	2006	+	+	+	+	+		+	+	+	++++++++
Lupo	2007		+	+	+	+	+	+	+		+++++++
Abu-Hilal	2008	+		+	+	+		+	+		++++++
Santambrogio	2009	+		+	+	+	+	+	+		+++++++
Huang	2010	+	+	+	+	+	+	+	+	+	+++++++++
Feng	2012	+	+	+	+	+	+	+	+	+	+++++++++
Lai	2012	+	+	+	+	+	+	+	+		++++++++
Peng	2012		+	+	+	+	+	+	+		++++++++
Wong	2012		+	+	+	+	+	+	+		+++++++
Desiderio	2013	+	+	+	+	+			+		+++++++

图 1-8-5　矩阵表

四、设计常见错误

（一）不必要的表

有的表只有几组简单的数据,或只有一两个数据,其他数据项为一致的阳性或阴性,这种表可以改用简洁的文字叙述,一般不用表。

（二）表与文字或统计图重复

统计资料可以用图、表或文字来表达,有的作者常把表中的数字用文字表述或绘制成图,这种重复是不可取的,应根据需要选择一种表达形式即可。

（三）内容太单薄或过于烦琐

有的表格内容比较少,而且分散成多个表,则可对表题进行适当的修改,或改用简洁的文字表述;而有的表格内容太多,中心不突出、层次不清楚,内容之间缺乏相关性,不能进行比较。应注意一个表应该只有一个主题,表达一个中心内容,勿将无差异或与中心内容缺乏联系的内容勉强拼合,应以突出某一主题重新制表。

（四）表题与内容不符

表题既要确切,又要简明,应能概括表的内容。部分论文中表的表题与内容不符,应重新提炼、拟定。

（五）项目残缺或结构凌乱

部分论文的表存在项目残缺,部分文稿中的表格结构凌乱,不能简明地反映拟描述内容。

（六）表内重复

表内重复有两种情况,一种是标目重复,如纵标目一级标目与二级标目重复,这种情况最常见;另一种是二级标目内重复,有些作者将标目的缩写放在标目之后的括号内,这种情况下只保留标目或标目缩写即可(标目缩写在前文中已出现时),不必同时列出。

总之,表是辅助文字表述以简明地表达论文内容的一种手段。它应有自明性,即作为一个完整的表格,必须具有必要的信息,使读者只读表格而无需同时再看文字叙述就能获得由表格表述的全部内容。

第二节 医学科研论文中图的制作

医学科研论文中的图是论文的重要组成部分,准确、精美的图不仅可以增加读者的阅读兴趣,还可以提高读者的信任度,起到文字叙述难以达到的作用。通过对图的准确应用,作者可以言简意赅地表达论文中的医学科研数据和结果。因此,对图的准确应用是医学科研工作者必须掌握的一项必备技能,也是医学论文写作的基本功之一。

一、特点

(一)图的自明性

图的自明性即仅看图题、图注和图内的各项内容,勿需再看正文的有关文字叙述,就能基本上理解图意。如对用文字难以描述清楚的内容,如复杂的解剖结构、作用机制及手术操作步骤等,图可以更形象直观地表达出来。

(二)图的示意性

医学论文中的图可用于辅助文字表达,为了精练文字、突出主题,这种表达常常是示意性的,如生物化学、医学免疫学、分子生物学等方面的图。

(三)图的写实性

论文中的图应严格、准确地表达所描述的对象,提供完整、科学、准确的信息。不允许随意作有悖于事物本质特征的取舍,更不能臆造和虚构。

(四)图的规范性

图是形象化的语言,语言本身是交流思想的工具,要交流思想,论文作者、期刊编者和读者就应有共同的语言。有关标准详细规定了图形设计与绘制的要求,因此在设计和绘制图时应讲求规范,切忌不按规范各行其是使图失去了存在的必要性。

二、种类

医学科研论文中,根据使用图的目的及其所呈现的信息类型主要分为示意图、原始数据图及统计图三大类。

(一)示意图

示意图是采用简洁明了的方式说明复杂事物原理或结构关系绘成的略图。医学论著中常用的示意图有结构图(图1-8-6,彩图见文末彩插)、流程图(图1-8-7)、手术图(图1-8-8,彩图见文末彩插)等。示意图绘制的基本要求以能完整、清晰地表达主题内容为原则,突出描述重点,文字说明可用引线标出。引线的长短、方向与间距要适宜,尽量避免穿越图的内部结构。若引线较多,应排列整齐,可呈平行状或放射状,不能交叉重叠。

(二)原始数据图

原始数据图主要包括患者或组织的照片、影像学检查图、仪器扫描记录图及实(试)验记录(如凝胶电泳图、分光光密度图等),有黑白与彩色之分。

1. 人像照片 为了介绍某些特殊病例或进行治疗、手术等前后的对比,可在论文中插入必要的人像照片。但是在选用时要注意患者肖像权并坚持保密原则。如患者不同意让读者或他人认出自己时,必须进行面部或眼睛的遮掩。特别是涉及患者隐私的,更应慎重选择照片。在上述前提下,才考虑选用什么样的照片更符合论文的需要。

2. 组织照片 使用患者组织照片必须获得患者的知情同意,且不可直接使用患者的姓名,而应用"A、B、C……"或"1、2、3……"等代替(图1-8-9,彩图见文末彩插)。

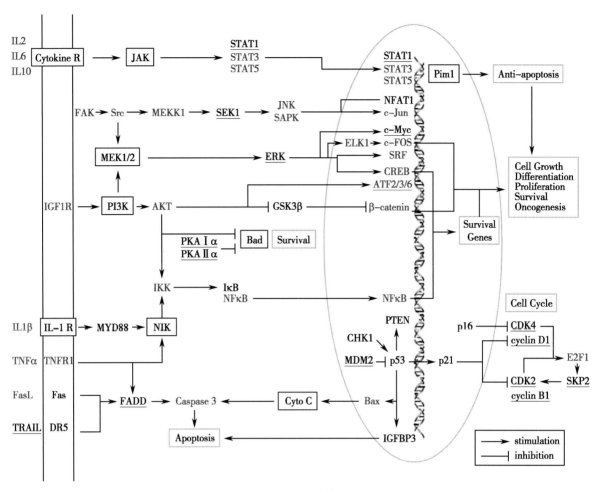

图 1-8-6 结构图

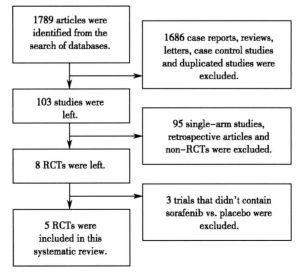

图 1-8-7 流程图

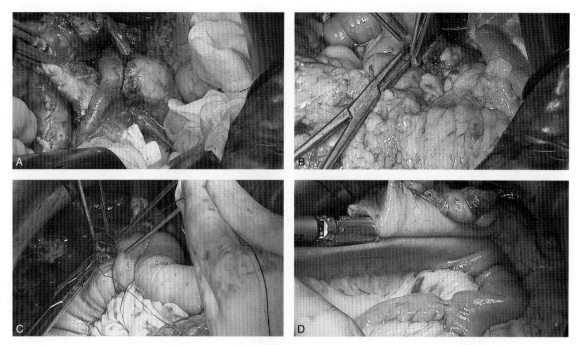

图 1-8-8 手术图
A~D. 胰十二指肠切除术术中照片

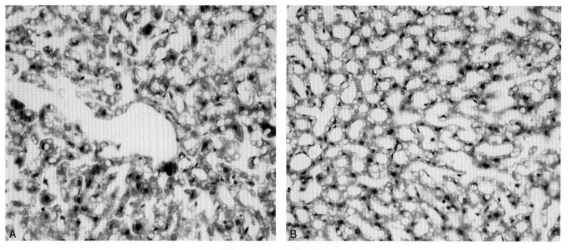

图 1-8-9 组织照片图
A、B. 大鼠肝脏组织 BAX 免疫组化染色

3. **显微照片** 医学科研论文中的显微照片应符合以下要求(图 1-8-10,彩图见文末彩插):

(1)层次分明、对比明显、突出重点。

(2)尺寸适度,了解所投刊物对图规格的要求。

(3)重要部位应有标记,比较符号清晰可辨。

(4)放大倍数可用图内标尺表示,并在图注中用数字说明放大的倍数。西方生物学期刊倾向于用内标尺,这是由于内标尺是显示特征大小的最好手段,换而言之,无论图如何缩放,内标尺均具有精确的代表性。对于病理图片,还需注明染色方法。

(5)有时为了便于比较且节省版面,可将一组显微照片集中拼版。原则上拼版图中所有显微照片的大小应保持一致,照片与照片之间不留空隙或仅留有较窄的空隙。拼版图应统用一个图题,但拼版图中的显微照片应分别用大写英文字母或其他简短的标记区分。

4. **影像学检查图** 主要包括 X 线平片、CT 照片、磁共振照片、放射性核素扫描照片、各种造影照片、内镜检查结果等,用于显示病灶的大小、形态特征、病变范围、典型病变等,重要病变区域需用箭头标示。

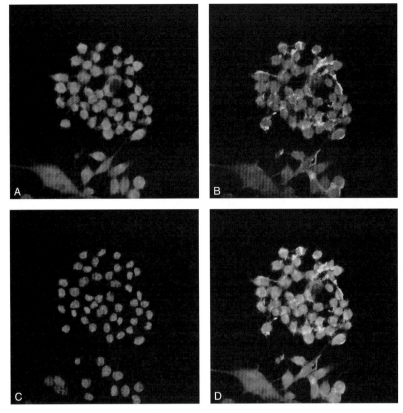

图 1-8-10 显微照片图

A. 红色：F4/80；B. 绿色：NEK7；C. 蓝色：DAPI；D. 彩色：merge

5. 仪器描记图 如心电图、脑电图、超声心动图等，用以显示心、脑等器官的电位改变或机械运动状态。

6. 凝胶电泳图 凝胶电泳图是一种半调色图，图中的片段应清晰且边缘锐利。在电泳图的顶端或底部须用英文大写字母或其他符号标记每个泳道的意义，并应通过引线对重要片段予以标记（图 1-8-11）。

值得注意的一点是，使用发表过的图片资料，必须要经过原作者或原出版物版权拥有者的授权同意使用，并于图片下方注明出处。

（三）统计图

统计图是在统计表资料的基础上绘制的，是显示数量信息最常用的图类型，不但可以用于描述数字数据的值以及数据的变化趋势，还可用于表示所分析变量之间的关系。

1. 统计图的组成要素 统计图均由图序及图题、标目、标值、坐标轴、数据及图注七部分组成（图 1-8-12）。

（1）图序：即统计图的序号，是按图在论文中出现的先后顺序，用阿拉伯数字连续编号，如"图 1""图 2"等。如果一篇论文中只有 1 个图，图序也用"图 1"字样，而不用"附图"。

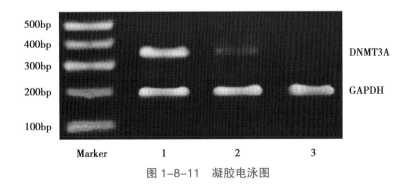

图 1-8-11 凝胶电泳图

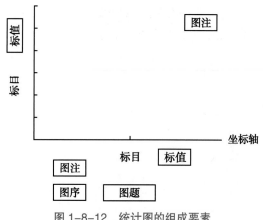

图 1-8-12 统计图的组成要素

（2）图题：即统计图的名称。拟定图题的要求与拟定论文文题类似，应准确得体，能确切反映图的特定内容，避免使用泛指性的词语作图题，如"曲线图""示意图""电泳图"等，这样的图题就缺乏专指性，不便于理解；同时也不必所有的图题都用"图"字结尾，如"温度与药效的关系曲线图"改为"温度与药效的关系曲线"后，既简洁又明确。

图序与图题之间空 1 个格，其间不用任何点号。图序和图题一般应排在图面的正下方，其总体长度不超过图面的宽度，否则图题应转行排。几幅图共用一个图序和图题时，每幅图都应有子图序，如（a）、（b）、（c）等，有时还可能需有子图题。

（3）标目：标目通常由量和单位符号组成，二者之间用斜分数线（/）相隔，如 mg/kg。标目中的量符号必须与正文中的一致。标目中必须含有标准规定的量符号和单位，不应同时含有量名称和量符号。标目应当与坐标轴线平行，位置居中。具体来说有 4 种情况。①下横坐标：标目排在标值的下方；②上横坐标：标目排在标值的上方；③左纵坐标：标目排在标值的左侧，并且转 90°，标目顶部朝左，底部朝右，所谓"顶左底右"；④右纵坐标：标目排在标值的右方，也是"顶左底右"。非定量的、只有量符号的简单标目，如 x、y 等，也可以排在坐标轴尾部的外侧。

（4）标值：标值不应标注得过密，要认真选取标目中的单位，使标目的数据尽可能不超过 3 位，小数点后不多于 1 位。X 轴与 Y 轴的数值范围应略长于图中数字的最大值，以便于所有数据均能包含在统计图中数据起始与两数轴

交界处，线图及散点图可不从 0 开始（理论上，X 轴与 Y 轴均应含 0）。若数据跨度过大以至于无法用连续刻度完全表示，则可在 X 轴或 Y 轴上使用双斜线（-//-）以表示省略的数值范围（图 1-8-13）。

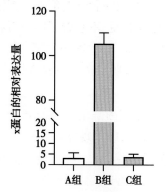

图 1-8-13 跨度过大数值的表达

（5）坐标轴：平面直角坐标图的横、纵坐标轴应是相互垂立的直线，并交于原点。若坐标轴表述的是定性的变量，即未给出标值线和标值，则应在坐标轴的尾端按变量增大的方向画出箭头，并标注变量如 X、Y 及原点 0；若坐标轴上已给出标值线和标值，即坐标轴上变量增大的方向已经明示，则不应再画箭头。

（6）数据：数据是统计图最重要的部分，根据统计图的类型，其数据值可用点、线、曲线、面积或长度予以表达。数据点符号的大小及形状应易于分辨，常用的数据点符号如 ● 和 ○、▲ 和 △ 以及 ■ 和 □（图 1-8-14），并且同一篇论文所涉及的相同数据点的符号、线应保持一致，如干预组用实线，对照组用虚线。

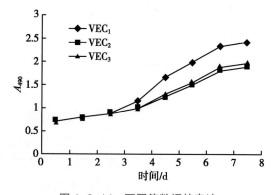

图 1-8-14 不同值数据的表达

（7）图注：一般来说，含有以上各个组成部分的图已经完整，但是如有必要，还应在图上给出

诸如试验条件,其他有关参变量的符号、数值和单位,多条曲线中各曲线的代号或名称及其相应的注释,以及必要的其他说明等。图注中的量及其符号、数值和单位要规范,说明语要准确、简洁,位置安排应合适。图注在图形中的位置有两种:图注置于图形中和图注置于图形外。图注置于图形中者,阅读比较方便,不必看了序号后将视线移到图形外去看注解;图注置于图形外者,图面比较简单,而且图形制版后还可作修改。

2. 统计图的类型

（1）线图:线图是用线段的升降来表示统计指标的变化趋势,或某现象随另一现象变迁情况的图。适用于连续性变量,纵横坐标均为算术尺度,主要观察数据的变化趋势（图1-8-15）。线图横坐标和纵坐标总长度之比一般为7:5。横、纵坐标的标值如果都是从0开始,则将0置于两坐标相交处;如横、纵坐标不都是从0开始,则将0置于纵坐标的起点外侧或横坐标起点下面;如横、纵坐标标值取值范围大而导致坐标和曲线较长,图面太大,则可根据文章内容缩略掉曲线的某一部分,使用双斜线（-//-）以表示省略的数值范围。画标值线时,相对重要的标值线可画长一点,次要的可画短一点。两坐标线上末尾一根标值线应包含坐标内全部曲线或坐标点。标值线旁边均应有对应的标值,标值的排列应均匀有规律,防止过稀或过密。

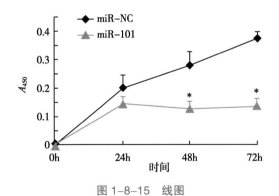

图1-8-15　线图

（2）散点图:散点图是用点的密集程度和趋势表示两变量间相互关系的图。其可用回归线表示自变量与因变量之间的相关性,可用相关系数r表示相关强度（图1-8-16）。横、纵坐标各代表一个事物,前者为自变量,后者为因变量。两坐标轴的起点不一定从0开始,可以根据具体情况而

定。将每组观察值自变量与因变量数值交叉处绘制为图上的一点,即成散点图。

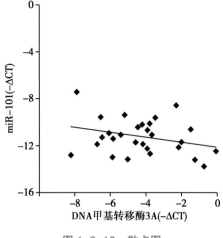

图1-8-16　散点图

（3）条图:条图（直条图）是用等宽直条的长短来表示相互独立的指标的数值大小,适用于分析间断性资料,表示其相互之间的对比关系。各直条均应从同一基线或零线开始,直条的宽度及各直条间的间隔要相等,间隔的宽度约为直条宽度的一半至相等。直条可以直画或横画,但应有一条直线（横轴）作为各直条的公共基线。横轴表示各个类别,纵轴表示直条的数据,即横线下标明资料的性质,纵线侧标明数据、标目及单位。纵轴的标值一般需从0开始且间距相等,一般不能折断;如需折断应以双斜线（-//-）表示,否则各直条的长度就不能正确反映数据的实际比例。条图可分为单式条图（图1-8-17）和复式条图（图1-8-18）,二者的区别在于后者以组为单位,每组包括两个以上直条,同一组直条间不留间隙。各直条所表示的类别应以图例说明。

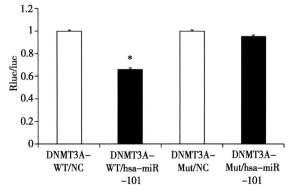

图1-8-17　单式条图

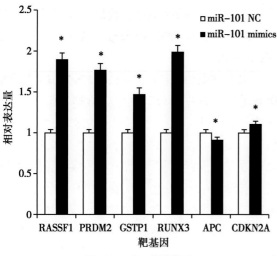

图 1-8-18 复式条图

根据所观察数据信息侧重点的不同,医学科研论文中还有偏移条图、构成比条图以及百分条图等常用的条图。

偏移条图用于显示正负值,并与居中的 0 基线进行比较(图 1-8-19)。

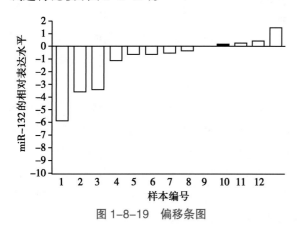

图 1-8-19 偏移条图

构成比条图用于比较总体、部分及部分的总和(图 1-8-20)。

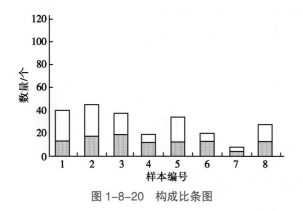

图 1-8-20 构成比条图

如果某资料属于间断性资料,且要表示事物内部的构成比,则应选用百分条图。以直条的方式表示全体中各部分的构成比例,以直条总长度为 100%。其制作方便,对比性强,适合表达对比性研究(图 1-8-21)。

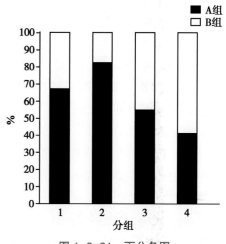

图 1-8-21 百分条图

(4)直方图:直方图是用矩形的面积表示连续性变量的频数或频率分布的图。常用横轴表示被观察对象,用纵轴表示频数或频率,适用于观察连续变量的群体分布(图 1-8-22)。直方图的各矩形应等宽,矩形的高度表示频率,面积表示分布;各矩形面积之和表示各组频数的总和。每个矩形的轮廓既可以不勾画出,也可以勾画出以强调分布的形状。

(5)多边图:多边图是直方图的另一种表达形式,用曲线下面积表示频数,如图 1-8-23 所示。多边图的优点是便于将几个多边图重合在一张统计图中,利于相互比较。

(6)饼图:用于描述量、频率或百分比之间的相对关系。在饼图中,每个扇区的弧长(以及圆心角和面积)大小为其所表示的数量的比例(图 1-8-24)。

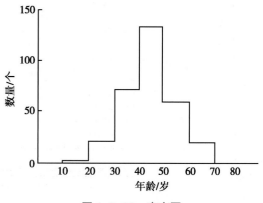

图 1-8-22 直方图

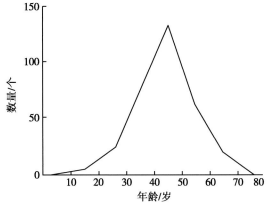

图 1-8-23　多边图

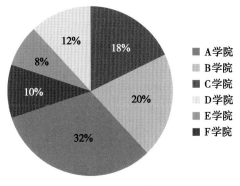

图 1-8-24　饼图

（7）森林图：森林图是以统计指标和统计分析方法为基础，用数值运算结果绘制出的图形。它在平面直角坐标系中，以一条垂直的无效线（横坐标刻度为 1 或 0）为中心，用平行于横轴的多条线段描述了每个被纳入研究的效应量和置信区间（confidence interval，CI），用一个棱形（或其他图形）描述了多个研究合并的效应量及

置信区间。它可以简单、直观地描述荟萃分析的统计结果，是荟萃分析中最常用的结果表达形式（图 1-8-25）。

（8）热图（heat map）：热图可以用颜色的变化来反映二维矩阵或表格中的数据信息，其可以直观地将数据值的大小以定义的颜色深浅表示出来。在生物信息数据分析中，常通过热图可以简单地聚合大量数据，并使用一种渐进的色带来表现，最终效果一般优于离散点的直接显示，可以很直观地展现数据的高低表达。但也由于很直观，热图在数据表现的准确性并不能保证（图 1-8-26，彩图见文末彩插）。

（9）统计地图：统计地图是运用统计数据，以图形与图表形式表示统计单元内制图对象数量特征的一种图型。医学论著中常用于表示医疗机构或某种传染病或地方病的区域分布等，即在地理上的分布情况。绘制地图必须借助于权威出版机构出版的、最新的地图进行核对，以确保准确无误。

三、设计原则

（一）必要性

根据要描述的对象和图的功能决定是否采用图示说明，能用文字简要说明的不必强行用图表表达，而如果强调的是物体的形貌，或者需要形象、直观地表现事物的运动过程和事物之间的关系，以及参量变化的过程和结果等，则可以采用必要的图来表达相关内容。

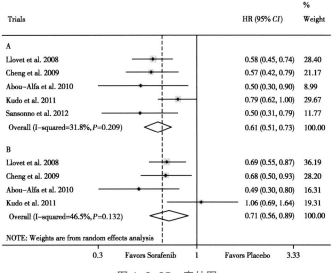

图 1-8-25　森林图

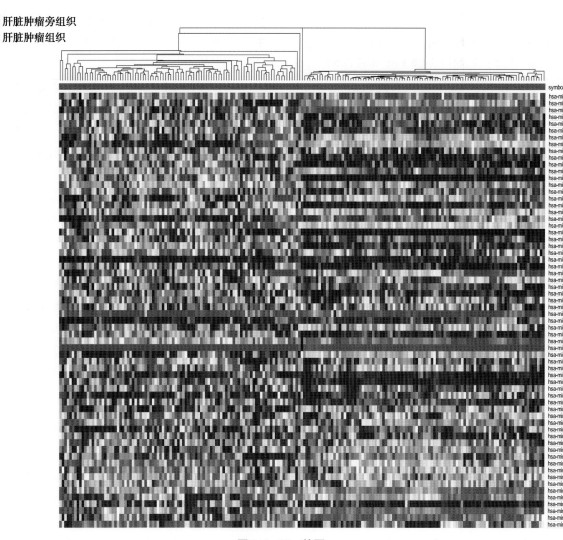

■ 肝脏肿瘤旁组织
■ 肝脏肿瘤组织

图 1-8-26　热图

（二）恰当性

线条图含义清晰、线条简明，适于表述说理性和假设性强的内容。照片图层次有变化，立体感强，适于反映对物体外观形貌或内部显微结构要求高的原始资料，其中彩色照片的色彩丰富，形象逼真，适用于需要色彩表达才能说清楚问题的场合。在选择统计图的类型时也应考虑其适用的范围，如果某资料属于连续性资料，且要表示量与量之间的变化，则应选用线图或散点图；如果某资料属于连续性资料，且要表示变量的频数分布，则应选用直方图或多边图。

（三）合理性

一般来说，用写真式的方法来描绘一种实（试）验系统或一组动态过程，不如用某种框图或单线条示意图，这是因为示意图形式多样、图形简练、使用灵活、绘制方便，且所占幅面小；对于某一事物的成分，是用构成比直条图还是用构成比饼图表达，都应仔细斟酌，合理选定。

（四）规范性

图序、图题、图的尺寸和图形的画法，图中的数字、符号、文字、计量单位、线型、线距、标目、标度、标值以及说明、图注等，均须符合有关标准和惯例。

四、注意事项

（一）避免内容重复

内容重复主要表现在如正文的某些内容已用图表达清楚，又在正文中对图作很详细的叙述，或者统计表与统计图表达同一内容，以及用多幅图表达同一内容等。当论文中出现图与文、图与表、图与图重复时，必须选择适当的删除，具体方法取决于文章的内容。

（二）确保内容均衡

论文中同时出现几幅内容相近、坐标相同的两种或两种以上不同意义的简单曲线图时，应将表达相似内容的图进行合并，再用适当的文字加以说明。而如果一幅图中包含的内容太多，呈现双纵轴或横轴，甚至三纵轴，且它们之间缺乏可比性，则应根据内容将其拆分成 2~3 幅图。

（三）注意项目齐全

每幅统计图均应有图序、图题、坐标轴、标值线、标值、标目、单位、曲线（直线）和图注等。但不少图中这些项目往往标示不全，通常缺失最多的项目是图题、标目和单位。图中任何一个项目对构成图的完整性和清楚表达正文的内容都十分重要。因此，绘制图之后，应当逐一检查底图的全部项目。

（四）严格遵守规范

一些图中说明性文字的名词术语、字符与正文不一致，甚至用错误的字符和不规范的简写；不同的外文字母混淆，正斜体、大小写不分等文字使用不规范；任意使用非国际单位和非法定计量单位，不注意新旧计量单位间的换算等，计量单位不规范；标目的位置不恰当，量与单位之间未用斜线隔开等位置不规范。

（五）保证绘制质量

线条粗细不均，接头不流畅；各直条的宽度不一致，直条与直条间的间隔不等；不遵守横轴尺度从左至右、纵轴尺度从下至上，数值由小到大的原则，或者虽然数值是以从小到大排列表示增值方向，但相邻数字之间反映不出诸如等差、等比的规律性。

（六）规划布局合理

统计图的整体布局不容忽视，否则可影响图面的整体协调。统计图的横轴与纵轴的总长度之比一般以 7∶5 为宜，不能随意改变。有的图较大，图内却只有一两条简单的曲线，因而显得空旷、松散；有的图较小，图内却有多条曲线，甚至把图注也标在图内，显得拥挤、杂乱。在制图时必须注意合理布局，做到大图不空，内容饱满，小图不挤，清晰明了。

（七）选择恰当格式

一般的国外生物医学科技期刊可接受多种格式的图片（如 JPG、BMP、TIFF、GIF、PDF、PSD、PNG 等），以 JPG 和 TIFF 两种格式居多。为满足目标期刊图片的要求，作者存储图片可首选 TIFF 格式，后期根据需要转换成不同的格式。

（八）保持资料性质与图的类型一致

不同的统计资料应采用相应的图形表达，否则有违统计图的设计要求且不易清楚表达问题。

总之，无论医学科研论文选择何种类型的图或表，在制作有效的图表前均应仔细阅读拟投期刊的"稿约"（Instructions for Authors），遵循其有关图表制作的具体要求，并应将目标期刊中已发表的图表作为设计模板，以节省时间，提高论文的接受率。

（吴忠均　王攀智）

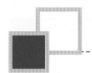

第九章 医学研究报告规范与注册

第一节 医学研究报告规范

医学研究报告规范是用于指导研究者和出版者清晰准确地报告研究设计、实施过程和所有结果的指南性文件。2008年，来自10个国家不同医学研究报告指南制定小组的共27名（包括医学编辑、评审专家和研究人员等）代表启动和制定了加强报告质量和医学研究透明化协作网（Enhancing the quality and transparency of health research，EQUATOR Network）的构架。该组织通过对不同临床研究报告指南制定小组进行整合，促进医学研究报告规范的制定，提高报告的质量和研究的透明度。本章节将对一些重要的医学研究报告规范进行简要介绍。

一、原始研究报告规范

（一）随机对照试验

1996年为了改善和提高随机对照试验（randomized controlled trail，RCT）的报告质量，一个由临床学者、统计学家、流行病学家和生物医学期刊编辑等30多名专家组成的国际小组制定了临床试验报告的统一标准（Consolidated Standards of Reporting Trials，CONSORT），即CONSORT声明。2001年，CONSORT制定组织依据最新的关于偏倚产生的证据，对最初的CONSORT声明进行了两次修订，修订后的CONSORT声明包括由"题目和摘要""引言""材料与方法""结果""讨论"和"其他信息"六大部分共25个条目组成的一个清单表。CONSORT声明为作者撰写临床试验报告提供了必须报告的内容，用来指导作者如何提高报告质量。此外，同行评审专家和编辑亦可利用CONSORT清单发现难以解释或有潜在偏倚的报告。

CONSORT声明主要适用于报告两组平行设计试验。同时，为了更好地适用于不同类型的RCT报告的规范，CONSORT声明还制定发表了包括组群随机试验（cluster trials）、非劣效和等效随机试验（non-inferiority and equivalence trials）、草药干预随机对照试验（herbal medicinal interventions）、针刺随机对照试验（acupuncture Interventions）等10种扩展版本。

CONSORT声明及其扩展版资源在其网站（http://www.consort-statement.org）可免费下载，并已被翻译为包括中文在内的多国语言版本。目前，已有超过400种国际期刊在其稿约中引入CONSORT声明，包括 *Lancet*，*British Medical Journal*，*The Journal of the American Medical Association*，*Annals of Internal Medicine* 等知名期刊。

（二）非随机试验性研究

非随机对照试验报告标准（The Transparent Reporting of Evaluations with Nonrandomized Designs，TREDN）由美国疾病预防控制中心（Centers for disease control and prevention，CDC）HIV/AIDS综合防治研究小组提出和制定。该清单仅适用于非随机设计的干预性研究的评价，包括"题目和摘要""引言""材料与方法""结果""讨论"5个部分共22个条目，旨在规范非随机对照试验研究的报告内容，提高其报告质量，帮助读者了解研究的设计和结果。TREDE清单在EQUATOR网站上（https://www.equator-network.org）可免费下载。

（三）观察性研究

2004年9月，加强观察性研究报告规范工作组（Strengthening the Reporting of Observational Studies in Epidemiology，STROBE）在英国布里斯托大学成立并发布了第1版观察性研究清单草案，随后于2004年、2005年及2007年对其进行了修订。该清单包括"题目和摘要""引言""材料与方法""结果""讨论"和"其他信息"6个部分共计22个条目。该制定小组建议把 STROBE 清单限定在3种研究设计(队列研究、病例对照研究和横断面研究),并制定成一种通用的格式,以便其可以进一步扩展到其他的研究设计和专门的主题领域,如遗传和分子流行病学。STROBE 清单可以在该工作组的网站上(https://www.strobe-statement.org)免费下载使用。目前国际医学期刊编辑委员会已经将 STROBE 声明列入《生物医学期刊投稿的统一要求》中,已有112种期刊将 STROBE 声明列入作者投稿须知中。

(四)诊断准确性研究

1999年在循证医学 Cochrane 年会上,Cochrane 诊断与筛查试验工作组讨论了诊断试验评价中方法学质量低和报告不合格问题。2000年,由荷兰阿姆斯特丹大学的 Patrick M.Bossury 牵头召开了诊断准确性研究报告标准筹委会,9月在荷兰阿姆斯特丹的会议上,形成了诊断准确性研究报告规范(The Standards for Reporting of Diagnostic Accuracy, STARD)。STARD 清单由"题目、摘要及关键词""引言""材料与方法""结果"和"讨论"共5个部分25个条目和1个流程图组成,目前最新版本为2015年版。截至2019年,已有超过200种生物医学期刊在稿约中引入该清单。该清单及流程图可以在 EQUATOR 网站上免费下载。

(五)病例报告

病例报告规范工作组(Case Report Guideline, CARE)于2013年正式发布病例报告规范,即 CARE 清单。该小组由来自美国、英国、加拿大和德国等国家的大学、医院、科研机构和医学期刊等多个领域的27位研究人员组成。CARE 清单包含"题目""关键词""摘要""简介""患者信息""临床发现""时间表""诊断评估""治疗干预""随访和结果""讨论""患者观点"和"知情同意书",共13个部分。CARE 清单自发布以来被多家期刊同步刊发,同时被国际医学期刊编辑委员会和 EQUATOR 协作组认可和推荐。该清单可在 EQUATOR 网站上免费下载。

(六)卫生经济学研究

卫生经济学评价报告标准共识(Consolidated Health Economic Evaluation Reporting Standards, CHEERS)是由国际药物经济学与结果研究协会(International Society for Pharmacoeconomics and

Outcome Research, ISPOR)于2009年开始,历时4年,经过系统评价和两轮德尔菲专家咨询后,最终确立形成。CHEERS 清单,涵盖了"题目和摘要""引言""材料与方法""结果""讨论"和"其他"共6个部分24个条目,该报告清单适合原始研究及卫生经济模型的报告,可在 ISPOR 网站的卫生经济学评价指南工作组网站上(https://www.ispor.org/home)免费下载。

(七)动物实验

在国际实验动物3R中心(National Centre for the Replacement, Refinement and Reduction of Animals in Research, NC3Rs)的资助下,2010年动物实验报告规范(Animal in Research: Reporting in Vivo Experiments, ARRIVE),即 ARRIVE 清单正式发布,旨在提高动物实验的报告标准。ARRIVE 指南主要内容包括"题目""摘要""引言""材料与方法""结果"和"讨论"6部分,20个条目39项细则,评估内容涉及动物的数量和特点(包括种类、品系、性别和基因)、饲养条件,实验、统计和分析方法(包括使用随机和盲法来减少偏倚)等动物实验所应报告的重要信息,并对每个条目内容进行了简要解释。

目前已有317种期刊支持 ARRIVE 指南并将其纳入稿约。NC3Rs 提供了较为丰富的 ARRIVE 指南信息资源(https://www.nc3rs.org.uk/ARRIVE),可免费下载指南全文及其相关信息,并提供了包括中文在内的多个翻译版本,以便读者使用。

(八)定性研究

定性研究报告标准(Consolidated Criteria for Reporting Qualitative Research, COREQ)由澳大利亚悉尼大学公共卫生学院 Allison Tong 组织与另外两位澳大利亚医学科研人员合作,在综合参考之前已发表的定性研究报告规范基础上于2014年制定完成。COREQ 清单包括"研究团队和过程反映""研究设计""资料分析""报告"4个大部分32个条目,用以提高定性研究报告的规范性和透明性。该清单可在 EQUATOR 网站上免费下载。

二、二次研究报告规范

(一)系统评价/荟萃分析

2005年来自加拿大的 David Moher 教授、Douglas G.Altman 教授等一些临床流行病学、统计学、临床医学方面的专家,成立了系统评价/荟萃分析优先报告条目(Preferred Reporting Items for Systematic reviews and Meta-Analyses, PRISMA)制定委员会并制定和发布了系统评价/荟萃分析报告规范,即 PRISMA 清单。PRISMA 清单包括"题目""结构式摘要""引言"(基本原理、目的)、"材料与方法"(方案与注册、纳入与排除标准、信息来源、检索策略、研究的选择、数据收集过程、数据变量、单个研究偏倚的风险、效应指标、研究结果合成、不同研究之间的偏倚风险、其他分析)、"结果"(研究选择、研究特征、单个研究的偏倚风险、单个研究结果、结果合成、不同研究之间的偏倚风险、其他分析)、"讨论"(证据小结、局限性、结论)和"资助情况"共 7 个方面的 27 个细则条目。

PRISMA 清单为研究者全面而清晰的报告系统评价/荟萃分析提供了结构式的指导,增强了报告的清晰性和条理性,使研究者避免了重要信息的遗漏。其一方面能帮助研究者充分提供研究信息,另一方面使得读者更易于理解和准确地评价该类型研究,更为期刊编辑和审稿人的评审提供了极大的便利。目前包括 Cochrane 协作组(Cochrane collaboration)、科学编辑委员会(Council of Science Editors)、世界医学编辑协会(World Association of Medical Editors)等组织和 176 种期刊引用了 PRISMA 清单。

同时,为进一步提高系统评价/荟萃分析的摘要、研究方案以及公平性系统评价/荟萃分析、单病例数据系统评价/荟萃分析、网状荟萃分析的报告规范,众多研究者还制定了针对以上内容的 PRISMA 扩展清单,包括 PRISMA-Abstracts(系统评价/荟萃分析摘要的优先报告条目)、PRISMA-Protocol(系统评价/荟萃分析研究方案的优先报告条目)、PRISMA-Equity(公平性系统评价/荟萃分析的优先报告条目)、PRISMA-IPD(单病例数据系统评价/荟萃分析的优先报告条目)、PRISMA-NMA(网状荟萃分析的优先报告条目)。PRISMA 清单及其扩展清单均可在 PRISMA 小组的网站上(http://www.prisma-statement.org)免费下载。

(二)临床实践指南

2013 年,由来自中国、美国、加拿大、英国、德国等 11 个国家以及包括世界卫生组织(World Health Organization, WHO),EQUATOR,国际指南协作网(Guideline International Network, GIN),Cochrane 协作网(The Cochrane Collaboration, CC),推荐分级的评价、制定与评估组织(The Grading of Recommendations Assessment, Development and Evaluation, GRADE),指南研究和评价工具工作组(The Appraisal of Guidelines for Research & Evaluation Instrument, AGREE)等 6 个国际组织的 20 余名专家,共同成立了国际实践指南报告标准(Reporting Items for Practice Guidelines in Healthcare, RIGHT)工作组,该工作组历时 3 年,完成了包含 7 个领域、22 个条目的报告清单,是当前全球唯一适用于指导卫生政策、公共卫生和临床医学指南的报告标准,也是医学指南领域唯一由中国学者牵头制定的国际标准。2017 年 RIGHT 清单正式在《内科学年鉴》上发表,研究者可在 RIGHT 工作组的网站上(http://right-statement.org)免费下载。

第二节 医学研究的注册与发展

一、注册的意义

2005 年世界卫生组织(WHO)要求任何临床试验在开始实施前,需要在公共数据库上公开其所有设计信息,并跟踪已注册试验的结果。通过临床试验注册,可以在试验的起始阶段就获得试验的重要信息,而不是来自滞后发表的文章,研究者可以事先知道研究内容和研究方法,以避免不必要的重复研究。临床试验注册还可以避免发表偏倚,防止由于未报道阴性结果或结果不明确产生的报告不全,误导研究人员作出有偏倚的评价,从而影响医生进行临床决策。此外,通过注册将试验信息直接面向公众,能使试验更容易被公众所接受,有助于招募志愿者,也可使公众对疗效的真实性有更多的了解,提高公众对制药企业的信任度。

临床试验注册制度是一种透明化机制,它与临床科研方法学一起,构成临床试验真实性的外部保障系统,使临床试验的实施有章可循,尽可能减少一切人为或非人为的偏倚对临床试验真实性的影响。

二、注册平台及注册途径

（一）临床试验注册途径

2006年世界卫生组织（WHO）正式启动建立WHO临床试验注册平台，并陆续在多个国家，如美国、英国、中国、荷兰、德国、伊朗、斯里兰卡和日本等筹建了一批WHO临床试验注册平台的一级注册机构，正式确立临床试验注册制度，并全面要求全球临床试验进行注册，以确保其试验设计、实施全过程的透明化，提升其研究质量。本节将对WHO临床试验注册平台及中国临床试验注册平台进行介绍。

1. WHO临床试验注册平台 2004年11月在墨西哥城举行的全球卫生研究论坛各国部长峰会上正式决定由WHO牵头组织国际临床试验注册平台（WHO International Clinical Trail Registration Platform，WHO ICTRP），并于2005年8月1日正式成立（https://www.who.Int/ictrp/en/），WHO ICTRP是WHO的全球临床试验注册网，为临床试验在相应国家和地区注册提供指导，但并不提供临床试验注册服务。

注册平台的主要功能包括：制定全球临床试验注册的统一标准、提供临床试验注册的信息及试验的主要责任人；链接到符合WHO特定质量标准的注册网站；为国际上每一项临床试验颁布全球唯一的临床试验编号；建立世界范围内的注册检索查询平台；培训一级注册中心工作人员、认证所有一级注册中心的国际统一接口。WHO ICTRP由临床试验注册机构协作网（The Register Network）和检索入口（Search Portal）两部分组成。

临床试验注册的基本流程分为6步：①获取登录权限；②登录注册系统，完成注册信息表，提交数据；③提交所需文件；④完成注册；⑤同步更新试验实施信息；⑥发表试验结果。WHO ICTRP要求进行注册时需完成20项必备条目，见表1-9-1。国际医学期刊编辑委员会（International Committee of Medical Journal Editors，ICMJE）也支持该注册要求：只有当作者在试验之初就完成了符合WHO最低要求的所有20条信息的注册，ICMJE的成员期刊才会考虑发表其研究结果。

表 1-9-1 WHO ICTPR 注册最低要求条目及内容

序号	条目	主要内容
1	一级注册机构和唯一的试验编号	由主要的注册提供方确定唯一的试验编号
2	在一级注册机构注册的日期	由主要的注册提供方确定注册日期
3	次要识别号	可由负责人或其他相关方指定
4	资金和材料支持的来源	提供研究资金的机构名称
5	主要负责人	负责执行研究的主要机构
6	次要负责人	负责执行研究的次要机构
7	责任联系人	试验的公开联系人，有兴趣参与试验的患者可与之联系
8	研究联系人	提供试验相关专业咨询的联系人
9	公共标题	由研究组选定的简短标题
10	研究正式的科学标题	该标题必须包括干预措施、研究对象及结局
11	研究的伦理学评价	试验在注册时是否获得了相应伦理委员会的批准
12	病变情况	研究的病变情况
13	干预措施	描述研究组及比较/对照组的干预措施；必须明确指出干预措施的持续时间
14	主要纳入和排除标准	确定患者是否具备入选资格的重要特征
15	研究类型	数据库应提供下拉菜单，选项应包括随机或非随机、盲法类型（如双盲或单盲）、对照措施（如安慰剂或阳性药物）及分组方法（如平行、交叉或析因）
16	预期的试验开始日期	入选首位受试者的预期日期
17	目标样本量	在向新的参与者关闭试验前，研究者计划纳入的受试者总人数
18	患者募集情况	该信息是否可得（是，则点击具体链接/否）
19	主要结果	研究设计需评价的主要结果，描述内容应包括测量此结果的时间
20	关键的次要结果	方案中设定的次要结果，描述内容应包括测量的时间

2. 中国临床试验注册中心 中国临床试验注册中心（Chinese Clinical Trial Register, ChiCTR）是按照 WHO 国际临床试验注册平台和渥太华工作组（Ottawa Group）标准建立的目前中国唯一的临床试验注册中心，是 WHO 国际临床试验注册协作网一级注册机构（WHO ICTRP Primary Register），由四川大学华西医院和国家卫生健康委员会（原卫生部）中国循证医学中心于 2005 年 10 月组建，2007 年 7 月 25 日正式运行。ChiCTR 接受中国地区及全球的临床试验注册申请，所有在 ChiCTR 注册的临床试验都会被授予 WHO ICTRP 全球统一的唯一注册号。

ChiCTR 将临床试验注册范围扩大为除前述 WHO 指定的疗效研究外的诊断试验和病因学研究，还将临床试验注册分为预注册和后注册。①预注册：指 WHO ICTRP 所定义的在临床试验实施前进行注册；②后注册：指任何未预先注册的已实施或正在实施的临床试验，在发表研究报告以前进行注册。无论是预注册还是后注册，ChiCTR 均要求申请者按照 WHO ICTRP 的标准提供包括研究资助者和实施者、主要测量指标和次要测量指标在内的 20 个条目信息（表 1-9-1）和按照渥太华工作组的标准提供 27 类 38 个条款的信息。对预注册，ChiCTR 提供设计指导、中心随机和设盲服务，以保证研究设计和实施质量。对后注册，ChiCTR 将对申请项目从研究设计到实施进行严格审核，按照其实施情况进行设计分类，并根据需要指导论文写作，使科学规范地发表。

研究者可通过 ChiCTR 网站（http://www.chictr.org.cn）采用中英文两种语言进行注册，在线提交申请表格后，ChiCTR 评审专家将分析表中信息，并于最快 20 个工作日内在网上公布评审结果并授予 ChiCTR 注册号。

（二）二次研究注册途径

1. 系统评价注册途径

（1）Cochrane 协作网：不同于临床试验，系统评价/荟萃分析研究的注册目前全球并无强制统一要求。就 Cochrane 系统评价（Cochrane Systematic Review, CSR）而言，要求必须在 Cochrane 协作网注册，并在其指导小组的监督、核查和全程管理下完成。目前，Cochrane 协作网共有 53 个 Cochrane 系统评价小组，每个小组

以一个特定的健康研究主题（如心血管疾病）为方向，拥有独立的编辑部，可为作者免费提供方法学支持，包括审批系统评价主题建议书、题目登记、制定系统评价方案及系统评价的定期更新。Cochrane 协作网的网址为 https://www.cochrane.org/，Cochrane 系统评价的注册及发表流程见图 1-9-1。

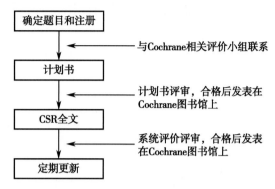

图 1-9-1 Cochrane 系统评价制作流程图

（2）国际前瞻性系统评价注册库：2011 年国际前瞻性系统评价注册库（International prospective register of systematic review, PROSPERO）正式成立并运行。PROSPERO 主要针对那些在开放的电子数据库中提交和发表的系统评价的主要设计信息，申请注册者只需提供必要信息，不要求质量评价和同行评审。注册信息可按计划修改，每个版本均永久保存在 PROSPERO 中，并与发表的系统评价链接。PROSPERO 给每个注册的系统评价分配一个唯一注册号，该注册号有 3 个特点：①注册号与系统评价永久绑定，是鉴定系统评价的一部分；②该注册号保存在系统评价的研究方案中，用于任何时候的系统评价交流；③报道系统评价时应该纳入该注册号，发表论文时也应该纳入该注册号。

当前 PEOSPERO 主要接受关于治疗、预防、诊断、监测、危险因素和遗传相关的系统评价以及与卫生和社会保健、福利、公共卫生、教育、犯罪、司法和国际发展相关的流行病学调查，此外，方法学和动物实验的系统评价也已经纳入注册范围。PROSPERO 的网址为 https://www.crd.york.ac.uk/PROSPERO/，研究者可登陆该网站按照网站指引进行系统评价的注册。

2. 临床实践指南注册途径 2013 年国际指南注册项目的子平台（http://www.guidelinesregistry.cn/）正式筹建,该平台一方面为指南制定者注册指南和查询指南信息提供途径,另一方面为临床医师、指南制定方法学家和相关人员提供交流平台,旨在促进指南制定的科学性、透明性,促进指南制定者之间的合作,避免指南的重复制定。该平台于 2015 年 1 月正式运行,截至 2019 年 4 月,已有超过 150 部指南在此平台注册,包括西医指南、中医药指南、卫生政策简报等。

注册时一般要求作者提交指南制定机构及指南制定方法学信息,主要包括:指南题目、指南版本、指南类型、指南领域、制定状态、制定单位、赞助单位、指南用户、目标人群、卫生保健、环境、疾病或卫生问题、患者偏好与价值观、分级方法、共识方法、利益冲突声明、预算、预期或实际开始制定的时间、预期完成的时间、过期时间和计划书等。

（马　彬）

第二篇　医学科研论文的投稿与发表

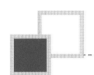

第一章　生物医学期刊及其评价系统

第一节　生物医学期刊概况

科技期刊主要包括科学（science）期刊、技术（technology）期刊和医学（medicine）期刊。我国的医学期刊又分为：中华系列期刊、医科大学学报或大学学报医学版、其他系列期刊。

生物医学期刊的大体类型有：从出版周期上可分为周刊、旬刊、半月刊、月刊、双月刊、季刊、年刊等；从语言上可分为中文、英文、德文、法文期刊等；从出版或编辑机构上可分为学术团体出版的期刊，政府机构、大学、医院及科研院出版的期刊，出版社或厂商出版的期刊等；从文献加工程度上分为一次文献、二次文献、三次文献等。

生物医学期刊按内容可分为七大类。①学术、技术类期刊：主要刊载科研、医疗、教学等方面的学术论文、研究报告、实（试）验报告、临床报告等原始文献。该类期刊信息量大、科研价值高，是医学期刊的核心部分，如学报、会刊或会议录、汇刊、综述、进展、年鉴等。②快报类期刊：专门刊载最新科研成果的论文，预报将要发表的论文摘要。该类期刊内容简洁，报道速度快，如各种快报、快讯等。英文快报性期刊常常带有通讯（Communication）、短讯（Short message）、通报（Bulletin）等字样。③消息类期刊：一般刊载与学术机构有关的新闻消息，作为与社会（或机构的成员）之间保持联系的纽带，刊名中常带有新闻等字样。④资料类期刊：主要刊载实（试）验数据、统计资料和技术规范等方面的内容，专门向用户报道各种数据和事实性情报，刊名中常带有数据、记事录等字样。⑤检索性期刊：供查找文献用，常带文摘索引等字样。⑥译文、译报：介绍国外医学研究的刊物。⑦科普性期刊：主要向大众普及医药卫生知识的期刊。

第二节　生物医学开放存取期刊

一、开放存取期刊的定义

开放存取期刊（Open Access Journals，OAJ）是一种新型的电子期刊，实行与传统期刊相同的同行评审机制，利用网络向读者提供免费的期刊资源获取服务。OAJ 一般采用作者付费出版，读者免费获取的出版模式。大多数科研人员的出版费用如文章处理费、服务费等一般由科研经费来承担。

根据布达佩斯开放存取倡议（Budapest Open Access Initiative，BOAI）的定义，OAJ 是因特网上公开出版的、经过同行评审的学术期刊，允许任何用户免费检索、阅读、下载、复制、打印、链接、索引其文章全文，无任何费用、法律和技术障碍，唯一的限制和规定是保持论文作者对其论文完整性以及署名权和引用权的控制。

瑞典隆德大学图书馆（Lund University Libraries）对 OAJ 的定义为：OAJ 是指那些无需读者本人或其所属机构支付订阅费的期刊，这些期刊允许读者进行阅读、下载、复制、分发、打印、检索或链接到全文。

根据科学公共图书馆（Public Library of Science，PLoS）的定义，OAJ 必须满足两个条件。

（1）作者和版权所有人允许用户不受时间和地域的限制免费使用，允许用户拷贝、利用、分发、传输以及在公共场合展示，允许用户在合理使用的前提下创造以及派生论文，并且允许用户在个人需要的情况下，可以少量地复制。

（2）论文的完整版本及其相关材料，以及使用声明，必须以适当的电子文件格式至少存放在一个由学术组织或团体、政府机构创建和维护的在线数据库中,并提供无限制、长期的文献服务。

综上所述,各机构和团体对 OAJ 的定义基本一致,即允许用户免费、无限制地合理使用。

二、开放存取期刊的产生背景

1. **学术期刊订阅费用的快速增长** 20 世纪 70 年代,商业出版者进入学术期刊市场,信息流通的商业化导致学术期刊价格上涨,而作为学术期刊收藏者和提供者的图书馆却面临着资金增长缓慢甚至是削减的问题,许多图书馆由于资金的缺乏只能取消部分期刊的订购,这就出现了"学术期刊危机"。为解决这一问题,构建真正服务于科学研究的学术交流体系,国际学术界、出版界、图书情报界和政府机构掀起了 OA(Open Access)运动的浪潮。作为 OA 运动首倡出版模式之一的 OAJ 得以发展并壮大起来。

2. **学术交流模式的改变** 印刷型文献的学术信息内容单一、出版周期长、流通渠道不畅、可获得性差(如付费使用),影响了信息的正常交流。随着计算机和互联网技术以及数据库的发展和成熟,文献载体形式日益丰富多样,出现了大量的商业数据库和数字化的文献产品,极大丰富了用户获取信息的途径,改变了人们的交流方式。大多数医学科技工作者发表研究成果的根本目的不是从研究成果中获得直接的经济利益,而是想使自己的研究成果在尽可能短的时间内最大限度地被人们所了解并传播,得到同行认同,实现自身的价值。

3. **网络出版日趋成熟,为 OAJ 出版发行提供了坚实的技术基础** 传统期刊出版模式有一定的滞后性,一篇文章从投稿到最终出版需要相当长的时间,尤其是跨地域文章的出版。这种出版模式大大减缓了学术信息的传播速度,影响学术研究的进程。OAJ 在网络上以数字形式进行传播,基于网络的交流渠道使作者、编辑、评审专家之间的沟通,既方便又不需要额外成本,可提供即时的学术信息,而且开放存取出版物往往被多个数据库收录或被多个网站链接,读者可通过多种途径在互联网上检索且免费使用一篇文献。此外,大学与研究机构拥有以开放存取的方式进行学术出版与交流的一切条件,各种网络期刊与电子预印本管理软件不断地被开发出来,如加拿大不列颠哥伦比亚大学"公共知识项目"赞助下开发的开放期刊管理系统软件、美国国家医学图书馆负责运行的公共仓储软件(PubMed Central,PMC)系统等,为期刊论文的免费或低成本传播提供了条件。

4. **OA 运动的广泛开展催生了 OAJ** OA 运动的开展尽管只有十余年历史,但国际社会对它进行了多次会议研究和探讨,并得到了政府部门和科研资助机构的关注和支持,发展迅速。自 2005 年开始,美国国立卫生研究院(NIH)要求得到其资助的科学家的科研成果在期刊接收时,应将最终手稿的电子版提交到 PMC 系统中,以便公众免费获取。英国的惠康基金会(Wellcome Trust)每年均资助生物医学领域科研成果的开放存取,并要求受其资助的研究成果在出版后 6 个月内可开放存取。芬兰教育部还成立了 OA 科学出版委员会,提出《促进芬兰科技出版开放存取的建议》,推动芬兰 OA 的发展。2005 年,在巴西召开的第九届医学信息和图书馆世界峰会上提出了《萨多瓦宣言》,呼吁国际社会紧密合作,保障学术信息永远公开、免费。自 2009 年开始,全球范围内每年都会开展"国际开放存取周(Open Access Week)"活动,旨在广泛传播科学研究成果。

中国学术界也密切关注并积极参与 OA 实践。2003 年,中国科学院院长路甬祥院士代表中国科学家签署了《关于自然科学与人文科学资源的开放存取的柏林宣言》;2005 年,中国科学院和国际科学院组织(IAP)在北京中国科学院文献情报中心召开了"科学信息开放存取战略与政策国际研讨会",积极宣传 OA,推动学术成果的共享。自 2012 年开始,由中国科学院文献情报中心承办的"开放存取推介周"邀请来自国内外图书馆界、出版界、科技界的专家学者交流和探讨 OAJ 相关议题,该活动是中国积极响应国际开放存取周的体现,也彰显了中国对开放存取领域积极探索的态度。

三、开放存取期刊的发展

在 OAJ 的发展历程中,比较具有代表性和影响力的是科学开放目录(Open Science Directory),旨在将所有 OAJ 创建成一个全球化的搜索引擎工具。科学开放目录整合了几个有影响力的OAJ目录，包括生物医学中心（Biomed Central）、PMC、开放存取期刊目录（Directory of Open Access Journal，DOAJ），以及专门的免费期刊项目Research4life，其中包括健康科学研究计划跨网络存取（Collective name for HINARI）、全球农业研究文献在线获取（Access to Global Online Research in Agriculture，AGORA）、环境科学成果在线获取（Online Access to Research in the Environment，OARE）、发展与创新研究在线获取（The Access to Research for Development and Innovation，ARDI）、加强研究信息计划（Programme for the Enhancement of Research Information，PERI）、电子期刊传递服务（eJournals Delivery Service，EJDS）等系列开放存取期刊目录。截至2018年，全球开放存取期刊数量已超过21 000种。

四、国外开放存取期刊出版机构

（一）BioMed Central

生物医学中心（BioMed Central，BMC，https://www.biomedcentral.com/）是英国一家独立的学术出版机构，致力于提供生物医学研究成果的开放存取。截至2019年6月，BMC共出版了约300种生物医学期刊，涵盖了生物学和医学的各个主要领域。

（二）DOAJ

DOAJ（https://www.doaj.org/）是瑞典隆德大学图书馆于2003年5月推出的开放存取期刊的检索系统。截至2019年6月，该系统可提供超过13 000种开放存取期刊的访问，涉及各个学科领域。

（三）PLoS

PLoS（https://www.plos.org/）成立于2000年，是一家致力于推动全球科技和医学领域文献公开获取的非营利性组织。截至2019年6月，PLoS共出版7种生命科学与医学领域的开放存取期刊，超过21万篇文章可以免费访问。

（四）HighWire Press

HighWire Press（http://highwire.stanford.edu/）是全球较大的提供免费全文的学术文献出版商之一，由美国斯坦福大学于1995年创立。可提供阅览的包括该出版社协助出版的期刊，主要覆盖

的学科领域有生命科学、医学、物理学以及社会科学。

（五）PubMed Central（PMC）

PMC（https://www.ncbi.nlm.nih.gov/pmc/）是2000年由美国国立医学图书馆（US National Library of Medicine，NLM）与美国国立卫生研究院（NIH）联合建立的一个生物医学和生命科学期刊文献全文数据库，向全球免费开放使用。

（六）J-STAGE

日本电子科技信息服务（Japan Science and Technology Information Aggregator，Electronic，J-STAGE，http://www.jstage.jst.go.jp）向全世界即时发布日本科学技术研究的杰出成果和发展，出版的期刊涉及各个学科领域。

（七）FreeMedical Journals

免费医学期刊网（FreeMedical Journals，http://www.freemedicaljournals.com/）致力于促进互联网上医学期刊的免费交流，并搜集链接了超过2 000种网上免费的生物医学全文期刊。

五、我国主要开放存取期刊出版机构

（一）Socolar 平台

Socolar 平台（http://www.socolar.com/）由中国教育图书进出口公司开发，目前为国内影响力较大的OA资源数据库。该平台几乎涉及各个学科领域，截至2019年6月，共收录超过1万种OAJ，收录医学卫生领域文章数达16万余篇。提供文章检索（篇名、作者、摘要、关键词）、期刊检索（刊名、ISSN、出版社）、期刊浏览等。

（二）中国科学论文在线系统

中国科技论文在线（http://www.paper.edu.cn/）是经教育部批准，由教育部科技发展中心主办，针对科研人员论文发表困难、学术交流渠道窄等问题，以科研成果快速、高效地转化为现实生产力为目的而创建的科技论文网站。截至2019年6月，系统涉及医药卫生领域的期刊有100余种，论文达25万余篇。

（三）中国预印本服务系统

中国预印本服务系统（http://prep.istic.ac.cn）是由中国科学技术信息研究所与国家科技图书文献中心联合建设的以提供预印本文献资源服务为主要目的的实时学术交流系统。系统收录国内学

者提交的预印本文章,分为自然科学、农业科学、医药科学、工程与技术科学以及人文与社会科学五大学科领域。

(四)中国科技期刊开放获取平台

中国科技期刊开放获取平台(China Open Access Journals,COAJ,http://www.coaj.cn)由中国科学院主管,中国科技出版传媒股份有限公司主办,北京中科期刊出版有限公司承办,于2010年10月上线运行,是一个开放获取、学术性、非营利的科技文献资源门户。截至2019年7月,该平台收录600余种期刊,涉及医药卫生领域的期刊有90余种。

(五)GoOA 开放存取论文一站式发现平台

GoOA(http://gooa.las.ac.cn/)是由中国科学院文献情报中心建设的开放存取期刊和论文的一站式发现和获取平台。该平台具备 OAJ 投稿分析、关联检索、知识图谱分析、用户分享等特色功能。截至2019年7月,GoOA 收录了经严格遴选的来自超过300余家知名出版社的2 000余种OAJ 及其全文,涉及自然科学领域及部分社会科学领域。

第三节　国际常用文献检索系统

一、科睿唯安集团旗下的国际文献检索系统

科睿唯安集团(Clarivate Analytics)是国际商务和专业智能信息提供商,其旗下有多种生物医学工作者常用的数据库(详见:https://www.thomsonreuters.com/en.html)。

(一)科学引文索引

科学引文索引(Science Citation Index,SCI)是由美国情报学家尤金·加菲尔德于1961年创办的收录了生命科学、临床医学、物理、化学、农业、生物、地球科学、工程技术等自然科学各学科的大型综合性检索系统。SCI 以其引证途径和综合全面的科学数据为特点,通过统计大量的引文,然后得出某期刊某论文在某学科的影响因子、被引频次、即时指数等量化指标来对期刊、论文等进行排行。因充分考虑了期刊的学术价值,SCI 成为国际公认的反映科学研究水准的代表性工具。

SCI 又分为 SCI(Science Citation Index®,SCI 核心版,即 SCI 光盘版)和 SCI 扩展版(Science Citation Index Expanded,即 SCI 网络版)。SCI 网络版由 Web of Science 每周更新,可为我们提供以下帮助:

1. 发现论文的引用及影响情况;
2. 检索某重要理论或概念的原创性研究和应用情况;
3. 评估同行或竞争对手的研究工作在业内的影响;
4. 了解当今最热门问题的思路和方向;
5. 确定某理论是否被证实、肯定或修订;
6. 追踪某个问题的研究进展;
7. 验证参考文献的准确性;
8. 在全球范围内寻求合作。

SCI 数据库2017年世界科技论文总数为193.83万篇,收录中国科技论文36.12万篇,连续第9年排在世界第2位,占世界份额的18.6%,所占份额比2016年提升了1.5个百分点。中国作者作为第一作者共计发表32.39万篇论文,比2016年增加11.5%,占世界总数的16.7%。

(二)新兴资源引文索引

2015年底 Web of Science 核心期刊库增加了新兴资源引文索引(Emerging Sources Citation Index,ESCI),收录的期刊为 SCI 的备选期刊,期刊通常需先被 ESCI 收录才可能被选进 SCI。ESCI 旨在提供更多的期刊数据,收录更多有影响力的期刊,追踪新兴的领域和趋势。事实上,ESCI 收录期刊只要满足 SCI 期刊收录标准的初级标准(包括同行评审、英语的文献书目信息、出版时效性、国际编辑惯例、满足格式要求、可被研究人员检索等方面)即可,只有达到高级标准后才可被 SCI 收录,这些高级标准中一个非常重要的方面就是引文分析情况。

(三)期刊引证报告

期刊引证报告(Journal Citation Report,JCR)由美国科学情报所(Institute for Scientific Information,ISI)于1975年创办,是一个独特的多学科期刊评价工具,也是唯一提供基于引文数据的统计信息的期刊评价资源。通过对参考文献的标引和统计,JCR 可在期刊层面衡量某研究的影响力,显示引用和被引期刊间的相互关系。JCR 包括自然科

学（Science）和社会科学（Social Sciences）两个版本，其中，JCR-Science 覆盖超过 170 个学科领域，JCR-Social Sciences 覆盖超过 50 个学科领域。

JCR 每年夏季出版，总结前一年的期刊引用报告和影响力排名，出版形式有网络版（JCR on the Web）和光盘版（JCR on CD-ROM）。JCR 的适用范围很广，并且能够使不同的使用对象获益。

1. 科研人员　有助于科研人员选择、确定最适合自己的期刊；对于已经发表的论文，可查询该论文所发表期刊的最新动态；也可寻找与自己研究领域相关的一系列期刊。

2. 图书管理员和信息专家　有助于图书馆管理、评估和维护馆藏期刊；协助其对馆藏期刊的保留或剔除；协助作出期刊存档决定。

3. 出版商和编辑　及时了解出版领域的市场变化，适时调整出版策略；评价期刊的市场影响力；明确自身定位，提升期刊竞争力。

4. 信息分析中心　有助于信息分析中心跟踪科学计量学动态，研究引文模式。

（四）科技会议录索引

会议文献是国际学术交流的重要组成部分，新的理论、概念和解决方案通常首先出现在科学会议的交流论文中。科技会议录索引（Conference Proceedings Citation Index，CPCI）是一种综合性科技会议文献检索工具，收录了世界科技各领域出版的会议录文献，内容涵盖生命科学、物理、化学、农业、环境科学、临床医学、工程技术和应用科学等领域。CPCI 每周更新，是研究人员了解新理论、新概念、新假说、新方法的良好信息资源。CPCI 数据库可通过 Web of Knowledge 访问。

（五）美国生物科学文摘数据库

美国生物科学文摘数据库（BIOSIS Previews）是由美国生物科学信息服务社（Biosciences Information Service，BIOSIS）编辑出版的文献著录检索系统，广泛收集了与生命科学和生物医学有关的资料，涵盖了如生物学、生物化学、生物技术、医学、药学、动物学、农业等生命科学的研究主题。约 90% 的新增记录包含摘要，并且将《生物学文摘》（*Biological Abstracts*，BA）收录的文献和生物学文摘、报告、述评、会议收录的会议报告、述评、

图书、专利等有机地整合在一起，是全球生命科学领域收录范围最广的重要数据库。

（六）国际药学文摘

国际药学文摘（International Pharmaceutical Abstracts，IPA）创建于 1964 年，是国际最著名的药学文献数据库。截至 2019 年 6 月，收录世界各地出版的 800 余种药学期刊的文献摘要，其中包括美国所有的药学期刊。IPA 涉及的主要学科领域有药物信息、药理学、药物化学、生物制药、微生物学、药物副作用、毒理学、药物评价、药物经济学等，也包括药学实践、药学教育、制药业政策与法规等。IPA 选刊对文章语种、刊物尺寸或可读性无严格限制，无论通讯、述评、评论或其他栏目，凡是与药学有关的重要信息均可被收录。

二、EI 检索

EI 检索（The Engineering Index）最早于 1884 年由美国华盛顿大学圣路易斯分校的 Dr.John Butler Johnson 创立，后来由美国工程师协会（American Society for Mechanical Engineers）出版，1998 年由爱思唯尔（Elsevier）公司收购并负责出版至今。EI 是一种综合性文献检索工具，也是一种文摘刊物。EI 主要收录了世界各国的科技期刊和会议文献，也有部分图书、科技报告、学位论文和政府出版物，主要涉及工程技术方面的各个领域，例如：动力、电工、电子、自动控制、矿冶、金属工艺、机械制造、管理、土建、水利、教育工程等。

三、美国医学文献分析和联机检索系统

美国医学文献分析和联机检索系统（Medical Literature Analysis and Retrieval System Online，MEDLINE）是 NLM 于 1971 年开发的医学文献分析和检索系统，其前身是 1964 年由 NLM 创建的美国医学文献分析和检索系统（Medical Literature Analysis and Retrieval System，MEDLARS）磁盘版。MEDLINE 收录期刊有严格的评估程序，主要由 NLM 董事会根据期刊的办刊方针及学术质量决定。NLM 董事会制定了期刊收录的原则，并组建了文献选择技术评价委员会（Literature Selection Technical Review Committee，LSTRC）以审阅刊名

并评价期刊内容的质量。

四、Scopus 数据库

Scopus 由 Elsevier 出版社研发,于 2004 年正式推出。它涵盖了全世界最为广泛的科学、技术、医学和社会科学领域的研究文献及网络资源,是影响较大的文摘和引文(A&I)数据库。其具有检索、引文分析评价、超强链接等功能,集成了对学术期刊、书籍和网络信息以及图书馆本地资源的访问,提供全文、引文、摘要、网络资源、专利资源、图书馆资源之间的快速相关链接,能够保持与研究领域内的最新信息同步。Scopus 每日更新,截至 2019 年 6 月,收录了全球超过 5 000 多家出版商所出版的期刊文献。该数据库还广泛收录了重要的中文期刊,如《计算机学报》《力学学报》《中国物理快报》《中华医学杂志》等众多高品质的期刊。

五、荷兰医学文摘数据库

荷兰医学文摘数据库(Excerpta Medica Database,EMBASE)创建于 1974 年,是世界著名的生物医学及药学数据库,主要收录与生物医学和药物有关主题的最新信息。该数据库不仅包括基础医学和临床医学文献,还包括与医学相关的领域,如药物研究、药理学、药剂学、药物副作用、毒物学、生物工艺学、保健策略与管理、药物经济学、医疗公共政策管理等领域的文献。EMBASE 收录期刊有较高的标准,主要从主题及学科覆盖面、学术质量和编辑规范、语言、区域覆盖和资料来源几方面进行评估。

六、化学及药物信息数据库

化学及药物信息数据库(Sci Finder)是由美国化学会化学文摘社(Chemical Abstract Service,CAS)开发的网络数据库。Sci Finder 包含 CA plus、CASREACT、REGISTRY 等数据库,提供最全面的关于化合物名称、结构、理化性质、化学反应、专利注册及商品化等信息,其中 CA plus 收录了与之相关的世界上多个国家和地区以不同文字出版的科技期刊、科技报告、会议论文、学位论文、资料汇编、技术报告、视听资料以及专利文献。Sci Finder 收录的化学化工文献占世界化学化工文献总量的 98%。此外,Sci Finder 收录文献迅速,美国国内期刊及多数英文图书在出版当月就能从 Sci Finder 检索到。Sci Finder 无严格的选刊标准,只要与其收录主题一致,均有可能被收录。

第四节 国内常用文献检索系统

大规模的中文科技期刊评价体系和科技文献数据库的建立始于 20 世纪 90 年代。期刊评价体系及引文分析系统包括中国科学引文数据库、中国科技论文与引文分析数据库、中文核心期刊要目总览、中国学术期刊综合评价数据库等。中文文摘类数据库包括中国生物医学文献光盘数据库、中文生物医学期刊文献数据库生物医学文献服务系统等。本节将着重介绍中文期刊的评价体系,并对部分中文文摘类数据库进行简要概述。

一、中国科学引文数据库

中国科学引文数据库(Chinese Science Citation Database,CSCD)是在国家自然科学基金委员会和中国科学院共同资助下,由中国科学院文献情报中心于 1989 年研建,是我国第一个引文数据库,收录数学、物理、化学、天文学、地学、生命科学、医学、农林科学、工程技术、环境科学等领域的中英文科技核心期刊和优秀期刊论文超过 520 万篇,引文记录超过 7 100 万条。

2007 年,CSCD 与科睿唯安集团合作,以 Web of Knowledge 为平台,实现与 Web of Science 的跨库检索,CSCD 是 Web of Knowledge 平台上第一个非英文语种的数据库,其建库目的、数据内容及表现形式均与 SCI 相似,且因专业性强,数据准确规范、检索方式多样、完整、方便等特点,被誉为"中国的 SCI"。

CSCD 已在我国科研院所、高等学校的课题查新、基金资助、项目评估、成果申报、人才选拔以及文献计量与评价研究等多方面作为权威文献检索工具得到广泛应用。主要包括:①教育部学位与研究生教育中心学科评估指定数据库;②国家自然科学基金委杰出青年基金指定查询库;③第四届中国青年科学家奖申报人指定查询库;④众多高校及科研机构职称评审、成果申报、晋级考评指定查询库;⑤国家自然科学基金委重点实验室评估查询库。

二、中国科技论文与引文分析数据库

中国科技论文与引文分析数据库(Chinese Science and Technology Paper and Citation Database, CSTPCD)是在中国科技信息研究所历年开展科技论文统计分析工作的基础上,由万方数据开发的一个具有特殊功能的数据库。CSTPCD 按照科技期刊综合评价指标,即总被引频次、影响因子、即年指标、基金论文比例、论文作者地区分布数等对来源期刊进行跟踪测评,按不同学科对期刊进行排序,定期出版《中国科技论文统计与分析(年度研究报告)》和《中国科技期刊引证报告》(CSTJCR)系列研究报告。CSTJCR 相当于针对中文期刊的 JCR。CSTJCR 的期刊评价指标可定量评价期刊的相互影响和相互作用,评估某种期刊在科学交流体系中的作用和地位,确定核心期刊表和高被引作者群等。

三、中文核心期刊要目总览

中文核心期刊要目总览(Guide to Core Journals of China, GCJC)由北京大学图书馆和北京高校图书馆期刊工作研究会主持编写,主要为图书情报部门对中文学术期刊的评估与订购、为读者导读提供参考依据,主要涉及人文社会科学、经济学、通讯新闻、文化教育、医学等领域学科。从 1992年至今,GCJC 已经推出 7 版,每 4 年修订 1 次,从 2011 年起改为每 3 年修订 1 次,目前最新第 8版(2017 年版)于 2018 年 12 月由北京大学出版社出版。GCJC 对核心期刊的评价是采用定量评价和定性评审相结合的方法。其中,定量评价指标体系采用了被摘量(全文、摘要)、被摘率(全文、摘要)、被引量、他引量(期刊、博硕士论文、会议)、影响因子、他引影响因子等评价指标。

四、中国学术期刊综合评价数据库

中国学术期刊综合评价数据库(Chinese Academic Journal Comprehensive Evaluation Database, CAJCED)是国家级火炬计划项目,是以《中国学术期刊(光盘版)》和中国知网(CNKI)专题全文数据库的评价数据为基础而建立起来的具有权威性的大型数据库。该库收录始于 1998

年,截至 2019 年 6 月,该数据库现存期刊超过7 000 种,论文总数超过 4 600 万篇,年增 300 万篇。每周更新 2 次,涵盖理、工、农、医、经济、教育、文艺、社科、哲学、政法等学科。数据库所涉及的期刊评价指标包括期刊总被引频次、影响因子、即年指标、他引率、年载文量、被引半衰期等主要指标。CAJCED 是《中国核心期刊要目总览》数据源统计分析工具,也是确定中国科学引文数据库和中国人文社科引文数据库来源期刊的重要依据。该数据库为各期刊管理部门进行期刊管理、评比及期刊的其他定量分析研究提供依据和统计分析结果。

五、中国生物医学文献数据库

中国生物医学文献数据库(Chinese Biomedical Literature Database, CBM)是中国医学科学院医学信息研究所于 1994 年开发的综合性医学文献数据库。该数据库是国内第一个综合性生物医学文献光盘数据库,也是目前国内影响较大的医药卫生专业文献数据库。学科范围涉及基础医学、临床医学、预防医学、药学、口腔医学、中医学及中药学等生物医学的各个领域。中国医学科学院医学信息研究所与维普资讯有限公司共同推出功能更为强大的 CBM Web 版,进一步满足了医院图书馆及单位局域网对数字资源建设的需求。CBM Web 版检索入口多,检索方式灵活,以及具备主题、分类、期刊、作者等多种词表辅助查询功能,可满足简单检索和复杂检索的需求。

六、中文生物医学期刊文献数据库/中国医学学术会议论文数据库

中文生物医学期刊文献数据库(Chinese Medical Current Content, CMCC)和中国医学学术会议论文数据库(Chinese Medical Academic Conference, CMAC)均于 1994 年由解放军医学图书馆开发。CMCC 是大型的医学专业现期期刊目录摘要型数据库,该数据库主要用于课题查新报奖、快速浏览最新文献、查询疑难病症治疗方法、国家课题研究进展追踪、论文选题、综述撰写、单位发表文章统计等。CMAC 数据库每年收集约3 000 个中文重要学术会议,此外还收录 1985 年

以来世界各主要学协会、出版机构出版的学术会议论文。数据库系统具有设计合理、检索手段先进、用户界面友好、操作方便快捷、文献覆盖面大、信息新等特点,适合各类医学院校、医院等医学图书馆和个人使用,是读者了解国内医学会议论文及会议信息的重要检索工具。

七、中国生物医学文献服务系统

中国生物医学文献服务系统(SinoMed)由中国医学科学院医学信息研究所/图书馆开发,整合了CBM、中国生物医学引文数据库(CBMCI)、西文生物医学文献数据库(WBM)、北京协和医学院博硕学位论文库(PUMCD)等多种资源,是集文献检索、引文检索、开放存取、原文传递及个性化服务于一体的生物医学中外文整合文献服务系统。SinoMed涵盖资源丰富、专业性强,能全面、快速反映国内外生物医学领域研究的新进展,学科范围广泛,年代跨度大,更新及时,能充分满足读者需求。

八、中国医院知识仓库

中国医院知识仓库(China Hospital Knowledge Databases,CHKD)收录了医药卫生、生物科学、经营管理、图书情报、计算机及其应用和外文学习类等医院需要的各类知识信息。CHKD是在1997年创办的《中国学术期刊(光盘版)》医药卫生专辑的基础上发展而来,专门针对各级各类医疗卫生机构的信息化、知识化建设而设计的大型全文知识仓库,为CNKI的重要知识仓库之一。CHKD遴选收录了我国公开出版发行的生物医学类专业期刊和相关专业期刊,同时收录我国医学类博硕士培养单位的博硕士论文全文。其会议论文库收录了近年来我国各大型的重要的医药卫生会议论文。

第五节　常见期刊引证指标

自1975年开始,ISI在SCI的基础上每年6月发布上一年度世界范围的"期刊引证报告(JCR)",根据影响因子等引证指标对期刊进行定量评价。以下将介绍JCR所采用的主要期刊引证指标。

一、影响因子

1963年,ISI出版的《1961年度科学引文索引》中正式提出及使用影响因子(impact factor,IF)这一术语。IF是一个相对统计量,即某期刊前两年发表的论文在该报告年份(JCR year)中被引用总次数除以该期刊在这两年内发表的论文总数。作为评价期刊近年学术影响力的一项最重要的指标,它决定了期刊在JCR中的排序,并在国际上广泛使用。

(一)IF的计算方法

IF是以年为单位进行计算的。以2018年的某一期刊IF为例,IF(2018年)=A/B,其中,A=该期刊2016年至2017年所有文章在2018年中被引用的全部次数;B=该期刊2016年至2017年论文发文量的总和。

通常认为,IF越高,期刊的影响力越大,越具有权威性。世界著名期刊的影响因子都很高,根据2019年JCR影响因子报告,与生物医学相关的期刊中影响因子在20以上的有 *CA-A Cancer Journal for Clinicians*、*New England Journal of Medicine*、*Lancet*、*Nature*、*Science*、*Cell* 等;影响因子在10~20的有 *Nature Cell Biology*、*Lancet Global Health*、*Molecular Cell* 等;影响因子在5~10的包括 *Annual Review of Genetics*、*Cancer Research* 等。

(二)IF的应用

IF概念的提出者尤金·加菲尔德博士初衷是为SCI选择期刊作参考,而非为发表论文的科学家进行大排名,因此应用IF时需注意以下问题:

1. **不同学科间期刊的IF没有可比性**　不同学科由于发展速度和成熟度不同,其作者和期刊数差别很大,且快速发展及热点学科领域的论文被引频次相对较高,因此各学科期刊IF的高低相差较大,如分子生物学期刊的IF普遍高于临床医学期刊。因此IF不应在学科间进行横向比较,而应在本学科内进行纵向比较。

2. **需具体分析IF与论文学术水平的关联性**　由于国际学术期刊普遍采用严格的同行评议制度,发表在高水平科技期刊的论文通常新颖性较强,学术水平较高,而IF是反映科技期刊水平高低的重要指标,不能把期刊的IF等同于一篇具体学术论文的研究水平。例如,同一期刊所发表的文章中,综述的引用频次通常高于原创性研究论文。因此,要具体分析 IF 与论文学术水平间的关联性。

二、定量评价科研人员学术成就的指标

由于 IF 通常代表期刊的影响力而非某篇具体论文或某位具体科学家的影响力,近年来一些定量评价科研人员学术成就的方法被陆续提出,如 h 指数和 g 指数。h 指数最早由加州大学圣地亚哥分校物理学家乔治·赫希(Jorge E.Hirsch)提出,代表 "高引用次数(high citations)"。个人的 h 指数指某专家在一定期间内(也可以是全部)发表的论文至多有 h 篇分别被引用了至少 h 次。一个人的 h 指数越高,表明其论文影响力越大。例如,赫希本人的 h 指数是 49,这表示他已发表的论文中,每篇被引用了至少 49 次的论文总共有 49 篇。

2006 年,Egghe 在分析 h 指数评价效果时,提出了一种量化学者既往贡献的 g 指数,即将论文按被引次数从高到低排序,将序号平方,被引次数按序号层层累加,当序号平方等于累计被引次数时,该序号则为 g 指数。如序号平方不是恰好等于而是小于对应的累计被引次数,则最接近被引次数的序号为 g 指数,g 值越大说明该学者的学术影响力越大,学术成就越高。

三、其他期刊引证指标

1. 总被引频次(total cites,TC) 指该刊自创刊以来所登载的全部论文在统计当年被引用的总次数,与创刊年限和被使用程度直接相关,创刊时间越长,总被引频次越高。

2. 立即指数(immediacy index,Ix) 是指用某一年中发表的文章在当年被引用次数除以同年发表文章的总数得到的指数,用来衡量一份期刊的文章在 JCR 年度内被引用的速度。

3. 特征因子(eigenfactor scores) 该指标的基本假设是该期刊如果多次被高学术影响力的期刊引用,则该期刊的学术影响力越高。

4. 被引半衰期(cited half-life) 指该期刊在统计当年被引用的全部次数中,较新一半的引用数是在多长一段时间内累计达到的。

5. 引用半衰期(citing half-life) 表示正在研究的期刊引用文章的时间可以溯回到哪一年,基本上与被引半衰期的意思相反。

6. 相关期刊(related journal) 表示基于引文信息某刊在语意上与其他期刊有什么关系;通过统计一种期刊(i)到另一种期刊(j)的引文数量,来确定两种期刊之间的引文密度。

（蒲　川）

第二章 医学科研论文的投稿

第一节 期刊的选择

论文发表是科学研究成果共享的主要形式之一。选择合适的期刊不仅可提高研究者论文发表的效率,还可在某种程度上增加论文的影响力。研究者在论文撰写初期选定拟投期刊,有助于明确行文风格及撰写规范。

除了选择期刊的时机,具体期刊的选择同样重要。因不合适的期刊选择而导致的拒稿会延误发表时机,影响论文的创新性。此外,即便论文得以发表,但发表在不合适的期刊上,也会影响研究成果的推广及论文的被引。

关于选择拟投期刊,虽然每位研究者都有个性化标准,但仍存在需优先考虑的共性因素。

一、期刊收录范围

稿件与拟投期刊的收录范围和研究类型相符是论文发表的必备条件之一。首先,研究者可简便地从刊名判断拟投期刊的收录范围。比如,《中华外科杂志》是涵盖外科学领域各专科的学术期刊,《中华普通外科杂志》关注普通外科专业,而《中华胃肠外科杂志》和《中华肝胆外科杂志》等则定位于更细分的亚专科。在英文期刊(以外科类期刊为例)中,既有收录范围更为宽泛的 *Annals of Surgery*、*Archives of Surgery* 和 *Surgery* 等刊物,也有较为局限的 *Digestive Surgery* 和 *Journal of Gastrointestinal Surgery* 等。其次,研究者应确保自己的论文和拟投期刊的研究类型相符,例如,研究侧重于机制研究还是临床研究、研究属于基础研究还是转化研究以及研究是否符合所选期刊的目标读者兴趣等方面。这些相关内容都可以通过查看期刊网站主页的 Aim & Scope,或者 Introduction to Author 部分来获取。

值得注意的是,研究方向存在可归属于多个专业领域的情形。如,关于胰腺癌相关基因表达的论文,既可投往外科专业领域期刊,也可以投至消化系统疾病或肿瘤的专业领域期刊。此外,收录范围广的期刊因其读者群体大,影响力高而成为投稿热门,但因此类期刊收录范围的非特异性,投稿时应先确定该期刊是否收录研究者专业领域的论文。

二、期刊分区

依据期刊分区进行投稿是选择期刊的重要方法之一。目前国内主流的 SCI 分区依据主要有中科院期刊引证报告(Journal Citation Reports,JCR)分区表以及科睿唯安 JCR 的 Journal Ranking 分区两种。

中科院 JCR 分区表将期刊学科分为 13 个大类学科,包括医学、生物、农林科学、环境科学与生态学、化学、工程技术、数学、物理、地学、天文、社会科学、管理科学及综合性期刊,以及 176 个小类学科领域。随后又将这 13 个大类学科依据 3 年平均 IF 划分为 1 区(最高区)、2 区、3 区和 4 区四个等级。前 5% 为该类 1 区,6%~20% 为 2 区,21%~50% 为 3 区,其余为 4 区,这四个等级的期刊数量呈金字塔状分布。一般而言,发表在 1 区和 2 区的 SCI 论文,通常被认为是该学科领域比较重要的成果。此外,在分区结果的基础上,利用被引频次对期刊进行再次甄别,定义出 TOP 期刊。最新版本的分区表里,大类和小类的 1 区期刊被默认为 TOP 期刊,大类的 2 区期刊中 2 年总被引频次位于本领域前 10% 的期刊,经同行评议认定 TOP 期刊;上述范围外的,经同行评议被认为是高学术影响力的期刊,也可被采纳加入 TOP 期刊。

而汤森路透 JCR 的 Journal Ranking 未设置

大类学科,而是设置了 176 个小类学科。Journal Ranking 是每个学科分类按照期刊当年的 IF 高低,平均分为 Q1、Q2、Q3 和 Q4 四个区,这四区期刊数量呈均匀分布。

由此可见,中科院期刊分区表较汤森路透 JCR 分区更为严格,也更符合我国国情。因此,中科院期刊分区表在我国被更多的机构采纳以作为科研评价的指标。此外,作者还可参考各自机构认可的期刊分区选择拟投期刊。

三、期刊收录论文类别

期刊收录论文类别也是选择拟投期刊时必须考虑的因素之一。通常,期刊收录多种类型的论文,如论著(Article)、病例报告(Case Report)和综述(Review)等。然而,也有主要发表特定类型论文(如综述)的期刊,如中文的"国际 × 科学"系列和英文的 *Expert Reviews* 系列等。研究者在投稿时应特别关注拟投期刊收录的论文类别,以免发生论文类别不匹配的低级错误。如:临床或实验论著投往综述类期刊就无法被接受发表。

四、期刊发文量

期刊在一定时间内发表的论文数量,即该刊物的容量,也是选择拟投期刊的重要考量。多数情况下发文量大的期刊较易受到青睐。但发文量过大的期刊,其 IF 可能出现断崖式下跌使得期刊的影响力下降,这也是投稿时需要权衡的因素。英文期刊中,SCI 收录期刊的近年发文量可在 JCR 中查到,年均发文量相对稳定。中文期刊的发文量则可根据近期目录进行大致估计。研究者可在投稿时参考相关数据,选择合适的期刊。

五、期刊的影响力

学术交流是论文发表的主要目的之一。因此,期刊的影响力是研究者选择拟投期刊的重要因素。

对于 SCI 收录期刊,IF 是公认的期刊影响力评价指标。这一指标通过计算被引频次和发文量的比值来反映该期刊的影响力。虽然大量自引等不正常现象可使其在一定程度上有失公允,但 IF 仍是目前最普遍的期刊影响力评价指标。期刊的 IF 是动态变化的,建议研究者参考近 3~5 年的 IF 趋势线来选择影响力稳定或上升的拟投期刊。同时,拟投期刊上发表论文的水平及研究者的影响力也可纳入考量范围。

除 IF 外,尚有其他的期刊影响力评价指标。如,自然指数(nature index,NI)是根据一年内各科研机构在 *Nature*、*Science*、*Cell* 等 82 种自然科学类期刊上发表的研究型论文数量进行计算和统计分析得出。将论文发表于 NI 体系的期刊上是高质量科研产出的一个重要评价体系。

此外,基本科学指标(Essential Science Indicators,ESI)是一个基于 Web of Science 核心合集数据库的深度分析型研究工具。它设置了生物学与生物化学、化学、计算机科学、经济与商业等 22 个学科,并且针对这 22 个学科领域,通过论文数、论文被引频次、论文篇均被引频次、高被引论文、热点论文和研究前沿论文等六大指标,从各个角度对期刊学术水平进行全面衡量评价。ESI 来源期刊列表对论文投稿同样具有良好的参考借鉴作用。

对于中文期刊,尽管现有的多个引文数据库(如中国科技论文与引文分析数据库和中国学术期刊综合评价数据库)能在一定程度上客观反映中文期刊的影响力,但仍存在少数特例。例如,被称为"中华牌"的中华医学会系列期刊是医学界公认的权威刊物,但其地位和相应的期刊影响力指标并不一定完全吻合。因此,研究者应理性评估期刊影响力,选择合适的目标期刊。

六、平均发表时间

一篇论文从接收至发表间隔的时间在一定程度上反映了该期刊的出版周期。一般月刊的发表延滞要短于季刊。当然,最终的发表时间还要取决于期刊积压稿件量的多少而定。投稿前最好对期刊的平均发表时间有所了解。近年来快速发展的开放存取期刊(OAJ)一般在接受稿件后会很快发表,读者也可以使用,但需研究者支付论文处理费和服务费等。

第二节　投稿信的撰写

绝大多数国外期刊都要求作者随稿件附上一封投稿信(cover letter),国内期刊一般只要求单位介绍信。本节分别加以介绍。

一、国际期刊投稿信

向国际期刊投稿时,投稿信的撰写非常重要,应予以足够重视。投稿信一般以论文通信作者的名义写给期刊的编辑部或主编,内容主要包括三部分。

1. 论文介绍 除论文主要研究者、题目及论文类型等基本信息外,仍需简要描述研究的主要内容、创新性及对现有知识的补充、对主流观点的挑战、对领域未来发展的推动等,尽量避免使用非必要专业术语。

2. 投稿理由 说明研究与期刊的宗旨及收录范围的相符性。

3. 研究涉及的道德规范 研究涉及道德伦理的,需取得相关单位批准,如,涉及临床试验的研究需提供伦理批件、注册信息及知情同意情况等。此外,是否一稿多投(保证论文内容未曾发表且未同时投往其他期刊)、利益冲突声明(保证每位作者读过并认可稿件,以及说明可能存在的利益冲突等),以及作者(特别是通信作者)的联系方式和签字等也需要逐一说明;部分期刊还可能要求注明每位作者对本研究的贡献等。以上内容要求在不同期刊会略有不同,其中部分项目(如利益冲突声明)还可能需要作为单独的文件或表格提交。

因此,投稿前需仔细阅读拟投期刊的稿约,严格按照稿约要求撰写投稿信。

示例:

COVER LETTER

主编姓名,MD,

Editor-in-Chief,

期刊名,

年 月 日

Dear Dr. 主编姓:

I am pleased to submit an article entitled "论文题目" by "论文作者", which we wish to be considered for publication as a "论文类型" in "期刊名称".

In this report, we firstly studied 论文主要内容、结果、意义及创新性说明.

We believe that this manuscript is appropriate for publication in 期刊名称,for 稿件符合目标读者兴趣及期刊宗旨范围的说明.

Informed consent was obtained from all patients 研究涉及的动物/人体试验所需的伦理审核情况说明、临床试验注册情况、患者知情情况等.

This manuscript has not been published and is not under consideration for publication elsewhere, in whole or in part(是否一稿多投说明). The potential conflicts of interest have been clearly and completely stated(利益冲突声明). All authors have read and approved the final version of the manuscript(作者认可说明).

Thank you for your consideration, and we look forward to hearing from you at your earliest convenience.

Best regards.

Sincerely yours,

Dr. 通信作者姓名

通信作者单位

二、国内期刊单位介绍信

与国际期刊不同,国内中文期刊往往只要求作者提供由单位出具的介绍信(或称推荐信)。一般要求介绍信除对稿件内容注明审评意见外,还应包括无一稿多投、不涉及保密、署名无争议等项。目前,国内很多单位均制作了中文期刊投稿介绍信模板,投稿前如实填写并加盖单位公章即可。

第三节 投稿步骤

一、投稿前准备

1. 认真阅读期刊稿约 稿约即期刊的投稿说明和指南,内容一般包括期刊介绍如一般情况、数据库收录情况和发表论文类别等;投稿方式和方法;论文准备,如论文各部分格式及要求和其他重要事项如版权转让和利益冲突声明等。期刊稿约会定期更新,投稿前需访问该期刊网站查询、下载最新版本的稿约供参考。

2. 准备相关材料 依拟投期刊稿约的要求准备投稿所需的全部材料,切勿遗漏。相关材料模板一般可在期刊网站下载。其中,投稿信、版权和利益冲突声明等是多数期刊要求的重点内容,往往需要全体作者或通信作者签字并扫描,需要予以特别关注。建议列出需提供文件的清单以供逐条对照查验。中文期刊的作者确认和版权转让等事项一般在论文接受之后完成,投稿前无需准备。

3. 修订论文格式 依拟投期刊稿约要求完成格式修订。

二、投稿过程

目前,大多数学术期刊采用在线投稿系统,少部分期刊采用邮件投稿,极少数还采用邮寄方式。

在线投稿过程大致包括以下步骤:

1. 建立账户 作者需先登录拟投期刊官网,按要求提供相关信息,如个人和单位信息等,然后设置用户名和密码,从而建立投稿账户。

2. 输入论文信息 投稿系统一般首先要求输入论文信息如题目、摘要和关键词等。

3. 输入作者信息 其次要输入作者信息如姓名、职称、单位、专业和邮箱地址等。

4. 回答问题 部分期刊要求作者回答一些问题,如是否一稿两投,有无利益冲突,论文字数、图表和彩图数等,还有部分期刊需推荐审稿人。

5. 上传文件 按照系统提示上传文件,一般包括投稿信、正文、图表、相关版权和利益冲突声明等。

6. 生成 PDF 文件 上传文件后系统会自动生成一个 PDF 文件供作者进行校对。

7. 确认投稿 作者仔细校对论文 PDF 文件后即可确认投稿(部分期刊可即刻给出稿件编号)。

邮件投稿则可将论文、相关图表和所需文件作为附件发送给期刊指定的投稿邮箱,其后一般会收到期刊回复的确认邮件,邮件内容包括稿件编号等信息。

当然,也有个别学术期刊仍然要求纸质稿件投稿。在向这类期刊投稿时亦需按照稿约准备相关文件。

总之,论文的投稿是一个涉及期刊选择、投稿信撰写、投稿前细致准备和复杂投稿过程的系统工程。作为作者,只有认真地做好每一个步骤,才能顺利完成整个过程。

（金 阳）

第三章 医学科研论文的审稿

审稿是对稿件内容作出判断、鉴定和评价的过程，是决定稿件能否被采用的重要依据，也是保证科技期刊质量的中心环节。目前，国内外期刊一般采用同行评议（peer review）的评价方式，即由相关领域的多位专家对稿件的创新性、科学性、可靠性、可读性等方面给出客观评估和建议，最后由期刊主编作出最终决定。

第一节 期刊编委会与稿件处理

一、期刊编委会

国内外的期刊编委会（Editorial Board）一般由主编（Editor-in-Chief）、编委（Editorial Board Members）、发行人（Publisher）、各类编辑（Editors）（如图片编辑、文字编辑、管理编辑等人员）组成。

编委是本专业、学科领域杰出的，有重要贡献的专家学者，通常由主编提名，编委会讨论通过和任命。

二、稿件处理及评估流程

国内外期刊稿件处理流程大同小异，均以"公平、公正、合理"为原则，具体过程如下：

1. 责任编辑对收到的稿件进行初步评估，主编或副主编审核后交由助理编辑或者分管编辑进一步处理。

2. 助理编辑或分管编辑将稿件分发到各位编委处进一步处理。

3. 编委选择审稿人（Reviewers），要求至少两位审稿人明确同意审稿的答复，正式的审稿过程即可开始。

4. 编委在获得至少两位审稿人的审稿意见（Reviewers' Comments）后，将尽快给出审稿结论。如审稿人意见不一致，编委有权给出审稿结论提交给副主编或者主编审核，或重新选择审稿人再次审稿。

5. 编委和责任编辑将审稿结论递交编辑部后，由主编或副主编进行审核，如无异议，则编辑部以主编的名义将最终审稿结论分别反馈给编委、审稿人和作者。

第二节 审稿人及审稿意见

一、审稿人的选择

审稿人是科技期刊论文质量的重要把关人。由于各学科领域研究的不断深入，学科分类日趋细化，选定合适的审稿人是正确评价稿件质量的关键。

1. 审稿人的选择方式

（1）编辑部决定：期刊都有自己的审稿专家数据库（reviewers database），涉及不同国家、不同地域、不同学科领域。编辑部收到稿件后，根据稿件内容和学科领域选择一定数量的审稿人。

（2）作者建议，编辑部决定：递交稿件时，部分期刊要求作者提供相关领域的审稿人及联系信息，以便及时沟通交流，最后由编辑部决定是否同意他们作为审稿人。同时作者也有权要求规避某些审稿人。

2. 审稿人的选择原则 ①在该研究领域内有较高的学术造诣；②审稿信誉良好，审稿质量较高；③尽量不选来自同一单位或者同一地区。

二、审稿人的责任和审稿原则

1. 审稿人的责任 ①按时完成审稿工作；②评审本领域的稿件；③为稿件内容保密；④避免利益冲突；⑤给予客观、公正的评议。

2. 审稿人审稿原则

（1）保密性：稿件在发表前，审稿人不能引用稿件或者是涉及稿件所描述的工作，也不能利用稿件所包含的信息来进行自己的研究。

（2）公正性：审稿人的审稿态度应客观、公正；如果自己不适合评价一篇稿件，应立即把稿件退回给编辑部；审稿人不应私下同作者讨论稿件。

（3）时效性：审稿应该在规定时间内完成，如因特殊原因无法按期完成，则需及时通知编辑部。

三、审稿内容

对稿件内容的把握程度是审稿的关键。通常，相关学科领域的专家更熟悉稿件涉及内容的研究背景、学术价值、实用意义，从而写出客观、公正的评审意见。审稿内容主要包括以下几方面：

1. 评估文章的科技含量 ①文章的原创性及创新性；②实（试）验方法的准确性；③统计学方法的合理性；④实（试）验数据的科学性及可信性；⑤文章撰写条理的逻辑性；⑥参考文献引用的规范性。

2. 给出总体评价 综合上述科技评分后，审稿人还要在科学价值、创新发现等重要方面作出总体评价。

四、审稿结论

同行评议的审稿结论一般分为以下几种：

1. 接收（accept） 表明该研究科学价值极高，立论科学，方法可行，统计恰当，数据可靠，结论或推理科学，撰写规范。

2. 小修（minor revisions 或者 accept with minor revisions） 表明该研究科学价值高，方法和统计恰当，数据可靠，结论和推理科学，但是由于如语言表述有歧义、某些图表因尺寸原因需要重新编排、撰写方面欠规范、语法和单词拼写错误、参考文献引用不得当等原因需要进一步修改。

3. 大修（major revisions） 表明该研究有较高科学价值，但是可能由于实（试）验方法和统计处理等原因导致实（试）验数据、实（试）验结论或者推理不完善。作者可以针对审稿人的意见进一步完善。

4. 拒绝并重新投稿（reject and resubmit） 表明该研究有一定的科学价值，但需要完善实（试）验设计进一步验证。此外，由于文章本身内容和版面的限制，审稿人和编辑可能会要求作者以该期刊中其他栏目的格式重新投稿。

5. 拒稿（reject） 其原因有多种：①该研究科学价值较小；②实（试）验方法和统计处理存在明显错误；③数据和结论不合理；④撰写极度不规范等；⑤该研究与期刊研究方向不一致。

上述审稿结论只在给编辑部提交的时候呈现，一般作者不知情，编辑部综合各位审稿人意见后给出总的审稿结论。除直接接受和直接拒稿外，对其他三种类型，审稿人一般都需要重新评估修改过的稿件并给出审稿意见，并且根据作者所做的修改决定审稿次数和最终结论。

第三节 编辑及审稿意见

在医学期刊中，与审稿结论的处理关系最密切的是编辑。审稿意见是审稿人实事求是的修改建议，他们对稿件的批评、讨论和建议对于编辑来说非常有价值。但审稿人对稿件的总体评价是个人意见，主要决定权在于编辑，最终决定权在于主编。

一、编辑对不同审稿意见的处理方式

编辑收到至少两份审稿意见后，将根据不同情况进行处理。

1. 编辑与审稿人的审稿意见一致或基本一致，编辑通常会将审稿结论交由副主编和主编审核。

2. 编辑与审稿人的审稿意见不一致，编辑有权再请其他审稿人进行第二次审稿并将审稿结论交由副主编和主编审核。

3. 审稿人之间的审稿意见不一致，甚至截然相反。此种情况下有两种处理方式：①编辑是该研究领域内的专家，可仔细审阅后给出审稿结论；②如果不是，编辑会再次邀请该领域的专家进行二次甚至多次审稿，并根据审稿意见给出审稿结论交由副主编和主编审核。

值得注意的是，经过严格审阅的文章发表后，可能仍有不同的学者对研究结果发表看法，包括肯定和质疑两种。他们会将意见反馈到编辑部，

负责该文章的编辑在收到此意见之后,应及时反馈给作者,请作者给予答复。这种学术探讨与交流有助于深入该研究、体现其研究价值。

二、编辑对于审稿意见的综合及提交

编辑综合审稿意见后,仍需撰写综合的审稿建议提交到编辑部进一步审核。此审稿意见包括两部分:给上级编辑的意见(Comments to Editor)和给作者的意见(Comments to Authors)。其区别在于:①审稿结论为综合的审稿结论;②审稿具体意见一般为几位审稿人的详细审稿意见,编辑一般不做任何改动,而且会分别列出,如审稿人1意见(Reviewer 1 Comments)、审稿人2意见(Reviewer 2 Comments)等;③编辑自己的详细审稿意见应单独列出,在信件回复中以 Editor's Comments 的形式呈现。

针对审稿人给出的审稿结论和审稿意见的不同,由编辑部反复审核后给出不同的信件答复方式,以下举例说明。

1. 以修改后再审为目的,包括小修、大修和拒绝重新投稿。其审稿意见如下:

(1)第一部分为编辑部以主编的名义发给作者审稿意见的常规撰写形式,无论稿件质量好坏,均对作者的投稿表示感谢。此外,应对进一步修稿方式提出统一要求。如:

> ### TITLE(文章题目)
>
> Dear Dr.(通信作者姓名):
>
> Thank you for submitting your manuscript to xxx. We are pleased that you considered the journal for the publication of your work.(表示感谢)
>
> The reviewers did not find this manuscript acceptable for publication in its current form. The editors have examined the manuscript and agree with this assessment. The editors are, however, interested in your work, and would review an altered manuscript submitted for re-review, but only if substantially improved by revision. In addition to editorial changes, critical new data may be necessary.(对文章目前形式的总体评价)

Should you decide to revise the manuscript and resubmit it, let the editorial office know of this decision within two months. The resubmitted manuscript will be treated as a new submission; however, the editors reserve the right to return the paper to one or more of the previous reviewers. Resubmissions should be sent within 60 days. To resubmit this manuscript:(提出作者修稿的要求及修稿期限)

1. Prepare a POINT-BY-POINT response to the reviewers' comments. Do not refer to specific page numbers, but to paragraphs under relevant headings. This will help the reviewers quickly identify the changes you have made.

2. Underline the location of revisions in the manuscript.

3. Resubmit the manuscript at Online Submission(网站名称)

4. ……(具体要求)

Sincerely,

(主编姓名)

Editor(主编)

(期刊名称)

(2)第二部分为各级编辑对作者建议,如:

Editor's comments:

Section Editor: 1(编辑1的意见)

Comments to the Author:

The impact and value of this study are limited by the authors' focus on two risk alleles rather than a more extensive haplotype analysis—work that would definitely be needed to determine the true biological significance of the current data.

Associate Editor: 2(编辑2的意见)

Comments to the Author:

The authors have added Table 2 to show results stratified according to carriage of the HLA-Cw6 status. In my opinion, however, the results should be compared between Cw6 positive patients and Cw6 positive controls(not all control subjects).

（3）第三部分为审稿人对作者建议，如：

Reviewers' comments：

Reviewer：1（审稿人 1 的意见）

Comments to the Author

The most important concern articulated in the initial review was not addressed：rs1217414, located at the 5' end of the PTPN22 gene, is formally associated but the results remain shaky because（a）the difference in risk genotype actually DROPS in the combined cohort（4.1% controls–NOT IN HWE vs.6.3% in the combined cohort, indicating that in the"additional"subcohort the difference to controls is even smaller）,（b）all other genotyped SNPs, although in high LD with rs1217414, are not associated. Therefore, this single-SNP association may be spurious, and must be confirmed by additional SNPs to allow any meaningful conclusion.

Major Comments：..........

Minor Comments：..........

Reviewer：2（审稿人 2 的意见）

Comments to the Author

As stated in the initial review, and pointed out by the authors themselves, the other SNP found（borderline）associated, rs3789604, is located in the RSBN1 gene and NOT in PTPN22. Although the association detected at this SNP may be due to an effect at the PTPN22 locus caused by LD, this should be reflected in other SNPs. None of the SNPs typed evidently exhibits association with PTPN22 and no additional SNPs were genotyped in response to the initial review.

Major Comments：..........

Minor Comments：..........

以上为一份完整的针对作者投稿文章的审稿意见。根据期刊的不同，其结构上会有细微的差异。

2. 直接接收或者经过修改后同意接收的稿件，编辑部发给作者的接收函主要内容包括通知作者文章已被接收、将进一步编辑加工并送交出版社、注意样稿（Proof）的校正及拟出版时间等。其形式如下：

Dear Dr.（作者姓名）：

　　Your manuscript titled（文章题目）has been favorably reviewed and is accepted for publication in（期刊名称）. We look forward to future submissions from you and your colleagues. You will receive an additional message from the Editorial office regarding any special requirements we may have before publication, including the possibility of publishing some materials online–only, due to limited space in the journal. Please note that you will receive. pdf proofs of your article for review. After corrections, your fully copyedited and typeset article will be published online ahead of print. Online publication may precede print by as much as 2 months.

　　Sincerely,

　　（主编姓名）

　　Editor（主编）

　　（期刊名称）

3. 对于直接拒绝或者经修改后仍拒绝的稿件，编辑部也会及时通知作者。内容包括表达对作者的感谢、拒稿的原因、希望作者另投其他期刊等，如果有具体审稿意见也会附上便于作者参考等。其形式如下：

Dear Dr.Li（作者姓名）：

　　Thank you for submitting your manuscript to（期刊名称）. We are pleased that you considered the journal for the publication of your work. Your manuscript has been reviewed by our editorial board, and I am sorry to inform you that its ratings were not sufficiently high to warrant accepting it for publication. We receive many more manuscripts than we can publish, and as a result we are forced to make priority decisions. The comments of the reviewers are attached for you to review.

We regret that we are unable to accept your manuscript for publication, but we thank you for your interest in（期刊名称）and for the opportunity to review your work.

Sincerely,

（主编姓名）

Editor（主编）

（期刊名称）

总之，编辑是基于同行评议的结果而决定稿件取舍的人，编辑的科学素养、工作热情、责任心和综合判断能力等都对审稿过程及审稿结论有较大的影响。对稿件整体处理过程的了解有助于医学科研论文的顺利发表。

（高　敏）

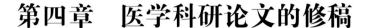

第四章　医学科研论文的修稿

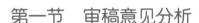

第一节　审稿意见分析

在专业期刊上发表学术论文,通常是科研工作的最后环节。一篇医学科研论文,通过论证选题、研究实施、材料整理、统计分析、文稿书写等阶段,直到形成初稿、反复修订并最终投出,通常需要经历一次或多次修改。因此,学会如何处理审稿意见对作者来说十分重要。

当前学术期刊通常采用同行评议制度,即由责任编辑或投稿人自己邀请该领域内造诣深厚的学者来评议论文的学术价值和文字质量,并提出意见和判定。这些同行评议结果,将直接影响责任编辑对论文所作出的最终评定,投稿人应谨慎地对待每一条批评和建议,作出客观、真实的回复。在某些情况下,所投稿件由于研究内容、研究水平或实(试)验方法等方面与目标期刊要求有较大差距,未能通过期刊编辑的初审环节,作者应冷静地阅读编辑回信,接受其中合理的意见或建议,对论文进行必要的修改或补充后再考虑转投其他期刊。

当论文经过同行评议后,期刊编辑将综合审稿人的意见并作出接收或小修(accepted or minor revision)、大修(major revision)、拒稿(rejected)等决定,并将最终结果和审稿意见发给投稿人,这个过程通常为数周到2个月,依具体期刊而定。

常见审稿结论:

1. 接收或小修(accepted or minor revision)此时应仔细阅读编辑及审稿专家返回的修改意见,按照要求对文稿、图表进行合理的修改及完善,尤其要注意之前可能忽略的一些细节,如重要数据的完整性、图表的格式及参考文献的标注方式等。在完成修改后,应对修改情况进行详细说明并同修改稿件一起返回编辑部。

2. 大修(major revision)　这种情况通常是作者的实(试)验方案或统计分析出现较为严重的缺漏,作者应明确编辑或审稿专家提出的关键问题所在,围绕关键问题对实(试)验方案进行补充,对统计方法进行核对,对文稿、图表进行合理的修改及完善。

3. 拒稿(rejected)　当论文被拒稿时,应仔细阅读审稿意见,分析拒稿原因。如因研究领域与投稿期刊不符,作者应认真选择合适的期刊进行再次投稿;如存在实(试)验方面重大问题,则应慎重对待,弥补实(试)验中可能存在的错误。

常见问题及应对措施:

1. 实(试)验数据不足　是最常见的问题,即审稿专家指出实(试)验数据的缺陷或不足,要求作者进行补充。此时应根据审稿意见,针对性地对实(试)验数据进行合理的完善与补充。

有时审稿专家或编辑可能要求补充过多的内容,或者要求应用某些较新的实(试)验技术,但投稿人无法完成或在有限的时间内难以完成。例如:针对一个新发现的疾病基因,虽然原研究已经在分子和细胞水平进行了非常细致且全面的致病机制研究,但审稿专家还要求必须在动物体内进行基因敲除或基因修饰以验证体外实验结果。此时由于基因新近发现,尚无商品化的基因敲除小鼠模型,而自己投入大量的资金及承担潜在的技术风险制作模型从时间和成本上来看也均不可行。

此时,投稿人应冷静分析审稿意见,如意见合理但由于客观因素确实无法完成,可在修改回复信中遵循以下几点进行回复:①感谢审稿专家的意见,肯定其对于弥补文章的不足或缺陷的重要意义;②结合参考文献,指出按照该要求补做实

（试）验，需要哪些条件或技术，要投入多少资金或时间；③诚恳、客观地说明目前尚不具备这些实（试）验条件，如资金需要量太大或研究周期太长无法在规定时间内完成等；④说明在未来的研究计划中，会将此部分研究优先安排进行，再将结果整理为 Letter 或 Brief Communication 等形式进行后续报道。

这样的处理可以使得你的返修稿有较大机会得到编辑和审稿专家的理解而被最终接收。总之，回答审稿专家的修改意见可算作一门艺术，需要反复磨炼，才能获得较好的效果。但无论如何，带有情绪的对抗和争辩是不可取的；谦逊的、合理的交流及沟通，才是通向成功的必由之路。

2. 统计方法有误或统计结果表述不明确 根据实（试）验内容和数据性质检查统计方法和统计结果，按照要求重新进行统计分析，必要时应向统计学专业人士寻求帮助。

3. 实（试）验方法有误或有缺陷 广泛查阅文献，明确实（试）验方法的适用范围和具体步骤。如有错误应重新做实（试）验以纠正错误，若无明显错误则应详细举证并说明情况。

4. 图表有误 按照要求，逐个进行修改即可。修改图片时应注意与原图内容保持一致，切不可更改图片内容。

5. 质疑论文的创新性 认为已有文献报道过类似的工作。

认真阅读审稿专家提到的文献，努力找出不同点并在讨论中进行详细说明。倘若实（试）验结果与已有文献报道近似，则应设计更深入的实（试）验以提高论文的创新性。

有时，编辑虽然在本轮审阅中表示无法接收稿件，但并没有直接拒绝论文重投该期刊。可能的建议包括：论文不适合以"Research Article"形式发表，而可以考虑以"Letter"等其他形式修稿或重投；或者将一篇内容庞杂的论文分成两部分，分别以较短的形式重投；或者需对论文某部分内容进行较大修改后再重新投送。需要注意的是，重新投送（re-submission）与修回（revision）不同。重新投送的论文很可能会被完全不同的编辑和审稿人审阅，而修回的文章则会被同一组编辑和审稿人审阅。在这些情况下，作者需要衡量多方利益来判断是否值得对已经成型的论文进行如此大刀阔斧的改动，还是直接转投其他期刊。

第二节 修 稿 要 点

在开始修改之前，应对每一条意见反复阅读、反复揣摩，力求弄清编辑或审稿专家的意图，然后有的放矢地进行准备。对需要补充的实（试）验，从收集数据、整理结果、重新作图，再到整个文稿的重新组织均要严格、认真地完成。若时间允许，可再次对语言润色，以保证每个环节都万无一失。待文稿修改完毕后，应同时给编辑附上一封修回信，对每一处修改进行必要的解释说明。一般来说需要注意以下几个要点：

1. 逐条、全面地回答审稿专家和期刊编辑的问题、意见。

这是修回信首要遵循的要素，一定要针对每个审稿人的每条意见逐一回复，不要遗漏，不能简单搪塞，甚至故意省略掉难以回答的问题。

有时审稿人的意见是以大段文字出现的，在对研究内容进行描述的过程中夹杂着问题和建议，此时应该在回复时将其条理化，然后逐个回复。有时审稿专家的部分意见比较模糊，仅仅是一些比较空泛的称赞或评论性文字，并无具体的问题和意见，此时最好使用"We thank the reviewer for this comment..."之类的用语。

2. 谦逊、礼貌地回答问题。

即便不同意审稿专家的某个问题或意见，也应该保持回复时礼貌和谦逊的态度。在每一条回复开始时，都要尽量使用类似"This is a very important question, and we think..."或者"We agree with the referee...but..."这样的句式，准确而又不失礼貌地提出自己的看法，并且不冒犯对方。要避免使用强硬或傲慢无礼的语句。

3. 表达观点时一定要提供充足的证据。

原则上，回答审稿人的每条意见都需要文献或数据支持。重点需要提供审稿人要求补充的实（试）验数据，应详细地指出添加或修改的实（试）验结果在论文及图注中的具体位置。对不需要补充实（试）验数据的一般评论性意见，也应提供参考文献作为支持。当你不认可审稿人的某条意见时,应说明具体原因,并引用参考文献来支持结论。

示例:

Dear Editor,

Thank you for your letter and for the reviewer's comments concerning our manuscript entitled "×××". We have studied the comments carefully and have made some corrections which we hope to meet with you approval. Our point-to-point response to the issues raised by the referees is included.

Reviewer: In this paper, the authors use a mouse cardiac transplantation model to show that the combination of donor imDEX and low-dose rapamycin can induce donor-specific immune tolerance and prolong allograft survival. The induced tolerance appears to be mediated by Treg, which expand following treatments with imDEX plus rapamycin and which can transfer tolerance to naïve syngeneic recipients. The paper emphasizes the potential usefulness of donor imDEX combined with low-dose rapamycin as a novel form of therapy for maintaining post-transplant tolerance.

This is a well done and convincing study. While the imDEX immunosuppressive nature is well documented in the literature, as is the ability of rapamycin to favor expansion of Treg, thus diminishing the novelty aspect of this work, the reported finding that in combination imDEX and rapamycin are therapeutically effective is important for the transplantation field. Further, this combination therapy appears to be practical, non-toxic and its effects are long-lasting. In this latter respect, the authors should more clearly and extensively address the long-lasting nature of induced tolerance and the need for a prolonged delivery of the therapy.

There are several suggestions for the authors as follows:

1. Figure 1 is not really necessary; the comparison of the imDC profile to that of mDC is described in the text on p.5 and is well documented in the literature.(图片 1 多余)

2. Figure 2A can be removed. In Figure 2C, actin is used as a loading control for Western blots with imDEX. But exosomes are not cells, and a more appropriate loading control would be an exosome component, such as, e.g., one of the teraspanins.(对实验方法的质疑)

3. Line 34 on p.4, correct to"do not induce sufficient immune tolerance？"

Line 38 on p.6, correct to" We established a murine model？"

Line 34 on p.7, correct to"（mTOR）inhibitor-blocks DC maturation, inhibits capacity of DC to stimulate T cells?"

Line 17 on p.16, correct the subtitle to"Electron microscopy"

（文字错误）

The Discussion needs to be shortened and purged of numerous repetitions of Results. It should be focused on the advantages and potential utility of the combined therapy in transplantation.

Response to the reviewer: We made corresponding revision in our manuscript under the reviewers' comments. Figure 1 and Figure 2A have been deleted. Textual errors mentioned in Point 3 have been revised and Discussion has also been shortened.

Considering the question on "exosomes are not cells, and a more appropriate loading control would be an exosome component, such as, e.g., one of the teraspanins", our notions as follow. First, exosomes are small membrane vesicles that form within late endocytic compartments by invagination of the limiting membrane into the lumen. So as a cytoskeletal protein of the membrane structure, actin is one of the protein composition of exosomes. Second, in our experiments, we did not affect the skeleton structure of exosomes, so there must be no influence on the expression of actin. Besides, in the experiments of Ruffner et al., Miksa et al., Cai et al., and Yang et al., they all used actin as the internal reference of exosomes in western blotting. So I think there is no problem for us to use actin as internal reference.

　　Thank you again for your comments on my manuscript and if there is something more for me to revise, please inform me as soon as possible.

　　Best regard

　　Yours sincerely,

　　×××（作者姓名）

　　References

　　……

第三节　修改稿提交

　　修改稿和回复信准备好以后，应按照要求在截止时间之前返回编辑处。修改稿中应按照编辑和审稿人的意见把文字、图表、补充实（试）验数据、补充参考文献及讨论等内容认真修改后与原文整合，形成一篇新的完整论文；同时在修回信中详细说明已经修改的内容，以及对审稿意见的逐条回复。

　　当论文最终被期刊编辑正式接收，接下来的工作就是签订发表合同、版权转让合同、进行文字校对等后续内容，这些均应按要求和时间节点认真、仔细地逐步完成。需要注意的是，最后进行的文字校对，是论文正式刊出前对文章错误的最后更正机会，但此时的更正一般仅限于文字拼写、语法及标点符号或参考文献格式等错误或排版过程中出现的错误，不涉及论文主要内容及结构的调整。

　　稿件校对时需重点注意以下内容：

　　1. 侧重不同的方面，如字词的遗漏、拼写错误、排版错误等，多次阅读论文。

　　2. 重点注意文字末尾和行末尾容易出现错误遗漏之处。

　　3. 标记出论文明显改动之处，并严格使用期刊要求的核对标记。

　　4. 仔细检查标题层次、段落衔接、标点符号、图表内的注释或标注符号、名词术语、计量单位等是否存在问题。

　　最后，经过仔细核对无误的清样应在规定时间内提交，以免影响论文的正常发表。

（陶开山）

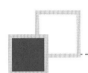

第五章　学术诚信

学术诚信指在学术研究过程中要实事求是，将科学性、真实性、客观性、公正性的原则贯穿学术研究始终，不做违背法律和道德的学术研究。医学科研论文撰写的诚信是学术诚信在科研和论文撰写中的体现。近年来，违背学术诚信的行为和事件屡屡见诸报端，学术诚信已经成为我国社会关注的焦点。国家各相关部门全面推进学术诚信制度和环境建设，并得到了国家、民众和科学界的认可与肯定。然而，随着时间的推移和环境的变化，学术不端行为也在不断演化，有违学术诚信的新问题层出不穷。因此在写作医学论文时，应高度重视这些问题。

第一节　学术不端

随着科技的进步及应用的发展，科研学术活动与其相关的利益联系愈发紧密，加之学术界竞争越来越激烈，大家对科研成果和荣誉的追求也越来越高，这就引发了有的科研工作者在其论文写作中违背道德底线，出现了捏造、剽窃、篡改等行为，这类行为统称"学术不端行为"。

一、学术不端行为概述

各国对学术不端的定义不尽相同，以最早对学术不端行为进行研究的美、英等国为例，1988年美国政府《联邦登记手册》指出："科学不端行为"是指"编造、伪造、剽窃或其他在申请课题、实施研究、报告结果中违背科学共同体惯例的行为"。这是对学术不端行为最早的权威界定。其他国家，例如英国及欧洲各国，将不端行为界定范围扩大到数据造假、篡改图表、工作职位造假、伪造项目信息、侵权等。丹麦更是将纵容他人的不端行为纳入"学术不端行为"的行列。

我国对学术不端行为的探讨，最早是从1981年中国科学院学部委员致函《科学报》"建议开展'科研工作中的精神文明'的讨论"开始的。经过各界有识之士的共同努力，科技部于2006年11月颁布了《国家科技计划实施中科研不端行为处理办法（试行）》，首次对我国学术不端行为进行了定义及规范。2016年教育部颁布了中华人民共和国教育部令第40号文件《高等学校预防与处理学术不端行为办法》，明确了学术不端行为的定义。学术不端是指高等学校及其教学科研人员、管理人员和学生，在科学研究及相关活动中发生的违反公认的学术准则、违背学术诚信的行为，并且具体列举了以下行为构成学术不端：①剽窃、抄袭、侵占他人学术成果；②篡改他人研究成果；③伪造科研数据、资料、文献、注释，或者捏造事实、编造虚假研究成果；④未参加研究或创作而在研究成果、学术论文上署名，未经他人许可而不当使用他人署名，虚构合作者共同署名，或者多人共同完成研究而在成果中未注明他人工作、贡献；⑤在申报课题、成果、奖励和职务评审评定、申请学位等过程中提供虚假学术信息；⑥买卖论文、由他人代写或者为他人代写论文；⑦其他根据高等学校或者有关学术组织、相关科研管理机构制定的规则，属于学术不端行为的。

国家新闻出版署于2019年5月29日发布了行业标准《学术出版规范——期刊学术不端行为界定》（CY/T174—2019），并于2019年7月1日正式实施。此行业标准中详细规范了论文作者、审稿专家及编辑者可能涉及的学术不端行为类型（表2-5-1）。

在此标准中对论文作者学术不端行为类型作了具体的分类和定义，建议医学研究生仔细阅读、认真学习。

表 2-5-1 学术期刊论文作者、审稿专家、编辑者可能涉及的学术不端行为

论文作者学术不端行为类型	审稿专家学术不端行为类型	编辑者学术不端行为类型
剽窃	违背学术道德的评审	违背学术和伦理标准提出编辑意见
篡改	干扰评审程序	违反利益冲突规定
不当署名	违反利益冲突规定	违反保密规定
一稿多投	违反保密规定	盗用稿件内容
重复发表	盗用稿件内容	干扰评审
违背研究伦理	谋取不正当利益	谋取不正当利益
其他学术不端行为	其他学术不端行为	其他学术不端行为

此外,在国家自然科学基金、省课题基金、学校或医院科研经费的结题报告撰写中,将与计划书内容无关的研究成果挂靠到基金中,也应该属于学术不端行为,应该避免。

二、学术不端行为现状

论文写作中的学术不端行为不仅会影响科研人员个人前途、科研团队学术信誉,还会造成科研资源浪费。学术不端会阻碍学科的发展,甚至使我国科技界在国际上声誉受到牵连。

近年来,一系列学术不端事件屡见报端,最令全国乃至全世界学术界震动的事件莫过于2015年英国现代生物出版集团(BioMed Central,BMC)、德国施普林格出版集团(Springer)、荷兰国际化多媒体出版集团(Elsevier)及英国自然出版集团(Nature)相继因伪造同行评审集中撤销了多篇论文,其中不少来自中国作者,在国际上产生极其恶劣的影响。更让人痛心的是,同样的事件在2017年再次上演,同年4月 Tumor Biology 因论文同行评议过程造假而集中撤销中国作者发表的论文,其中经国家自然科学基金委员会核查属实并作出处理的共计30例,处罚36人。根据2016—2018年国家自然科学基金委员会公布数据,国家自然科学基金委员会处理了118例学术不端行为事件,其中学术造假83例,抄袭剽窃25例,重复申请6例,一稿多投(包括重复发表)4例。可见目前学术造假和抄袭剽窃等学术不端现象在我国发生率仍很高。

三、学术不端行为管理

正视了论文写作中学术不端行为的危害,对其管理就显得尤为突出。我国关于学术不端行为的研究最早可追溯到20世纪80年代,大致可以分为三个阶段:20世纪80至90年代,意识萌芽阶段;20世纪90年代到21世纪初,批判学术不端行为,进行道德规范;21世纪以后,学术不端行为高发,出台制定管理办法,建立学术规范。

《高等学校预防与处理学术不端行为办法》自2016年9月1日起正式施行,满足以下条件即可向高等学校提出举报:①有明确的举报对象;②有实施学术不端行为的事实;③有客观的证据材料或者查证线索。值得注意的是,以匿名方式举报,满足事实清楚、证据充分或者线索明确的,高等学校应当视情况予以受理。相关高校应当根据学术委员会的认定结论和处理建议,结合行为性质和情节轻重,依职权和规定程序对学术不端行为责任人作出如下处理:①通报批评;②终止或者撤销相关的科研项目,并在一定期限内取消申请资格;③撤销学术奖励或者荣誉称号;④辞退或解聘;⑤法律、法规及规章规定的其他处理措施。同时,可以依照有关规定,给予警告、记过、降低岗位等级或者撤职、开除等处分。学术不端行为责任人获得有关部门、机构设立的科研项目、学术奖励或者荣誉称号等利益的,学校应当同时向有关主管部门提出处理建议。学生有学术不端行为的,应该按照学生管理的相关规定,给予相应的学籍处分。学术不端行为与获得学位有直接关联的,由学位授予单位作出暂缓授予学位、不授予学位或者依法撤销学位等处理。

国家自然科学基金委员会也于2018年发布了《关于进一步加强依托单位科学基金管理工作的若干意见》(国科金发计〔2018〕105号),指出要从严管理,对学术不端问题严惩不贷。

2019年5月，中国科学技术协会、教育部、科技部等七部门共同研究制定并发布了《发表学术论文"五不准"》。"五不准"包括不准由"第三方"代写论文；不准由"第三方"代投论文；不准由"第三方"对论文内容进行修改；不准提供虚假同行评审人信息；不准违反论文署名规范。规范的制定目的就在于重申和明确科技工作者在发表学术论文过程中的科学道德行为规范，加强教育与科普，逐步建立科研行为严重失信记录制度和黑名单信息共享机制。

2019年6月11日，中共中央办公厅、国务院办公厅印发了《关于进一步弘扬科学家精神加强作风和学风建设的意见》，并发出通知，要求各地区各部门结合实际认真贯彻落实。

科研工作者要时刻紧绷学术诚信的弦，守住学术道德底线，将一切学术不端行为的念头扼杀在摇篮里，捍卫学术尊严，维护良好学风以及自身的合法权益。

第二节　伦理及动物福利

在医学研究中经常使用到人和动物的相关材料及样本，这就涉及伦理及相关问题，其不仅包括人的伦理还包括动物伦理。此外，动物实验还涉及动物福利。

一、人类伦理概述

涉及人类伦理问题的实验包括试管婴儿、胚胎干细胞、体细胞核移植、基因编辑、人体器官移植等，这些技术的进步不仅给科学发展带来了革命性的突破，也给人们的生活和伦理认知带来了前所未有的冲击。2013年10月最新修订的《赫尔辛基宣言》是目前世界范围内认可度最高的伦理准则。在我国，中华人民共和国国家卫生和计划生育委员会令第11号文件要求自2016年12月1日起，涉及人的生物医学研究应当符合以下伦理原则：①知情同意原则。尊重和保障受试者是否参加研究的自主决定权，严格履行知情同意程序，防止使用欺骗、利诱、胁迫等手段使受试者同意参加研究，允许受试者在任何阶段无条件退出研究。②控制风险原则。要将受试者人身安全、健康权益放在首位，其次才是科学和社会利益，研

究风险与受益比例应当合理，力求使受试者尽可能避免伤害。③免费和补偿原则。应当公平、合理地选择受试者，对受试者参加研究不得收取任何费用，对于受试者在受试过程中支出的合理费用还应当给予适当补偿。④保护隐私原则。切实保护受试者的隐私，如实将受试者个人信息的储存、使用及保密措施情况告知受试者，未经授权不得将受试者个人信息向第三方透露。⑤依法赔偿原则。受试者参加研究受到损害时，应当得到及时、免费的治疗，并依据法律法规及双方约定得到赔偿。⑥特殊保护原则。对儿童、孕妇、智力低下者、精神障碍患者等特殊人群的受试者，应当予以特别保护。

需要特别指出的是，我国是多民族的人口大国，具有独特的人类遗传资源优势，拥有丰富的特色健康长寿人群、特殊生态环境人群（如高原地区）、地理隔离人群（如海岛人群）以及疾病核心家系等遗传资源，为研究提供了得天独厚的条件。但是，近年来我国人类遗传资源非法外流事件不断发生，人类遗传资源的利用不够规范、缺乏统筹，利用我国人类遗传资源开展国际合作科学研究的有关制度不够完善等一系列问题日益显著。为解决实践中出现的突出问题，促进我国人类遗传资源的有效保护和合理利用，《中华人民共和国人类遗传资源管理条例》自2019年7月1日起施行，任何单位及责任人违反该条例都将受到严厉处罚。

医学科研人员在进行此类科研工作的时候，一定要知悉相关法律法规、伦理规范，做到自我约束、自我监管。

二、伦理委员会

某些研究涉及器官移植、人类基因编辑、干细胞研究等内容，必须经专业的伦理委员会把关通过后方可执行。伦理委员会是指由医学专业人员、法律专家及非医务人员组成的独立组织。其职责不仅要保护受试者合法权益，维护他们的尊严，促进研究的规范开展；更重要的是，要对所在机构开展涉及人的生物医学研究项目进行伦理审查，包括初始审查、跟踪审查和复审等。伦理委员会批准研究项目的基本标准是：①坚持生命伦理的社会价值；②研究方案科学；③公平选择受

试者；④合理的风险与受益比例；⑤知情同意书规范；⑥尊重受试者权利；⑦遵守科研诚信规范。论文和标书撰写需在文中写明已获得所在院校伦理委员会的审批，根据稿件要求将获得的伦理审批同意书加入文章的附件中。

三、知情同意书

知情同意也是需要在论文的写作中明确指出的。一份知情同意书是研究和论文发表的前提和关键因素，相关材料必须附加在发表的研究文章中。很多知名期刊将拥有知情同意书看作是收录稿件的必要因素之一，只有具有科学完备的知情同意书，其科研成果才能被更多人信服。

四、动物伦理和福利

在医学研究的道路上离不开动物实验，动物伦理审查是医学研究的一个必要环节，主要是保障实验中动物使用的科学性和合理性。动物实验人员在开展动物实验之前都要完成书面的申请，由动物伦理委员会审批通过后方可进行实验操作。例如：2011年 Nature 上某篇研究论文报道有些实验小鼠的肿瘤直径超出了允许规定的1.5cm，这意味着小鼠要忍受比允许的还要更多的痛苦。此事在学界引起不小风波，呼吁撤稿者此起彼伏。加强动物伦理道德规范是动物实验人员的必修课，对于科研人员来说，对动物的态度可以反映出人的道德水平。因此，必须加强动物实验人员伦理道德的培养，建立动物使用和管理制度，完善管理监督体系。

一个合格的动物实验人员，不仅要熟练掌握实验的整个操作流程，熟悉动物伦理的理论知识，还要树立正确的动物伦理道德观，将动物视为道德的主体，不能将动物仅仅看作是实验的工具。在动物饲养过程中，给予动物更多关爱和关怀，加强与动物之间心灵上的沟通，减少对动物的惊吓和损伤；在做实验之前，一定要理清实验思路，明确实验目的，熟悉实验流程，避免进行重复性实验，以减少动物肉体上的痛苦和心灵上的创伤；在实验过程中，要尽量减少对动物的伤害和痛苦，可以通过肢体抚摸、言语安慰来缓解动物受到的伤害；实验结束后，也应经常与动物进行交流，缓解动物在实验中所受到的伤害和疼痛，并给予人文关怀。要学会思考如何维护动物权利，养成高尚的动物伦理和福利道德观念。

医学科研单位应加强动物伦理和福利培训以及监管力度，科研人员经理论考核通过后方可进行动物实验。同时也应提高本单位动物伦理审查水平，加强实验动物伦理审查的监管力度。如遇到违反动物伦理和福利规范进行实验操作的情况，应立即召开委员会讨论，严重者应按照科研诚信制度给予惩罚。

失去伦理道德约束的科研发展，甚至比单纯学术造假更为严重。对于一个医学科研人员来说，能否做到维护伦理、敬畏生命，决定了一个科研人员的职业是否有美好的前程和能否达到前人难以企及的高度。科学是把双刃剑，科学技术的进步需要每一位科研人员的努力，使其向着维护人类尊严、自然生态稳定以及世界和平的方向发展。

第三节 知识产权

一、知识产权概述

1. **知识产权** 知识产权也称"知识所属权"，指"权利人对其智力劳动所创作的成果和经营活动中的标记、信誉等所依法享有的专有权利"，是科技成果的一种表现形式。

科研工作创造的成果都被认为是知识产权。但是，知识产权只有在一段时间内有效，例如：自申请之日起发明专利有效期20年，实用新型和外观设计专利有效期10年等。随着产权人对知识产权保护意识的逐步加强。为了能更好地保护知识产权及产权人，国家也出台了相应的知识产权制度，比如2017年最高人民法院首次发布《中国知识产权司法保护纲要》；2018年中共中央办公厅、国务院办公厅印发《关于加强知识产权审判领域改革创新若干问题的意见》等重要文件。科研人员在科研活动中如有新发现、新技术等，都应将其保护起来，尊重自己的科研成果，避免他人抄袭滥用。

2. **署名、致谢和利益冲突** 署名是社会对作者劳动的承认和尊重，署名的意义除了保障论文作者著作权的法律地位，获得认可、尊重和应得荣誉外,还承载了作者对论文所负的学术责任,同时也便于读者、编者与作者之间的直接联系。既然署名涉及权利、责任、荣誉及联系等问题,这就首先要求必须署真名。署名作者必须参与主要工作并能对读者的质疑作出科学解释。其次,署名要公正透明,按对科研成果的贡献大小进行署名的先后排序,排序经过大家公开讨论同意后论文方可投出。同时,不得以任何理由抛开对本工作有重要贡献的合作者,也不得滥用他人的名义抬高自己。再次,合作单位的署名必须事先充分协商;使用实习、进修人员所在医院或其他单位、科室的病例、资料,必须事先征得相关单位、科室的同意,一方面表示对相关单位资料所有权的尊重,另一方面也避免了论文发表后可能出现的纠纷。

另外,需要特别强调的是,为保证研究的独立性和科学性,对于来自非研究参与人员的财物资助,应该属于感谢范畴,不能将其署名为主要研究人员。国际医学类期刊所收录的文章通常要求研究者提供客观公正的保证声明,承诺结果不会受到外界利益的影响。需在论文的撰写末尾加入"The researcher claims no conflict of interests"。署名并不等同于对于本研究具有完全的知识产权,一般来讲企业、事业单位、社会团体、国家机关等的工作人员执行本单位的任务或者主要是利用本单位的物质条件所完成的发明创造属于职务发明,其具有的发明专利权属于发明者所属单位。但是,为提高上述公职人员的科研转化效率,各单位有相应的激励政策,允许这些人员部分或近乎全部获得科研转化的知识产权,其具体情况应详见各个单位的科研管理政策。对于跨单位甚至跨国合作项目,以合同形式约定好利益分配是合作之前应该首要解决的问题。此外,还需要说明的是,对于已离开原单位的科研人员,在未获得原单位研究负责人许可的前提下,在新单位不能够使用原单位的实验数据和研究结果作为自己的科研成果发表。

3. 文献与引用　参考文献是医学科研论文的必要组成部分。引用文献不仅涉及著作权问题,还涉及道德问题。引用他人的成果,必须标注文献来源,这样做不仅是为了表达对原作者劳动成果的尊重,同时也与作者的工作区别开来,避免抄袭之嫌。

二、知识产权保护的重要性

知识产权保护一般是指通过司法与行政相结合的手段,通过立法、执法、裁判等方式来保护知识产权的一种行为。知识产权中的某些内容,即使是有些发明创造的内容已经公开并且获得专利权,在授权之前也需要对其成果进行保密和保护。另外,对于一些无法使用专利等方式进行保护的,也需要对其成果予以保密。

如今知识产权与医学科研活动息息相关,医学科研工作中处处充满了知识产权。知识产权保护对科技工作者来说尤为重要,没有知识产权也就意味着没有科研成果。

三、如何加强知识产权保护?

知识产权保护制度的建立至关重要,该制度不仅仅针对知识产权的产权人,还应针对知识产权的管理者。当代科技发展迅猛,首先需要科技工作者接受并养成一种良好的道德伦理习惯,提高科技工作者对知识产权保护重要性的认识,将知识产权的保护意识融入每个科技工作者科研活动中,这样才能真正形成一种对知识产权保护的意识,使得每个科技工作者主动去保护自己来之不易的成果。科技工作者将对知识产权的保护不仅停留在道德伦理层面,还应上升至法律层面。在科研活动中,知识产权的管理者在知识产权保护中也同样起到至关重要的作用,如果知识产权的管理者都不能严格把关、慎之又慎,那么知识产权保护也将大打折扣。所以要求知识产权的管理者必须能够公正公平地审查知识产权的申请,加强知识产权保护工作,务必将知识产权的安全放在首位,避免成果抄袭也避免成果泄露。

第四节　信息与资源安全

本节主要围绕"隐私与保密"进行简要论述。

撰写临床文章,存在一个保护患者隐私权的问题。保护隐私权最常涉及的两个方面是:①在文章中不要写出患者的真实姓名,甚至连病案号都不应写出,可用"患者"或"病例×"表示;②图片凡能辨认出患者体貌的地方如眼睛等,都必须遮盖,必要时应征得患者本人或监护人的同意。

　　另外,对涉及国家机密的数字、事件,写作时更应慎重。医学论文或期刊涉及的保密内容主要有:①国家批准的发明;②可能成为发明的阶段性成果;③国外虽有但系保密的其他重要科研成果;④国外没有或国外虽有但系保密的技术诀窍及传统技术;⑤暂时不宜发表的新理论、新发现、新设想;⑥生物品种的自然分布和培育技术;⑦未经公布的我国自然疫源地、烈性人畜疫情、病虫害防治方法;⑧没有公开发表的中医中药文献、医治手稿、中医经验、中医思路的计算机软件;⑨生物工程技术等。

　　因此,对医学论文的撰写及发表有如下建议:①没有公开发表的统计学数字一般不要引用;②对可能成为专利的内容应慎重发表;③有泄密嫌疑的稿件,不宜轻易发表;④内部文件及非公开发表的图书、期刊不应引用;⑤涉及传染病疫情,未经有关部门批准,不应发表,譬如当年的 SARS 病例就不是随意或随时能对外公布的,必须经过审查批准才能对外报道;⑥中医秘方等也不宜将全部药名列出,写上几种非关键的加"等"即可;⑦对收到的医学论文,在其公开发表之前,对全部内容应保密。

　　总之,对凡无把握确认是否泄密的内容,最好请示有关部门核准后再投稿。

（杨家印　高苒　刘连新）

第三篇　医学学位论文的撰写与答辩

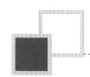

第一章　医学学位论文概述

学位论文是作者以科学研究中取得的创造性结果或创新性见解为内容撰写而成的，用于申请相应学位的学术论文。撰写医学学位论文是医学院校研究生科研训练的一个重要环节，也是医学专业学生必须完成的综合性作业。通过撰写学位论文，学生可以对所学知识进行总结归纳，对所开展的科研工作进行系统、规范的阐述和分析。学位论文不仅反映了学生对所学知识的理解程度和运用能力，还反映了学生思维的严谨性及文字的表达能力。因此，完成一篇优秀的学位论文须掌握学位论文的性质、类别、意义、要求及规范格式等基本内容。

第一节　医学学位论文的性质及撰写意义

一、学位论文的性质

学位论文是高等院校学生在导师指导下取得的科研成果的文字记录，也是一份检验学生对知识的掌握程度、对问题的分析和解决能力的综合答卷。简而言之，学位论文是对毕业生学习成果及实践能力的综合性检测。

学位论文从文体上看，是对某一专业领域的理论问题或实际问题进行科学探讨后取得的具有一定科学价值的议论文，归属于议论文中学术论文的范畴。国家标准化管理委员会《科学技术报告、学位论文和学术论文的编写格式》对学术论文的定义为：学术论文是某一学术课题在实（试）验性、理论性或观测性上具有新的科学研究成果或创新见解和知识的科学记录；或是某种已知原理应用于实际中取得新进展的科学总结，用以在学术会议上宣读、交流或讨论；或在学术刊物上发表；或作其他用途的书面文件。

学位论文从内容上来讲，是提出学科中的某一问题，综合分析已有的研究结果，阐明进一步研究方向的书面文件；或用自己的研究成果对某一科学问题予以完整或部分回答的书面文件。

学位论文从形式上来讲，具有议论文的一般属性，即构成文章的三大要素：论点、论据、论证。在事实的基础上，以翔实的实（试）验数据为依据，通过严密的推理过程，得出令人信服的科学结论。

学位论文具有学术性、创新性、专业性、理论性和实践性的特点。①学术性：学位论文的基础是科学研究，包括实（试）验、调查和推理性论证。学位论文的内容必须是科学研究的内容，即通过收集并分析与某个科学问题相关的数据或材料，提出新观点；或把一些分散的数据或材料系统化，用新观点或新方法加以论证，得出新的结论；或通过观察、研究、实（试）验，得到新的发现、发明或创造，陈述新的观点和主张。②创新性：是学位论文的灵魂，也是衡量学位论文价值的"金标准"。学术研究的根本目的是探求新知，通过阅读、设计、调查、实（试）验、分析、推理、归纳等方式，发现前人之未见，创造前人之未有。③专业性：是区别不同类型学位论文的主要标志，也是学位论文进行分类的重要依据。不同专业的学位论文具有其专业特色，在语言表达、专用字词或表述结果的方法上都有所不同，没有固定的模式。④理论性：学位论文的撰写不能就事论事，要在一定的理论高度去思考问题，运用科学的原理和方法去分析和解决问题，对所取得的结果给予科学的解释和评价。⑤实践性：是学位论文科学价值的具体表现。就医学专业研究生而言，其主要的科研活动是开展各种实（试）验研究，或是各种疾病相关的临床研究。研究成果都是通过大量的实验观察或患者临床资料的分析得到的。因此，学位论文是以大量科学实践为基础，对所观察到的各种客观事实及其规律进行准确、客观的描述。另外，学位论文的实践性也表现在它的可操作性和可重复性上。按照论文描述的实（试）验方法和实（试）验条件等要素，可以重复论文中表述的结果；或是按照论文所提供的已知条件、数据等要素，通过严密的分析、推理可得出论文的结果。最后，学位论文的实践性还体现在论文中报道的新发现、新方法、新技术、新观点等具有的应用前景上。

研究生在学习期间，常发表期刊论文。期刊论文是正式出版的期刊上所刊载的学术论文。学位论文与期刊论文相比，除上述共性外，又有自己的特性。

一是指导性。期刊论文一般由一个作者独立完成，或者由数个合作者共同完成；而学位论文则是学生在导师指导下完成的一份作业。导师要帮助学生确定题目，选择参考文献，提供调查或研究线索，制定论文提纲，解答疑难问题，指导论文修改等。

二是习作性。学位论文的撰写不仅要表述科研成果、促进学术交流，也是研究生教育必不可少的一个环节，是对学生在校期间全部学习成果的检验。教学计划规定，在研究生阶段的前期，学生要专心学好本专业的基础理论、专业知识和基本技能；在中期，学生要在导师的指导下开展科学研究；在最后阶段，学生的主要任务是撰写学位论文。导师应指导学生完成学位论文的撰写，培养学生查阅文献、获取专业知识、综合运用理论知识分析和解决问题的能力。因此，撰写学位论文既反映学生对所学专业基础知识的了解程度，也为将来撰写期刊论文打下基础。

三是层次性。专业人员的期刊论文一般反映某专业领域的最新学术成果，具有较高的学术价值；而研究生专业知识的广度和深度都相对有限。同时，研究生阶段进行科学研究的时间有限，多数学生的科研能力尚处在培养形成阶段，难以获得高水平的科研成果。因此，学位论文的学术价值不能与专业的期刊论文相提并论。当然并不排除

学生通过自己的刻苦努力和充分准备写出高质量的学位论文。

二、学位论文的撰写意义

1. 撰写学位论文是对业已完成的学习进行梳理和总结。学生在校期间，已按照既定的教学计划，完成了公共课、素养课、专业基础课以及相应的选修课的学习和考核。而学位论文的撰写不同于一般的单科考核，它要求学生系统地掌握基础理论及专业知识，根据拟定的论文题目，查阅中外文献，获取在课堂上未学到的新知识并加以总结、梳理，运用这些知识对科学问题进行分析和讨论。因此，学位论文的撰写是对学生的基本理论、基本技能、专业知识掌握程度和运用能力的一次全面性的考核，同时也是对在校学习成果的梳理、消化和巩固的过程。这一过程最终可达到温故知新、融会贯通的目的。

2. 撰写学位论文可以架设学习与科研的桥梁。本科及研究生教育的培养目标是技术应用型人才，要求具备运用所学理论知识和专业技能解决实际问题的能力。由于一般的考核方法都偏重于"知识块"的记忆，难以考核学生运用知识的能力。学位论文的撰写过程恰能提高学生的观察能力、分析能力、文献检索能力、文章写作和书面语言表达能力等。因此，学位论文的撰写是对学生从事科学研究的初步训练，为今后从事科研活动打下必要的基础。

3. 撰写学位论文是提高教学质量的重要环节。学位论文的撰写中暴露出的问题，对教学工作具有重要的信息反馈意义，主要表现在学校、教师方面的反馈和调整以及学生自身的反馈和调整这两个方面。

第二节　医学学位论文的分类

学位论文广义上是学术论文的一种，同其他学术论文一样，学位论文因学科内容、研究领域和研究方法等因素而存在较多差异，具有不同的分类。学生在撰写学位论文之前，应充分了解学位论文的类型，从中选择适合自己论文的类型。

就医学学位论文来说,可按以下两种方法进行分类。

一、根据内容性质和研究方法分类

根究内容性质和研究方法的不同,学位论文可分为理论性论文、实(试)验性论文、科研综述论文和调查报告四种类型。

1. 理论性论文　是根据已有的文献资料来构建新理论的论文。作者引用大量的资料对已有的理论进行分析,比较各个理论之间的优劣,在此基础上提出新的理论。此类论文侧重于对问题进行理论性的探讨。

2. 实(试)验性论文　是在实(试)验的基础上,结合文献资料,对实(试)验事实客观、准确地描述,借助统计学工具和其他方法对实(试)验结果进行比对、分析,并运用逻辑推理予以讨论,得出自己的结论和见解的论文类型。

3. 科研综述论文　是对大量文献进行筛选、分析、归纳和提炼后,系统介绍该专题或学科领域的研究背景、现状与成就,并可对其发展方向进行预测和展望的论文类型。因此,科研综述论文属于一种信息、知识密集的三次文献。读者通过阅读综述可了解某专题或学科领域的基本情况和主要进展。通常医学专业硕士、博士研究生的学位论文需要包含与研究课题相关的综述论文。

4. 调查报告　主要运用观察、采集、询问等形式和方法对某一专题进行调查,收集资料,然后对获得的第一手资料进行归纳、整理、分析,在此基础上得出科学的结论。医学专业的调查报告有普遍、抽样等类型。例如《全国慢性肾脏病患者的流行病学调查》是带有普遍性的调查报告,而《2019年广州市儿童恒牙龋病流行病学调查报告》是抽样性的调查报告。

二、根据学生的不同层次分类

学位论文是学位申请者为申请学位而撰写的学术论文,包括学士论文、硕士论文和博士论文三类。它集中阐述了作者在研究工作中获得的发明、发现和见解,是评判学位申请者学术水平的重要依据和获得学位的必要条件之一,也是科研领域中的重要文献资料。以下主要介绍硕士学位论文和博士学位论文。

1. 硕士学位论文　根据《中华人民共和国学位条例暂行实施办法》第八条的规定,硕士学位论文对所研究的课题应当有新的见解,表明作者具有从事科学研究工作或独立担负专门技术工作的能力。硕士学位论文的工作内容因学科的性质不同而有所差异,一般包括文献阅读、开题报告、拟定并实施工作计划、科研调查、实(试)验研究、理论分析和文字总结等。

2. 博士学位论文　根据《中华人民共和国学位条例暂行实施办法》第十三条规定,博士学位论文应当表明作者具有独立从事科学研究工作的能力,并在科学或专门技术上做出创造性的成果。它应该有较高的学术价值,既是博士学位的凭证,也是重要的科研成果。博士学位论文工作是培养攻读博士学位研究生的重要环节,其工作时间一般不少于两学年。博士生在导师指导下选择科研方向,收集资料,阅读文献,确定研究课题,进行科学研究。

第三节　医学学位论文撰写的基本要求

学位论文的内容和格式都有一定的要求,这也是评价论文水平的重要依据。优秀的学位论文一般选题新颖、观点明确、论据充分、论述条理清楚、格式规范。这里先介绍学位论文撰写的一些基本要求。学位论文撰写过程中如选题、论文撰写格式的具体要求,将在以后的章节中进行详细论述。

一、对论文作者的基本要求

(一)丰富阅读,拓展见识

完成一篇工作量饱满并具有一定学术价值的学位论文,需要作者具有丰富的知识。因此,学生除完成学校要求的基础课程及专业课程外,还应阅读与本学科相关领域的书籍和学术论文,以拓展自己的知识面,加深对专业知识的理解,为撰写学位论文打好基础。

(二)勤于思考,善于交流

确立恰当的论文主题是写好学位论文的

关键。学生应广泛、认真地阅读相关书籍和文献，分析文献材料信息，发现问题并与导师反复讨论，根据讨论结果再次阅读文献，修正选题，经过几次这样的过程最终确定论文的选题。因此，反复思考、讨论是确立选题的关键，学生必须养成勤于思考的习惯，培养与人交流、讨论的能力。

（三）练习写作，锤炼文字

写作是一门技术，也是一门艺术。因此，平时应勤于练笔，不断提高文字表达能力，为学位论文的撰写打好基础。

二、对撰写内容的基本要求

（一）创新性

创新性是学位论文的价值所在。主要包括：①论文的观点在既往研究中并未提及，论据、材料未曾使用，或论文观点虽已发表，但作者采用新的实（试）验方法或用新的实（试）验结果再次加以证明；②论文结果是在既往已有成果的基础上经进一步研究而得到的新发现。

（二）科学性

学位论文的科学性是判断论文价值的重要条件，其主要取决于：①作者是否能对客观事物进行周密而详尽的调查研究；②作者在观察、研究、验证、分析问题时是否能坚持实事求是的科学态度，不夹杂个人的偏见或主观臆断；③作者是否能准确地掌握并运用前人的成果，提出新观点，去解决新问题。

（三）真实性

学位论文中引用的材料和数据，必须真实可靠，经得起推敲和验证。第一手材料要经过反复证实，以保证材料的准确和真实。对引用的资料要究根问底，查出原始出处，并理解其真正的意义，不能断章取义地引用别人的成果。

三、对撰写过程的基本要求

（一）规范性

规范性是评价学位论文质量的重要指标之一。规范的学位论文可提高信息传递及交流的准确性，真正起到总结、记录、交流、传播学术信息的作用。因此，学位论文的撰写要符合题目、摘要、关键词、正文、参考文献等内容和格式的写作规范。

（二）严密性

一篇优秀的学位论文不仅需要好的选题、科学意义的观点、翔实可靠的材料或论据，还需要基于材料或论据进行的严谨论证。论证是用论据证明论点的方法和过程，要有逻辑性，这样的论点才能具有说服力。

学位论文必须以大量的材料或论据，多方面、多角度地论证观点或者研究结果。比如，应该如何证明转化生长因子 β（transforming growth factor-β，TGF-β）诱导肾脏组织生成 I 型胶原蛋白这一假设呢？首先，用 TGF-β 直接刺激体外培养的肾小管上皮细胞，导致细胞内 I 型胶原蛋白 mRNA 水平和蛋白水平均明显升高，再通过 ELISA 证实细胞培养基中 I 型胶原蛋白的含量也升高，上述三个实验分别从基因转录、蛋白合成以及分泌三个层面证实 TGF-β 确实可以诱导肾小管上皮细胞产生 I 型胶原蛋白。在细胞实验的基础上，还需要在动物模型中进一步观察，将 TGF-β 静脉注射至实验动物体内，观察肾脏组织中 I 型胶原蛋白 mRNA 的水平和蛋白水平。这样就通过体内和体外实验论证了 TGF-β 诱导肾脏组织大量合成 I 型胶原蛋白这一论点。

（三）翔实性

一篇优秀的学位论文，要翔实地记录所使用的实（试）验材料、仪器设备的名称和型号以及实（试）验反应的温度和时间等条件。对实（试）验材料的描述包括其来源、生产厂家、产地、货号等，尤其要写清材料的使用量，以便读者可以按照论文的描述重复实（试）验结果。

下面以一篇博士论文《免疫微环境与肝细胞癌复发转移及"免疫微环境分子预测模型"的建立与验证》中记录的如何进行实时聚合酶链反应（real-time PCR）为例加以说明。

主要试剂：

液氮

TRIZOL 试剂（××试剂公司）

氯仿、异戊醇、100% 乙醇（××试剂公司）

75% 乙醇（以 DEPC 处理的水配制）

无 RNA 酶的水、无 RNA 酶的糖原（××试剂公司）

10×DNase I 缓冲液（××试剂公司）

DNase I（××试剂公司）

RNeasy^{R}MinElute^{TM} 纯化试剂盒（××试剂公司）

TE 缓冲液：10mmol Tris–HCl pH 8.0，1mmol EDTA（××试剂公司）

0.4mol MOPS，pH 7.0（××试剂公司）

0.1mol 乙酸钠（××试剂公司）

甲醛（××试剂公司）

甲醛上样染液（××试剂公司）

溴化乙锭（Ethidium Bromide，EB）（××试剂公司）

琼脂糖（××试剂公司）

SuperScript，III Reverse Transcriptase（××试剂公司）

5×RT buffer（××试剂公司）

RNase Inhibitor（××试剂公司）

10mmol dNTP Mix（××试剂公司）

Oligo（dT）18（××试剂公司）

2×RT Real–Time^{TM} SYBR Green/ROX PCR Master Mix（××试剂公司）

……

实验方法：RNA 抽提与质量检测

1. 匀浆：50~100mg 组织，加入 1ml 的 TRIZOL 试剂，电动匀浆器匀浆。所加样品体积小于此样品所有 TRIZOL 体积的 10%。

2. 两相分离：匀浆后 15~30℃孵育 5min，加入 0.2ml 的氯仿，盖紧管盖剧烈振荡 15s，15~30℃孵育 2~3min；4℃，12 000g 离心 15min。离心后混合液体分为下层红色酚氯仿相，中间层和上层的无色水相。RNA 全部被分配于水相中。水相的体积约是匀浆时加入 TRIZOL 试剂的 60%。

3. RNA 沉淀：将水相转移到新离心管中，加 0.5ml 异丙醇；混匀后 15~30℃孵育 10min，于 4℃，12 000g 离心 10min。此时离心前不可见的 RNA 沉淀在管底和侧壁上形成胶状沉淀块。

4. RNA 清洗：去上清液，加入 1ml 75% 乙醇，振荡后，4℃，7 500g 离心 5min。

5. 重新溶解 RNA 沉淀：去除乙醇溶液，空气中干燥 RNA 沉淀 5~10min（但 RNA 沉淀不能完全干燥）；溶解 RNA 时，先加入无 RNA 酶的水用枪反复吹打几次，然后 55~60℃孵育 10min；获得的 RNA 溶液保存于 –70℃。

6. DNase I 消化：去除其中可能含有的基因组 DNA。

……

通过此方法学描述，读者可明确实验所需的材料及实验反应条件，并按照这一方法重复实验。

实（试）验结果或调查数据的描述必须全面、准确而且规范。值得注意的是，科学研究过程中往往会有一些实（试）验现象与研究者的预期不同，或难以用现有理论解释，甚至与论文的论点相悖，即便如此，只要这个结果是真实的、可重复的，就应予以客观、准确的描述。因为这些结果往往是一个新发现或一个新课题的起点，每一个严谨的科学工作者都需要认真分析，不轻易放弃。

（聂　静　吕国悦）

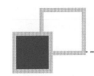

第二章　医学学位论文的选题及撰写前准备

撰写学位论文是复杂的脑力劳动，要经过大量文献阅读、选题构思、收集材料、数据统计分析、撰写及修改等工作，其中每一个步骤都需要严谨的思考及扎实的工作，不能投机取巧、弄虚作假。学位论文作为个人阶段性学术生涯的总结及升华，应认真撰写。本章就医学学位论文的选题及撰写前准备等相关内容予以系统说明，以帮助医学毕业生顺利完成学位论文的撰写。

第一节　医学学位论文的选题

一、选题的概念

选题，即选择所要研究论证的学术问题，是一篇论文的研究目标。它既是学位论文撰写的关键，也是令学生最困惑的问题。选题中"题"字的含义实际上包含了课题、论题和题目三层含义。首先，课题的范围比论题大，通常是指某一学科的某一重大科学问题。比如肝癌是肝脏疾病领域的一个大课题，其中包括许多论题，如肝炎病毒与肝癌的关系、肝癌的分子机制及调控通路、肝癌的表观遗传学特点等。其次，论题的研究范围一般比题目大，一个论题往往需要多篇学术论文的支撑；而题目是一篇论文的题目，只代表这篇论文的研究内容。比如论题是肝癌的表观遗传学调控，那么就可以选择很多具体的题目来进行科学研究及论文撰写，如肝癌细胞的 miRNA 表达谱及 mRNA 表达谱差异，肝癌相关 miRNA 作用的靶基因及下游调控通路，肝癌细胞中基因的乙酰化、甲基化或泛素化等。选题的过程一般是先选课题，然后从课题中选定论题，最后从论题中确定题目来进行科学研究及撰写。

二、选题的意义

（一）选题决定了研究方向、论文内容

撰写学位论文需要解决两个主要问题，一是写什么，二是怎么写。选题就是解决写什么的问题，即确定研究目标。选题一旦确立，阅读文献的范围及方向、实（试）验内容的设计、研究方法的选择以及实（试）验材料或者研究对象的选取，乃至学位论文的大体规模及结构也就基本确定。因此，选题很大程度上决定了研究方向与论文内容。

（二）选题决定了学位论文的价值

学位论文的价值体现在两方面，即理论价值和实用价值。理论价值是在理论上有新发现或突破，具有开拓性或丰富、完善了已有的理论；而实用价值则是对疾病的诊断、治疗等临床实践活动具有指导意义，可以产生实际效益。选择一个具有一定学术价值和实际意义的课题，是评估学位论文学术价值的先决条件。如果选题无意义，即使花再多的时间、精力，使用再完美的词藻，学位论文也是没有价值的。

（三）选题的过程是提高学生科研能力和知识水平的重要环节

人的科研能力是在学习实践中逐步培养产生的。选题是科学研究实践的第一步，通过对选题的策划和构思，学生能对某一问题的历史及现状获得比较全面的认识。通过大量阅读相关文献，对课题的理解将逐渐条理化和系统化，为下一步的研究奠定基础。

在选题前，学生应该刻苦钻研某一学科的专业知识和基础理论，并学习查阅、收集、整理及分析资料等科研方法。选题过程中，学生应该认真思考、综合分析所学的专业知识，锻炼和提高逻辑推理能力，随后，通过查阅相关文献资料补充知识

储备。这样不仅提高了知识水平和认识深度,也锻炼了自学能力。因此,在选题过程中,学生的语言表达、文献检索、逻辑思维、综合分析判断等能力均可以得到锻炼和提高。

三、学位论文选题的原则

(一)选择有研究价值的课题

一项课题有无研究价值,主要取决于是否推进了人类对某一问题的认知,是否创立了新的理论,是否对疾病的诊治等具有指导作用。

1. 选择亟待解决的重要问题 每个学科专业领域中都有一些受到普遍关注或亟待解决的问题。有的是生命或医学科学领域的基本理论问题,比如,环状 RNA(circRNA)如何参与基因表达的调控;脏器纤维化是各种慢性非感染性疾病的共同病理特征,脏器纤维化的机制及如何延缓其进展等是重要的、亟待解决的医学难题。有的是临床工作中面临的重要问题,比如肝移植术后免疫排斥的临床治疗,这类问题常常是国家和省部委支持的科研攻关项目。

2. 选择有创新性的课题 论文撰写是一种科学研究活动。科研活动中新的理论、方法、发现和发明创造推动着科学的进步。创新性课题包括三种:①具有开创性的课题。这类课题从未被研究过,属于开辟新领域的研究。比如发现 DNA 双螺旋结构就是开创性的工作,这是难度非常大的课题。②填补空白的课题。科学的发展有其不平衡性,某学科在某一时期可能侧重于一些方向的研究,而忽略了另外一些方向的发展,就出现了学科上的短缺、空白。比如 RNA 被发现后很长一段时间里,人们都关注 mRNA 的作用,但是微 RNA(microRNA)、circRNA、长链非编码 RNA(lncRNA)的作用直到近几年才得到重视,而这些 RNA 的研究工作就填补了之前的空白,丰富了人类对 RNA 功能及其在疾病中作用的认识。③纠正通说性课题或补充前说性课题。纠正通说,就是对普遍认同但实际上不正确的观点进行纠正,使人们得到正确的认识。补充前说,是对前人的研究成果、学说、观点的进一步完善,尤其在一些新领域,在已有研究的基础上进行更深层次、更广范围的研究,以完善这一领域的理论体系,加强人们对这一领域的认知,即为补充前说。纠正通说、

补充前说,都包含了创新的成分,都是有价值的选题,但难度比前两类要低一些,因为这是在前人工作基础上的延伸,有大量的文献可供参考,也有相对成熟的研究手段。大部分研究生的科研选题都属于这一类。

3. 选择有争议的课题 学位论文涉及综述性论文的撰写。综述性论文是对学科某一方向当前所有研究报道的总结分析,也可以是对某一篇文章的分析或评论。以这类课题作为学位论文的方向时,作者可以选择目前存在争议的热点问题,通过对相关文献的总结分析,指出这些研究的优点和不足之处,在此基础上就这一问题提出自己的观点和看法。例如在肝移植术后发生急性移植物抗宿主病(graft versus host disease,GVHD)中免疫抑制剂如何应用在一段时间以来就存在争议。早期研究认为,增加免疫抑制剂的应用能阻断 T 细胞激活,抑制供者 T 细胞活性,从而达到减轻免疫反应并改善全身症状的治疗效果;而现在更多研究表明减少或停用免疫抑制剂有助于减轻 GVHD 的病情并使救治率提高。目前研究发现 GVHD 的发生反映了受者处于免疫功能过度抑制状态,提出应在骨髓抑制出现前果断减少或停用免疫抑制剂,使受者恢复并提高自身免疫力,以有效清除供者来源 T 细胞,对抗可能存在的机会性感染等新观点。

4. 选择两个或者多个学科交叉的课题 随着科学的发展,越来越多的学科间开始产生交错、融合,不断形成新学科的生长点,出现许多新的研究方向。交叉领域因为同时涉及两个及以上领域的专业知识,且多为较新的内容,既往研究资料有限,往往容易被研究者忽略,这也为学位论文的选题提供了新的着眼点。选择多学科交叉的课题,一是在两门或两门以上的学科之间寻找问题;二是运用多学科理论解决现实存在的问题;三是运用某一学科的理论知识、研究方法解决另一学科的问题。例如,肝移植术后患者容易发生免疫排斥、感染、心脑血管事件等,且部分患者存在精神心理问题,由此可引出肝移植与免疫、感染、心血管、精神心理等学科之间的交叉课题,比如肝移植术后发生免疫耐受的机制,肝移植者精神心理因素分析,肝移植患者围术期心律失常发生的机制及防治策略等。

（二）选择适合自己的课题

选题要适合自己的主客观条件,包括自己现有的理论基础知识、专业特长、兴趣、能力以及资料、时间、研究条件的客观保证等。因为每个人的知识结构、能力水平、兴趣、特长都不相同,且研究环境中所能提供的设备基础及物质条件、前期研究成果及经验传承、周围人员给予的技术及理论指导等均有所差异。所以选题要做到量力而行、扬长避短,选择自己有兴趣、且有一定理论基础或实(试)验技能和研究条件支持的,通过发挥自己才华和潜力可以完成的题目。学位论文的选题要分析客观条件,并根据自己现有能力来确定自己是否可以在规定的时间内完成选题的内容。

1. **选择有能力完成的课题**　主观能力是指学生的知识结构、研究能力和写作能力。学生通过对各科的学习和实践锻炼,储备了一定的理论知识,具备了资料收集、逻辑思考、综合提炼、分析论证等多方面的能力,但是每个学生的知识结构、认知能力等存在差异,有的擅于思考,有的擅于调查。而每一个课题对完成者的要求也不一样。例如学生具备一定的实(试)验技能,且动手能力较强,这就是完成实(试)验性课题的良好基础;有些学生具有一定的临床工作经验,有较完善的临床思维及理论基础,且善于与人沟通,那么选择临床问题作为论文选题就较合适。因此,选题既要考虑其研究价值,又要考虑自身的综合能力。尤其是对刚刚尝试研究工作的大学生来说,更应结合自己实际能力选题,以便顺利完成课题。

2. **选择有条件完成的课题**　客观条件是指参考资料的获取、调研环境、实验环境和设备,以及科研时间等具体情况。比如膜片钳技术是应用特制的玻璃微吸管吸附于细胞表面,使之形成10~100的密封(giga-seal),被孤立的小膜片面积为 μm^2 量级,内中仅有少数离子通道。然后对该膜片施行电压钳位,可测量单个离子通道开放产生的 pA（10^{-12} 安培）量级的电流,从而划时代地将电生理学技术提高到记录和研究单个蛋白质的分子水平。但是膜片钳实验所需要的设备价格高昂,对实验技术要求较高,因此课题完成首要条件即为具备膜片钳设备,而对不具备且无法协调应用此设备的研究人员来说此类实验的完成就存在较大障碍。因此,根据客观条件,选择大小适中的

选题是顺利完成学位论文的重要保证。

3. **选择有兴趣的课题**　兴趣是指人们对某一事物有一种喜好的情结,是一种倾向性很强的心理状态。完成学位论文是一项艰苦的体力和脑力工作,需要充分发挥学生的主观能动性,如果缺乏兴趣和热情,就很难做好。例如,肝癌发生的调控机制和肝癌的临床治疗都是具有科学价值和临床意义的重要课题,在这种情况下,根据自己的兴趣进行选择,就可以更加积极主动地投入研究,完成一篇优秀的学位论文。

四、学位论文选题的步骤

要做好学位论文的选题,只知道选题原则是不够的,还需要掌握选题的步骤。首先确定大致的选题方向,然后开展一些实(试)验研究或调查研究,再根据初步的结果进一步限定选题的范围,明确具体的题目。

（一）确定选题方向

每个专业都有许多未知的领域,究竟要选哪个领域来开展研究,这就是选题的方向。要注意的是,这是一个大致的研究方向,而不是最终的研究课题。例如,肝脏疾病的研究包括很多研究领域,比如肝硬化、肝癌、脂肪肝、肝衰竭的诊断及治疗等。选题可从基础研究和临床研究两方面进行,例如从上述几个疾病方向中选择一个为研究目标,比如肝癌的发病机制。

（二）查阅相关文献资料

在确定选题方向后,学生应着手查阅发表在国内外期刊的论文以及学术会议论文等资料,了解该选题方向的研究历史和现状,研究的程度、角度及方法,从而进一步缩小范围。比如,肝癌的发病机制,肝脏疾病的专家们已从多种角度对其进行研究,包括发病的危险因素、遗传背景、细胞内信号通路,监测肝癌进展的生物标志物,寻找肝癌治疗的新药等。通过阅读文献,研究方向可进一步缩小至肝癌的细胞内信号通路。在此基础上,通过进一步阅读思考,最终确定到某一条信号通路,比如,β2 肾上腺素受体（ADRB2）信号通路。就此可以将最终的论文题目确定为 ADRB2 信号通路在肝癌发生发展中的作用。

（三）根据自己的主客观条件确定选题范围

确定选题方向并查阅相关文献后,学生要从

实（试）验前期基础、实（试）验时间、所在单位的研究条件（包括实验室的硬件条件和临床资源）等客观条件及自己的知识结构、特长、科研能力及所掌握的资料等主观条件考虑选题范围。

（四）获得导师的指导及建议

学生在选题时尤其要注意与导师的交流和沟通，认真听取导师的意见。尤其要考虑导师的专业特长和研究方向，因为导师随时可以给予最直接、最中肯的指导。所以大部分研究生，特别是博士研究生的课题方向都与导师的研究方向基本一致，或者是在导师提供的几个选题方向中选择一个进行研究，这样做起来会事半功倍，容易取得较好的研究成果。

尽管选题可按照上述四个步骤来逐步进行，但实际上这四个步骤并非绝对的递进关系，而是在选题过程中交叉反复进行的四个环节。比如为了确定选题方向，也需要阅读文献、与导师交流；在确定了大致方向后，通过更加深入细致的阅读以及与导师的不断交流，才能确定最终的论文题目。

五、学位论文选题的方法

在了解学位论文选题的原则及步骤后，为了顺利完成学位论文的撰写，还应掌握选题的具体方法。

（一）浏览捕捉法

此方法通过大量阅读文献，理解、消化已有资料，经过反复的分析思考、发现问题、提出问题，找到自己的方向。浏览一般是在资料达到一定数量时，集中一段时间对材料进行全面的阅读，不论是主要的、次要的，还是普遍的、特殊的，都应一一了解，冷静思索、客观分析，这样才会发现有价值的选题。

首先，应广泛地阅读资料，在阅读中要勤于记录，随时记下资料的主要观点、核心数据以及资料中给予自己最深刻印象的论点、思维方法、论证方法等，以及自己在阅读过程中涌现的点滴体会，这是充分理解前人研究成果的一种方式。需要注意的是，记录并不等于有文必录、照搬原文，而是需进行细心选择，有目的、有重点地摘录。研究生们在选题时将文献的主旨思想、重要发现等写下来是一个非常好的增进理解和记忆的方法，并可附

以自己的想法；对一些相同的或类似的资料，在这条笔录下记下资料来源及页码即可。其次，应对资料的内容进行整理、分类、排列、组合，使其系统化，便于从中寻找问题。如对于某一研究方向，应系统介绍其研究发展概况、具有权威性的重要发现、新近发表的资料、有争议的资料、尚未完全解决的问题等进行分类。最后，将自己在阅读中的体会、想法与资料加以比较、分析，作进一步的思考，从而得到明确的论文选题。

（二）追溯验证法

这种方法是先有设想，然后再通过阅读资料或预试验来验证并最终确定选题的方法。需要注意的是，这种"设想"绝不是"凭空捏造"，而要以客观事实为依据提出科学假设。很多研究生的课题都是在课题组前期所取得的研究结果基础上的进一步延伸，论文的选题也是根据前期的工作提出来的，而不是来源于文献报道。

进行这种选题时，首先要根据初步确定的选题，收集相关文献，通过浏览文献，充分了解本题目的研究历史、成果、现状及新问题。然后通过将初步确定的选题与获得的资料进行比较、分析、思考，明确自己的"设想"是否与别人的相似或一致、是否对别人的见解有所补充以及自己是否能够有时间或有把握作出比较圆满的回答或证明、验证。

必须指出的是，无论是通过哪种方法确定的选题都是一个科学设想，不会完全正确。所以在确定了选题之后都要开展一些预实（试）验研究，如果预实（试）验的结果与自己的设想基本相符就可以确定这一选题为论文最终的题目。相反，如果预实（试）验的结果与设想有出入，就需要根据实（试）验结果对课题进行调整。只有获得了足够的理论依据和预实（试）验证据之后，才能最终确定学位论文的选题，做开题报告。所以研究生学位论文的开题报告往往安排在第二学年开始的时候。

第二节 医学学位论文撰写前准备

成功的学位论文撰写有赖于撰写前的充分准备。然而学位论文撰写前的准备工作可以因人、因条件、因研究对象而有所不同，其主要内容有以

下几个方面：

一、研究计划的制订

在选题确定后，学位论文撰写前，需对选定的题目进行科学研究。为避免随心所欲、任意而为，需制订研究计划。研究计划应包括研究目的、研究内容、具体的研究方案以及预期目标等。只有计划严密、科学，才能使研究工作有条不紊地进行，为学位论文撰写提供第一手的材料。以"ADRB2 信号通路在肝癌发生发展中的作用"这一选题为例，研究目的是探讨 ADRB2 信号通路在肝癌发生发展中的作用；研究内容可以从体内、体外实验检测 ADRB2 的表达情况等；具体的研究方案包括如何进行细胞培养、动物模型的建立，选择哪些实验方法如 real-time PCR、免疫印迹（Western blot）、免疫组织化学等，如何进行这些实验，选择何种统计学方法，以及具体的研究进度；预期目标则是在体内、体外实验证明 ADRB2 信号通路在肝癌中起什么样的作用，可能为以后的研究工作提供什么样的基础。

二、材料的收集

材料指作者掌握的用以提出观点并在论文中证明观点的事实或现象。学位论文撰写之前，需具备两个方面的材料。

（一）理论材料

对于学生来说，理论材料主要指在校期间所学的专业理论、国内外与自己课题有关的学术研究的最新动态、权威性的有关论述以及与课题相关学科的信息材料。这部分材料将为撰写论文的背景介绍部分以及讨论部分提供理论支撑，也是支持论文论点的重要论据。

在校期间所学专业理论除通过教学获得外，其他理论材料主要是学生通过阅读的方法从网络数据库、科技图书、学术期刊、科技报告、会议文献、专利文献、学位论文、技术标准等中获得。经常使用的阅读方法有三种：快读法、精读法和略读法。快读法是对材料进行快速地浏览，以基本上了解其内容，对已知或不感兴趣的内容一带而过，通过快速阅读遴选出有价值的文献以备进一步精读。精读法是对有价值的文献反复认真地阅读和思考，在理解的基础上，进行分析、联想、评价

等思维活动。精读的目的在于充分理解文献的观点，弄清作者论证观点的思路以及所提供的证据，最后通过自己的思考来判断这篇文献的观点是否正确、论据是否充分，自己从中得到了哪些启示，发现了哪些新问题等。略读法又称为跳读法。它不像精读那样细致、深入，而是有重点、有选择地读。例如为了搜索文章的观点，对实（试）验方法等一般材料略去不看，对重要的见解和观点反复阅读。又如为了解某一实（试）验方法，只选择阅读该方法的介绍而略过其他部分。在论文撰写过程中，可根据需要，交替采用这几种阅读方法。

（二）事实材料

事实材料是作者通过调查、实（试）验等方法获得的用以支持论文论点的事实论据，其真实性和准确性至关重要。实（试）验法是获得事实材料的主要方法之一，在基础研究中广泛使用，要求对研究对象进行深入、细致的观察，通过反复实验获得真实的、有科学意义的研究成果。调查法一般包括问、听、看、记、想五个基本环节，在流行病学调查研究以及临床研究中普遍使用。要成功获得事实材料，学生必须勤于动手动脑，积极与其他同学、老师交流讨论，善于分析、解决实（试）验中出现的问题。

三、材料的整理

通过阅读、调查、实（试）验等收集的相当数量的理论材料和事实材料较为零散，且可能种类繁多，对于论文撰写的作用不尽相同，因此需要进行整理，才能掌握这些材料并从中发现有用之处。

（一）材料的分类

材料的整理首先就是要把所有的材料进行分类，常用的有主题分类法和项目分类法两种方法。

1. 主题分类法　就是按照一定的观点（根据材料综合而成的观点或自己拟定的观点），把所有的材料进行分类，每大类下可再按相关论点、论据、论证把材料再分为三小类，即以一个观点为统领，把所有与该观点关联的论点、论据、论证及其方法、实（试）验、数据等材料组成一个树形结构。该分类方法可使作者对材料的理解和认识条理化、系统化，便于思考问题和发现问题。以 Wnt/β-Catenin 信号通路在肾脏疾病方面的材料为例，见图 3-2-1。

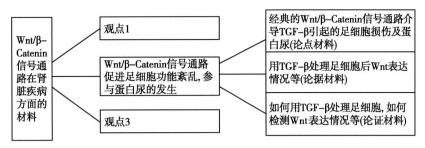

图 3-2-1　Wnt/β–Catenin 信号通路在肾脏疾病方面的材料（主题分类法）

2. 项目分类法　就是把资料按属性，即理论材料、事实材料进行分类。其中理论材料又可分为基本概念、经典理论、最新进展、争议热点等。事实材料又可分为实（试）验数据或图表、调查数据等。此种分类方法项目较细，便于写作时参考引用。仍以 Wnt/β–Catenin 信号通路在肾脏疾病方面的材料为例，见图 3-2-2。

Wnt/β–Catenin信号通路在肾脏疾病方面的材料	理论材料	Wnt/β–Catenin的概念
		Wnt/β–Catenin促进足细胞的功能紊乱（经典理论）
		Wnt/β–Catenin与Klotho的关系（最新进展）
		……
	事实材料	体外实验时Wnt/β–Catenin在足细胞内表达的情况
		体内实验时Wnt/β–Catenin在足细胞内表达的情况
		……

图 3-2-2　Wnt/β–Catenin 信号通路在肾脏疾病方面的材料（项目分类法）

（二）材料的鉴别

对所收集的材料进行分类后，必须对材料作严格的鉴别、审定和筛选。具体来说，一是辨别材料的真实性；二是分析材料的完整性；三是依据所要阐明的中心论点辨析材料是否适用；四是辨析材料是否典型；五是辨析材料的新颖性。在这个过程中，可能会发现材料不足有所短缺，因此需要补充收集材料。

四、论点的确定

撰写学位论文前，应思考自己要表达的内容。这就是论点的确定，也就是论文主题的确定，它表明论文作者对某一事物、问题的看法和观点。论文的论点是通过对实验研究或临床研究获得的数据进行分析、总结而得出的结论，这也再次体现了事实材料在论文撰写中的重要作用。没有充分、确凿的事实证据，就没有明确的、有说服力的论点，也就没有一篇优秀的学位论文。

（聂　静　吕国悦）

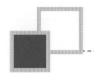

第三章　医学学位论文的撰写

学生完成了选题、材料的收集、整理等工作后,便进入了学位论文的撰写阶段。撰写学位论文是检验学生在校学习成果的重要依据,也是提高教学质量的重要环节。学位论文的撰写并不是材料的简单罗列和对研究结果的单纯描述,而是对所开展研究再认识的过程。撰写需要严谨的逻辑思考,在撰写过程中可能会发现论据不够充分,或已收集的材料存在漏洞的情况,此时需暂停写作、完善论据、补充材料。本章将对医学学位论文的结构及提纲、撰写格式及具体要求、学位论文的撰写与修改等常见问题逐一阐述。

第一节　医学学位论文的结构及提纲

学位论文的结构是指论文各部分之间按其内在联系或逻辑关系形成的序列形式,它以提纲的形式来表现。学位论文的结构是作者在写作上的布局、谋划和安排。不同性质、内容的论文在写作手法上虽有差异,但基本结构却大致相同。结构关系到论文的总体布局以及论文的完整性、条理性以及层次等问题。

一、医学学位论文的结构

(一)医学学位论文结构的外在表现形式

医学学位论文结构的外在表现形式由论文的前置部分和主体部分构成。前置部分包括论文题目、作者、作者单位、摘要、关键词等项目;主体部分包括引言、正文(研究方法及论证过程)、结论、致谢和注释、参考文献等项目。其具体表现形式及要求将在论文格式部分叙述。

(二)段落与层次是构成学位论文结构的部件

段落即自然段,是作者在表述某一内容时由

于转换、强调等形成的行文停顿。层次也叫意义段或结构段,是作者在表述过程中形成的相对完整的意义单位,体现了作者基本思路的走向和论文内容展开的逻辑顺序。层次和段落是不对等的概念,一个层次可包括一个或几个自然段。

学位论文中层次的安排主要有三种处理方式。

1. **递进式**　即论文的各层次之间有内在的逻辑关系,一般按提出问题、分析问题、解决问题的逻辑顺序进行安排。这种方式对内容的安排主要是按顺序进行的。

2. **并列式**　即层次与层次之间是并列关系,如整篇论文分论点之间的并列关系,或某一分论点中若干小论点之间的并列关系。

3. **总分式或分总式**　即开头先亮出论点,再分几个部分使用材料进行论述;或在开头先摆出材料,接着进行分析、论述,最后提出观点。一篇论文的层次安排根据内容的需要可以用一种方式,也可以同时使用两种或三种方式;在一篇论文的不同部分根据需要可以采取不同的方式。

(三)医学学位论文结构的要求

医学学位论文的结构反映着论文思路是否通畅,层次是否清晰,逻辑是否严密。有序的结构,使文章完整和谐,浑然一体。安排学位论文的结构时应注意以下几点:

1. **顺理架构,完整严谨**　"理"即论文的中心点,"顺理架构"是指要围绕中心论点确立论文的结构,从而使论文论点明确,论据完整,论证过程严谨。

2. **依理成形,合理安排**　合理分配各部分内容的比例,前言要精练,正文则要详述,结论要概括准确、归纳得当。

3. **条理清楚,前后连贯**　厘清层次间的相互关系,并在结构中体现出来,通过照应和过渡等常用连接手段,增强论文的整体性,便于读者理解。

二、医学学位论文的提纲

医学学位论文的提纲是论文结构的表现形式,是作者将自己前期的研究构思及材料调配等用简洁的语言记录下来的论文框架体系。提纲是一篇论文的基本轮廓或蓝图,便于作者有条理地安排材料、展开论证。有了一个好的提纲,写作就有了具体的、可依据的"路线图",就能纲举目张、提纲挈领,把握全篇论文的基本骨架,使论文的结构完整统一。

(一)提纲的作用

1. 有利于作者厘清思路,明确论点 围绕中心论点或者分论点对材料进行整理和取舍,合理布局,以组成一个中心明确、条理清晰、详略得当、具有说服力的论证体系。

2. 有利于作者合理布局,层次分明 学位论文是对一项科研工作的总结,在撰写之前拟定提纲能更好地建构全局观念,把握论文每一部分所占的地位、所起的作用及相互间的逻辑关系,平衡每部分的篇幅及在全局中的作用,以利于形成严谨的论文结构体系。

3. 有利于作者科学规划,合理布局 较长的论文往往需一定的时间才能完成。提纲可以帮助作者制订写作计划,合理安排时间,保证按时完成学位论文的撰写。

4. 有利于修改调整、完善论文 在学位论文的撰写过程中,提纲有利于作者按原定的论文框架对论文进行及时调整、修改,避免偏离主题。

(二)提纲的基本要求

学位论文的提纲主要有四方面的要求。

1. 围绕中心论点 提纲的各级纲目要根据中心论点和次要论点逐层展开,主次分明,为全文的撰写打好基础。

2. 把握全局 拟写提纲应从全局着眼,对论文每一部分、每一段落的大概字数及比例进行分配,所用数据、论据的数量及类型等的预估要做到准确。

3. 符合逻辑 提纲的逻辑既是论文结构的逻辑,也是论文中论证过程的逻辑。其可表现在横向的提纲纲目之间,也可表现在不同层次的纲目之间。撰写论文时,常见问题是论点和论据之间的联系不紧密:有的是反复叙述论点而缺乏切实有力的论据;有的则大量列举材料但论点却不明确;有的则是各部分之间缺乏逻辑关系。因此,拟提纲时特别要注意这一点,要把论点以及每一个论点的论据尽量写清楚。如果发现论据不充分,可以及时补充完善。

4. 完整齐备 论文内容反映的是一个完整的研究过程,要表达这个完整的过程,首先需要以齐备完整的提纲为基础。提纲的项目一般包括:题目(可以是暂定)、论文的中心论点、隶属于中心论点的各个分论点、隶属于各个分论点的小论点、每个小论点的论据材料(理论材料、事实材料)、每部分的论证方法、结论分析与意见等。

(三)学位论文提纲的拟写

医学学位论文的核心包括引言、材料与方法、结果、讨论和全文总结。引言用于说明研究这一选题的缘由、目的、意义和创新点等;材料与方法部分常常说明实(试)验材料、方法及操作过程,理论材料和事实材料的引用、分析等;结果部分通常为对实(试)验结果客观、详尽的描述和论证;讨论部分通常给出论文的结果和应用,以及与已有成果的比较分析,提出进一步需要探求的问题;全文总结通常在正文文末总结整篇论文的观点、创新点及意义。根据这些内容的要求,医学学位论文的提纲常可按题目目录形式来编写。

1. 论文的目的和意义

2. 选题对象的研究

(1)选题提出的缘由;

(2)作者对选题提出的新观点、新见解;

(3)研究的目的。

3. 实(试)验的描写

(1)实(试)验材料;

(2)实(试)验方法;

(3)实(试)验步骤。

4. 结果的表述

(1)实(试)验结果的展示(数据、图表等);

(2)分析推理、论证。

5. 讨论

(1)新结果的综述(包括其可能的应用前景);

(2)与已有结果的比较;

(3)有待进一步解决的问题。

6. 全文总结 论文每一部分/全文的主要

观点、创新点及其意义。

第二节 医学学位论文的格式及具体要求

论文的内容根据研究领域的不同而多种多样，但其格式却必须遵守一定的规则。论文格式的规范，是为了适应信息系统采集、存储、处理、加工、检索、利用和传播功能的需求。论文的题名、作者、摘要、关键词、引言、正文、结论、致谢、参考文献以及图表等的书写要求，都有严格的国家标准，如国家标准 GB/T 7713—1987《科学技术报告、学位论文和学术论文的编写格式》及 GB/T 7714—2015《信息与文献 参考文献著录规则》。

《科学技术报告、学位论文和学术论文的编写格式》规定论文的中文稿必须用白色稿纸单面誊写或打印，外文稿必须打印。稿纸宜用 A4（210mm×297mm）标准大小的白纸，以便于阅读、复制和拍摄缩微制品。在书写、扫描或印刷时，要求纸的四周留足空白边缘，以便装订、复制和读者批注；每一面的上方和左侧应分别留边 25mm 以上，下方和右侧应分别留边 20mm 以上。

根据《科学技术报告、学位论文和学术论文的编写格式》，理科论文的纲目格式一般如图 3-3-1 所示。

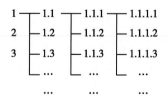

图 3-3-1 理科论文的纲目格式

各层纲目序号均用阿拉伯数字表示，左顶格书写。第一、二层序号和标题占一行，序号与标题之间空一格，叙述文字另起一行。从第三层序号、标题开始，标题后空一格接叙述文字。

医学学位论文一般由封面、论文原创性声明及版权使用同意书、论文题目、署名、摘要、关键词、目录、引言、材料与方法、结果、讨论、全文总结、参考文献、附录、论文相关综述、致谢构成，其排列顺序可参照各院校具体规定执行。下面分别论述各部分写作的具体要求。

一、封面

封面是论文的外表面，提供应有的信息，并起保护作用。按照国家教育部（或 GB/T 7713—1987）下发的统一格式，医学学位论文的封面上一般应包括下列内容：

1. **题名和副题名** 用大号字标注于明显位置。

2. **责任者姓名** 责任者包括论文的作者、导师、学位授予单位等。可注明个人责任者的职务、职称、学位、所在单位名称及地址。

3. **申请学位级别** 应按《中华人民共和国学位条例暂行实施办法》所规定的名称进行标注。

4. **专业名称** 指论文作者主修专业的名称。

5. **工作完成时间** 可以包括论文提交日期、学位论文的答辩日期、学位的授予日期等。

6. **密级、分类号等。**

二、论文原创性声明及版权使用同意书

论文原创性声明是学生对所呈交的学位论文的原创性进行郑重声明并自行承担其法律后果。版权使用同意书是学生及导师对学校使用其学位论文的授权。

三、论文题目

论文的题目是以最简洁、精准的语词对论文核心论点的描述，是对论文主要内容的高度概括。一般来说，在论文的封面中及摘要前均需注明论文的题名。论文题目的拟定应遵循以下要求：

1. **简明、准确** 是指以较少的文字清楚地反映论文主题以及所研究的范围和深度及论述的主题和内容。题目一般不宜过长，最好限定在 20 个字以内（英文题目最好在 100 个印刷字符以内，包含空格），用字或词应精确，不能随意夸大论文的内容。

2. **规范** 一是格式上的规范，即题目应该置于正确的位置，通常置于篇首，居中排列，一般用较大字号的粗体字表示；题目较长时，可以排成两行，但不能把一个词或词组分割开来分别排在

一行的末尾和另一行的开头；题目编排时应尽量做到左右对称美观。二是语词规范，有关的名词术语、缩略语、翻译语词等要用常用的、约定俗成的和工具书指定的，不要使用不常见的缩略词、首字母缩写字、字符、代号和公式等，以避免引起歧义，同时也有助于选定关键词和编制题录、索引等二次文献。

3. 新颖、醒目　题目是否醒目、有吸引力，会直接影响到读者的阅读兴趣。但是，醒目的题目应该在简明、准确、规范的前提下仔细推敲而得，不能刻意追求，以避免文不对题或者夸大其词。

四、署名

论文署名一是为了记录作者的劳动成果，二是表明文责自负，三是便于读者与作者联系及文献检索。其置于题目之下、摘要之上，一般居中排列。学位论义一般由学生在导师指导下独自完成，署名只需要写明学生和导师的姓名、身份（如硕士研究生、博士研究生、教授等）以及所在的院、系（教研室）。

示例：

免疫微环境与肝细胞癌复发转移及"免疫微环境分子预测模型"的建立与验证
博士研究生　　××
导　　师　　×××教授
××大学医学部××系

五、摘要

摘要是对学位论文内容不加评论和补充解释的简短概括。它的内容应包含与论文同等量的主要信息，因此具有独立性和自含性，也能获得必要的信息。

摘要的撰写一般是在论文成稿后进行，是在对全文内容反复思考的基础上选择并限定的摘编内容。具体来说，摘要的内容一般应包含如下几方面：研究的目的、意义；研究的主要内容及研究方法；获得的研究成果和基本结论；成果或结论的意义等。其重点是论文获得的主要成果和结论。换言之，摘要就是把论文最主要的新发现、新见解及其科学价值或者应用价值用最精练的语言写出来。

摘要一般置于题目和署名之后，要求文字高度概括，技术名词和专业术语应尽量使用正式出版的词表和权威性的专业词典中的词汇，不得出现生僻词和非公知公用的符号、术语，所使用的缩写和简称应符合国家标准。

英文摘要的写作应注意准确性与合理性。可使用"Here we report""Here we describe"等标记论文所要表达的信息，使用"These findings suggest that""We propose that"等标记论文表达的信息的意义；表述一般事实时用现在时，描述已做的、已发现的用过去时，如无必要，尽可能不用完成时态、进行时态和其他复合时态；表达"意义"时建议在相关谓语动词前加情态助动词，如"may inhibit""may play a role in"等；尽可能简短，一般不超过250个单词。

下面节选博士论文《免疫微环境与肝细胞癌复发转移及"免疫微环境分子预测模型"的建立与验证》的摘要，供大家参考。

摘要

肝细胞癌（hepatocellular carcinoma, HCC, 简称肝癌）是最常见的恶性肿瘤之一，位居全球恶性肿瘤发病率的第6位、死亡人数的第3位，在我国为恶性肿瘤第2位死因。尽管近几十年以来肝癌临床和基础研究均取得了长足的进步，但总体而言，肝癌的预后并无显著改善，5年生存率不足5%。手术治疗仍是目前肝癌最有效的方法，但远期疗效欠满意：即使是根治性切除，5年复发转移率仍高达60%~70%。因此，术后转移复发已成为阻碍肝癌病人长期生存的关键和瓶颈，临床上迫切需要探索肝癌转移复发的分子机制、预测患者预后、寻找有效的干预靶点并设计干预治疗的新方法。

传统的肝癌研究注重肿瘤细胞自身，试图从癌细胞本身基因与表型改变来解释肿瘤。研究表明，作为与肿瘤密不可分的局部微环境对肿瘤演进起着不容忽视的重要作用。由于恶性细胞的遗传学和表观遗传学上的异质性、不稳定性，以及由此获得的逃避外界压力的克隆选择性生长和适应能力，一切忽视甚至是破坏机体免疫系统的抗肿瘤治疗最终将遭遇治疗抵抗和恶性细胞优势克隆选择性生长。公认为肿瘤的"第七大标志性特征（the Seventh Hallmarker）"的免疫逃逸在肿瘤防治中已处于不可或缺的地位。更有发现，肿瘤局部微环境免疫学因素是一个优于TNM分期的、迄今为止最准确的独立预后指标；肿瘤学家和免疫学家们逐渐达成共识：癌症是一种免疫和微环境疾病。当前，肿瘤治疗的热点和突破口已确定为两方面：一是针对与恶性细胞共生共栖的肿瘤微环境，一是利用机体自身免疫系统。肿瘤微环境之所以日益受到重视，就是在传统研究的不足基础上，看到了癌与宿主互动的极其重要性。基因组学、组织微阵列以及其他高通量研究技术的兴起与日益完善，为肿瘤微环境研究提供了技术与理论保证，既可对以往建立在现象观察基础上的假说进行验证，又可在大规模、无偏倚观察基础上提出新的理论与设想，从而大大推动研究的精确性与进程，成为目前肿瘤学研究的一个方兴未艾的热点，受到了广泛关注。

作为免疫特惠器官，肝脏具有独特的免疫系统并参与机体局部及整体水平免疫调节。有理由相信，免疫微环境在肝癌发生发展和侵袭转移中发挥了异常重要的作用。本研究首先从肝癌微环境免疫活性细胞的层面和角度，利用组织微阵列和免疫组化技术，原位、在体和系统地探索了局部微环境树突状细胞和淋巴细胞的类型亚型、数目、部位与功能状态在肝癌复发转移中的作用；接着，利用高通量、高灵敏度和精确度的荧光实时定量PCR微阵列芯片研究了肝癌微环境过继免疫（Adaptive immunity）为主的免疫效应、免疫抑制（Immunosuppression）和炎症（Inflammation）相关的标志性基因的表达谱及其与肿瘤复发转移的关系，并在此基础之上建立了与肝癌复发转移相关的"免疫微环境分子预测模型"；最后，在另一个随机、独立的肝癌患者队列中证明了该"免疫微环境分子预测模型"的稳定性、有效性和通用性，并在细胞水平进行了与分子水平遥相呼应的验证。

六、关键词

关键词通常是从论文中选取出来的、具有实质意义的、反映论文主题内容的词语。关键词的主要作用是便于文献标引和信息检索，其选择得当与否与论文被引用频率密切相关。

关键词一般是作者完成全文的撰写后，从题目或论文中选取最能反映文章主要内容信息、在文章中出现频率较高的词汇作为关键词。这些词汇可以是主题词表中的词语，也可以是正式出版的专业词表、词典上的词语，且都应符合词表或词典中规定的书写形式。

关键词在摘要下方另起一行书写，在"关键词"三字之后依次排列，末尾关键词的后面不加标点符号。一般说来，每篇学位论文选取3~8个关键词。英文关键词对应汉语进行翻译，翻译的基本原则是语义准确，书写格式及要求与中文关键词相同。

以《免疫微环境与肝细胞癌复发转移及"免疫微环境分子预测模型"的建立与验证》一文为例：

> 关键词：癌,肝细胞；复发转移；肿瘤微环境；肿瘤免疫；预后；预测
> Keywords: hepatocellular carcinoma; recurrence and metastasis; tumor microenvironment; tumor immunity; prognosis; prediction

七、目录

医学学位论文目录是论文各部分内容及其页码的展示，其作用是便于读者了解论文的构成及查找所需的相关内容。它一般另起一页拟写，具体格式以博士论文《LSD1是NuRD复合体的一个内在亚基,功能上调控乳腺癌的转移》一文为例。

（hepatocellular carcinoma, HCC）位列全世界恶性肿瘤发病率第 6 位,死亡人数第 3 位,每年全世界新发 626 000 例,死亡 598 000 例;在新发患者和死亡患者中,82% 以上发生在发展中国家,而中国占 55%。"

另外,除了基本概念,还要对论文中提到的一些基本理论进行介绍。接下来应介绍本研究课题相关领域已有的、前人的研究成果,从而引出作者开展本研究的目的:本研究将填补本专业领域某方面的空白,或对已知的理论进行补充、修正或扩展。科研综述文章,则还需阐明写作目的、综述的范围、有关焦点问题等。

引言的基本撰写要求是直截了当,突出要点,包含足够的信息,主要突出作者开展本研究的目的及预期的结果。为了条理清楚,可采用小标题分段叙述。硕士学位或博士学位论文为了表明作者已系统、全面地掌握了相关领域的基础知识和研究进展,可以在引言之外,在论文的最后再附加一篇综述。

九、论文主体部分

论文的主体部分紧接引言之后,占论文的主要篇幅。科学研究所取得的新成果、新见解主要在此部分表达出来;科学研究和写作主要的工作量,包括实(试)验、调查、参考资料的应用等,也包含在这一部分。该部分主要包括材料与方法、结果、讨论三个部分。

（一）材料与方法

该部分主要说明实(试)验对象,实(试)验材料的名称、性质、来源、数量、选取方法和处理方法,实(试)验所用的仪器、设备(包括名称、型号、测量范围和精度等),实(试)验及测定的方法和过程,出现的问题和所采取的措施,等等。该部分的作用一是为论文审阅人和读者评价论文的可靠性提供依据,二是读者能借鉴此部分重复实(试)验结果。

以博士论文《免疫微环境与肝细胞癌复发转移及"免疫微环境分子预测模型"的建立与验证》为例:

目　　录

八、引言

引言又称前言、绪论、导论、序言。它是论文正文的前导,目的是为读者提供理解论文所需的背景材料。

引言部分的第一个内容是所研究论题的背景。以全国优秀博士论文《免疫微环境与肝细胞癌复发转移及"免疫微环境分子预测模型"的建立与验证》为例,本论文重点探讨了肝细胞癌,因此,引言第一句话即指出:"肝细胞癌

材料和方法

一、材料

（一）研究对象

1. 本部分研究共纳入两组队列

1.1　队列 A：1991 年 1 月—1992 年 12 月，123 例。

1.2　队列 B：1997 年 2 月—1999 年 12 月，302 例。

2. 入选标准

2.1　患者在 ×× 医院 ×× 科室接受首次根治性切除，并经组织病理学证实为肝细胞癌。

2.2　术前均未发现远处转移，未接受放化疗、手术切除等任何抗肿瘤治疗。

2.3　标本均经福尔马林固定、石蜡包埋（包括肿瘤组织及癌旁组织），并且质量合格、适合制作组织芯片及进行免疫组化染色。

2.4　有完整的临床病理和随访资料，主要包括性别、年龄、肝炎史、肝硬化、术前 AFP（ng/ml）、ALT（U/L）、肝功能 Child-Pugh 分级、肿瘤大小、数目、包膜、分化、癌栓、TNM 分期。

2.5　符合要求的患者利用随机数字进行随机选取。

3. 术后随访

术后定期随访，随访时间间隔随术后生存时间的增加而逐渐延长（1~6 个月）。随访内容除了生存、复发、转移情况，还包括一般情况、肝功能、AFP、超声诊断、X 线胸片，对于可疑复发者，还进行 CT 和 / 或 MRI 扫描，复发 / 转移的确诊依赖于 CT 和 / 或 MRI 和 / 或异常 AFP 水平。末次随访日期：队列 A 随访至 2003 年 3 月 15 日；队列 B 随访至 2006 年 3 月 15 日。复发后抗肿瘤治疗依患者具体情况而定，不尽相同。

4. 各项临床标准的确定

4.1　根治性手术切除：完整切除肿瘤，组织学检查切缘阴性，无术前肝门淋巴结侵犯或远处转移。

4.2　AFP 阳性以放射免疫法（RIA）或 AFP 单克隆抗体酶免疫（EIA）快速测定法检测血清 AFP 含量，以大于 20μg/L 为 AFP 阳性

标准。

4.3　肿瘤分化程度：在本研究中根据各个病例的组织标本经高年资病理医生诊断及复诊，按照 Edmondson 4 级分法，将 Edmondson Ⅰ~Ⅱ 级归为分化好，Ⅲ~Ⅳ 级归为分化差；对于存在多级分化的肿瘤，参照文献，我们采用较低的一级分化判定肿瘤的分化程度。

4.4　癌栓：在本研究中对各个病例的组织病理切片进行复诊，观察有镜下癌栓者为镜下癌栓组；术前 CT/MRI 提示门静脉有癌栓，且在术中得到进一步证实者为肉眼癌栓组；两组合称癌栓阳性组，其余病例则为癌栓阴性组。

4.5　肝癌 TNM 分期：采用 AJCC/UICC 2002 年最新分期标准。

4.6　肝功能分级：按照 Child-Pugh 分级方法。

4.7　肝癌复发：根据影像学及血液检查结果，如出现 AFP 增高、肝脏占位等典型复发征象，结合临床表现及治疗、随访情况综合判断。

（二）主要仪器和试剂

1. Lecia RM2165 石蜡切片机（×× 试剂公司）。

2. Lecia ST5010 全自动染色机（×× 试剂公司）。

3. Lecia CV5030 自动盖片机（×× 试剂公司）。

4. Lecia HI1210 展片机（×× 试剂公司）。

5. Lecia HI1220 烤片机（×× 试剂公司）。

6. 组织阵列仪及配件（×× 试剂公司）。

7. 显微镜系统：Hitachi HV-C20A CCD camera（×× 试剂公司）、Leica DMLA light microscope（×× 试剂公司）。

8. 一抗

8.1　队列 A：兔抗人 S-100 多抗，鼠抗人 CD3、CD8 和 CD45RO 单抗（×× 试剂公司）。

8.2　队列 B：鼠抗人 CD3、CD4、CD8、Granzyme B 单抗（×× 试剂公司）和 FOX3P 单抗（×× 试剂公司）。

9. 二抗：即用型 HRP- 羊抗兔、羊抗小鼠 EnVision 二抗（×× 试剂公司），HRP- 羊抗小鼠二抗（×× 试剂公司），AP- 羊抗小鼠二抗（×× 试剂公司）。

10. 免疫组化染色系统：NovoLink 聚合物检测系统（NovoLink Ploymer Detection System），包含阻断过氧化物酶（0.3% H_2O_2 溶液，RE7101）、阻断蛋白（RE7102）、一抗后封闭剂（RE7111）、NovoLink™ 聚合物（HRP- 羊抗小鼠二抗，RE7112）、DAB 染色剂（RE7105）、苏木素（RE7107）等（×× 试剂公司）。

11. PBS 缓冲液（pH 7.2~7.4）：NaCl 137mmol/L，KCl 2.7mmol/L，Na_2HPO_4 4.3mmol/L，KH_2PO_4 1.4mmol/L。

12. 0.1mol/L 柠檬酸钠缓冲液（CB，pH 6.0，1 000ml）：柠檬酸三钠 3g，柠檬酸 0.4g。

13. 封裱剂：中性树脂。

14. 品红显色液（×× 试剂公司）。

15. 主要仪器设备：烤箱、37℃孵育盒、一次性 OT（手术室用）注射器、显微镜、湿盒、移液器、微波炉等。

二、实验方法

（一）组织芯片的制作

队列 A 标本采用普通切片染色，队列 B 则借助于高通量、均一性、代表性好的组织微阵列技术，从 2005 年以来组织微阵列技术被广泛应用于微环境免疫活性细胞的研究，并取得了一系列突破性的进展和成果。

1. 所有石蜡标本切片均先行 HE 染色、复诊，按要求（排除肿瘤组织中的坏死、出血以及大的瘢痕区域，选取病理上具有代表性的区域）对肿瘤及癌旁组织在 HE 染色切片和原石蜡标本上进行定位。

2. 按照实（试）验目的设计组织芯片阵列排列方式并根据染色要求加入阳性对照组织（淋巴结、脾脏、正常肝脏、血管组织等）。

3. 制备合适的空白受体蜡块。

4. 使用直径 1.0mm 的组织穿刺针取出石蜡标本的组织芯，并有规律地排列在空白受体蜡块上制备成组织阵列块。每个石蜡标本的同一种组织各取 2 个组织芯，一方面使这些点能最大程度地代表原来石蜡标本的信息，另一方面以防止实验脱点而造成数据的丢失。

5. 组织阵列块在 52℃恒温烤箱中加热融合，使组织芯与受体蜡块紧密相连。

6. 对组织阵列块进行修整，直至 80% 的组织芯完全暴露。

7. 对组织阵列块进行 4μm 的常规切片，裱于 10% 多聚赖氨酸处理的载玻片上，制成组织芯片。

8. 组织芯片于 60℃烤片 16h。

（二）免疫组织化学染色

采用二步法免疫组织化学染色：

1. 常规组织切片 / 组织芯片 70℃烘片，湿盒预温。

2. 常规二甲苯脱蜡（3×10min），梯度酒精水化（100%，95%，85%，各 5min）。

3. 0.3% 过氧化氢溶液浸泡 5min，阻断内源性的过氧化物酶，水洗，PBS 洗 2×5min。

4. pH 6.0 柠檬酸钠缓冲液微波加热至 100℃，切片放至其中微波修复 20min，微波炉低火保持在 96℃左右，自然冷却至室温（20min），蒸馏水洗，PBS 浸泡 2×5min。

5. 阻断过氧化物酶（RE7101）抑制内源性过氧化物酶 5min，PBS 洗 2×5min。

6. 阻断蛋白（RE7102）孵育 5min，PBS 洗 2×5min。

7. 加入一抗，37℃孵育 60min，PBS 洗 2×5min。

8. 用一抗后封闭剂（RE7111）孵育 30min，PBS 洗 2×5min。

9. NovoLink™ 聚合物（RE7112）孵育 30min，轻摇并用 PBS 洗 2×5min。

10. DAB 工作液显色 5min（人正常脾脏 / 淋巴结 / 扁桃体标本作阳性对照，以 PBS 代替一抗的标本作阴性对照），自来水冲洗。

11. 苏木素复染 1~2min，水洗 2min，1% 的盐酸酒精 20s，水洗 2min。

12. 梯度酒精脱水（75%，85%，95%，100% 各 1min），石炭酸二甲苯，二甲苯 Ⅰ、Ⅱ、Ⅲ 各 1min 透明，中性树胶封片。

（三）双重免疫组化染色

队列 A 采用双酶双重免疫组织化学染色观察 S-100$^+$ 树突状细胞与 CD45R0$^+$ 记忆 T 或 CD8$^+$T 之间的关系。

1. 第一重染色：S-100$^+$ 树突状细胞实验步骤同上（兔抗人 S-100 多抗）（即用型 HRP- 羊抗兔 EnVision 二抗）。

2. 第二重染色：DAB 显色后，入水阻断，微波修复 20min；分别加 CD45R0、CD8 单抗，37℃ 孵育 2h（鼠抗人单抗）。

3. AP 标记二抗，37℃ 孵育 30min，轻摇并用 PBS 洗 2×5min；品红显色 5~15min（即用型 AP- 羊抗小鼠二抗）。

4. 苏木素复染、脱水、透明、封片。

（二）结果

结果部分是对实（试）验结果客观、详尽的描述。实（试）验结果是作者通过科学研究所获得的用以支持其论点的事实证据，撰写实（试）验结果应具备逻辑性和条理性。以全国优秀博士论文《LSD1 是 NuRD 复合体的一个内在亚基，功能上调控乳腺癌的转移》为例，论文题目提到两个主要论点：一个是 LSD1 是 NuRD 复合体的一个内在亚基；另一个是 LSD1 具有调控乳腺癌转移的功能。为了证明第一个论点，作者在结果部分用 LSD1 是 NuRD 复合体的一个内在亚基、MTA2 IP 组分中含有 HDAC 活性和 HDM 活性、LSD1 与 MTA 分子直接相互作用和 LSD1/NuRD 复合体的转录调控的靶基因这四个小标题叙述研究结果。对于 LSD1 的功能，作者则使用两个小标题从体外和体内研究两部分来介绍，便于理解。

在每个小标题下，作者根据不同的结果分出数个自然段，每个自然段中，作者以"为了更好地研究……，我们运用……方法，分析了……，结果发现……，这一结果提示……"等承上启下的句式清晰地说明每个实验的目的、方法、结果及意义。

结果部分的撰写要求是逻辑清晰，文字简洁、准确，图表规范。实（试）验结果部分的简要分析和总结可帮助读者理解该部分的内容，而深入细致的分析则应放在讨论部分。

（三）讨论

讨论主要是对实（试）验结果及意义的解释和深入分析。首先，作者要明确本研究中的重要发现和结论，在讨论部分可总结性地逐一列出支持本研究关键结论的研究结果，包括本研究中的新发现，以及既往的研究结论。在此基础上通过分析、比较与以往研究结论的异同，进一步说明本研究的意义和价值，指出本研究的创新性。其次，如果实（试）验结果与以往研究报道不同，或与自己的研究预想有出入，则要认真分析实（试）验条件、实（试）验方法等对实（试）验结果可能产生的影响，提出后续研究假设。例如：在临床研究中，应认真分析患者的年龄、性别、种族、病程长短、用药情况等因素对研究结果的影响，从而说明研究结果的代表性和局限性，进而阐述实（试）验结果的意义及尚需进一步探讨的问题。再次，每一项科学研究都是以问题开始的，而研究成果在回答问题的同时往往也带来了新的问题。因此，作者可指出本研究发现的新问题，提出未来的研究方向。

以全国优秀博士论文《LSD1 是 NuRD 复合体的一个内在亚基，功能上调控乳腺癌的转移》为例：

诚然，我们的研究结果仅仅是 LSD1/NuRD 复合体功能的冰山一角，其生理病理学功能意义仍要进一步被研究。在后续的研究中，以下三个问题应被高度关注：1. 不同的 LSD1/NuRD 复合体识别不同的基因启动子的分子机制是什么？2. 不同的 LSD1/NuRD 复合体如何协同调节细胞的正常发育中和 EMT？3. LSD1/NuRD 复合体在正常发育中和在 EMT 中的作用究竟有什么不同？有趣的是，我们的实验发现 BRCA2 也存在于 LSD1/NuRD 复合体中，而 ChIP-DSL 也发现 BRCA2 是 LSD1/NuRD 复合体的靶基因之一。同样，CHD4（Mi-2β）是 LSD1/MTA1/NuRD 复合体的靶基因，而 MTA3 是自身 LSD1/MTA3/NuRD 复合体的靶基因。这种各 LSD1/NuRD 复合体都存在的负反馈调节及这种负反馈是否是各种不同形式的 LSD1/NuRD 复合体之间相互协同的分子机制需要进一步探究。

　　论文主体部分撰写的基本要求是实事求是、客观准确、层次分明，作者应注意如下几个方面：①保证内容的学术性与科学性。医学学位论文多为对实（试）验性研究过程的科学描述，应尽量从不同层次上反映出新观点、新方法、新成果。②保证内容的真实性与客观性。即实（试）验结果、调查结果应忠于事实和原始资料，不能按主观意愿随意改动；讨论部分应客观、公正地评价自己和他人的研究成果，不能夸大自己研究成果的意义。③尽量保证内容的严密性与逻辑性。在医学学位论文的撰写过程中，尽可能做到构思严谨、结构严密，根据研究课题的特点和规律来安排内容层次；论据要确凿、可靠，每项实（试）验都能够被重复；论证分析要符合逻辑，并做到主次有别、言而有序。④力求语言表达的简明性与准确性。尽量避免口语化的语言；不能随意改动专业名词或术语，避免使用"据说……""差不多……""绝对……"等不准确、不科学的词汇；对文中使用的一些定义和概念的表述要确切；涉及的所有量和单位应符合国家标准和国际标准，量和单位的符号一律采用国际通用符号，而不用中文名称，如用"m"而不用"米"，用"kg"而不用"千克"等；数字的使用以及各种计数与计量、参数范围和误差范围等的书写应规范，如"2013年"不能写成"13年""一三年"或"今年"，"二氯乙烷"不能写成"2氯乙烷"等。

十、全文总结

　　全文总结是一篇论文总结式的文字，它不是对研究结果的简单重复，而是对研究结果的更进一步认识，是从论文的全部内容出发，经过判断、归纳、推理等过程而得到的新的总观点。医学学位论文的全文总结应反映论文中通过实（试）验研究及理论分析所得出的学术见解或观点，研究成果的价值、意义。撰写时应遵循正文或课题研究的逻辑关系，措词应严谨、准确、精练。

十一、参考文献

　　参见第一篇第二章第四节。

十二、附录

　　主要包括放在正文内冗长的公式推导、方便他人阅读所需的辅助性数学工具、重复性的数据图表、论文中使用的符号、单位缩写、缩略词、有关说明、其他对正文的必要补充等。

　　以缩略词表为例。缩略词通常指将一个词或固定短语的音节加以省略或简化而产生的词。缩略词表是将学位论文中所涉及的缩略词统一罗列、展示的表格，一般另起一页拟写，包含缩写、英文名称、中文名称三方面内容，缩写应符合国家标准。其格式如表3-3-1所示。

表 3-3-1　缩略词表

英文缩写	英文全称	中文全称及注释
HCC	hepatocellular carcinoma	肝细胞癌
MAP3K2	mitogenactivated protein kinase 3	促分裂原活化的蛋白激酶3
Amp	ampicillin	氨苄青霉素
Bcl-2	B-cell lymphoma-2	B淋巴细胞瘤-2（基因）
Erk1/2	extracellular regulated protein kinases1/2	细胞外调节蛋白激酶1/2

十三、论文相关综述

　　医学学位论文也涉及科研综述论文的撰写。"综"是对文献资料进行综合分析、归纳整理，使材料更精练明确、更有逻辑层次；"述"是对综合整理后的文献进行全面深入的系统论述。医学学位论文相关综述主要阐明学位论文所选专题的历史背景、既往研究、研究现状；关于这一专题的各种观点及其论据；争论的焦点及尚未解决的问题，以及对未来研究方向的展望。在写作过程中要注意叙述的条理性、逻辑性，做到层次分明、主题鲜明。

　　具体撰写要求参见第一篇第五章"医学综述的撰写"。

十四、致谢

　　《科学技术报告、学位论文和学术论文的编写格式》规定，致谢的对象主要有：国家科学基金，资助研究工作的奖学金基金，合同单位，资助和支持研究工作的企业、组织或个人；协助完成研究工作和提供便利条件的组织或个人；在研究工作中提出建议和提供帮助的人；给予转载和引用权的资料、图片、文献、研究思想和设想的所有者；其他需要感谢的组织或个人。

学位论文的致谢多在文末另起一页列出。致谢的言辞应恳切、实事求是、具体而恰如其分，不应夹杂浮夸或单纯的客套。致谢的语句要尽量简短，不宜占用太多篇幅。

第三节　医学学位论文的修改

修改是论文撰写中一个非常重要的环节。严格说来，从论文选题到资料收集，从提纲草拟到初稿撰写，从初稿完成到最后定稿，都是思考、构想、撰写和修改相结合的过程。本节所讲的主要是对学位论文所作的整体修改和细节推敲，也是学位论文撰写的最后一个环节。

一、医学学位论文修改的意义

（一）修改有助于加深作者对科学问题的认识

学位论文反映了作者对某一科学问题的认识。在学位论文的修改过程中，作者通过不断的思考、推敲，可以获得对研究课题更全面、更深刻的认识。修改的过程其实就是"去伪存真"，使论文不断"升华"的过程。

（二）修改是保证医学学位论文质量的重要环节

首先，医学学位论文的撰写是一项科研工作，在论文的修改过程中作者应以科学研究的高标准严格要求自己，确保论文所涉及的资料及所获研究成果的表述具备严谨性和准确性。其次，学位论文往往具有相当的容量和篇幅，从选题到进行研究，再到执笔写出初稿，其间要经过相当长的时间，这会影响到论文的观点能否正确表达，材料是否合理运用，内在的逻辑是否连贯等。最后，医学学位论文的撰写是作者将研究成果用文字表述，其目的是为人们所理解、所接受，这要求作者对语言、修辞、逻辑等多种因素进行把握。初稿完成后，要使论文在语言修辞、结构和表达方式上达到一定水准，就必须反复推敲、打磨。因此，修改是保证学位论文质量的重要环节。

二、医学学位论文修改的范畴

论文的修改一般包括论文内容和论文形式两方面的修改。论文内容的修改主要指对论文观点的修正、材料的增减及调整等；论文形式的修改主要是对论文结构、语言及其修饰方式的调整。

（一）论文观点的修改

学位论文撰写的主要目的是展示作者的研究成果，而成果又集中体现在论文的观点上。因此，修改论文首先要重新反思、修正论文的观点：①检查、思考作为中心内容的论点是否明确；细心斟酌每一个分论点的提法是否准确，与中心论点是否一致等。②如果经过反复的推敲、思考，认为论文观点没有大的失误和偏颇，则进一步斟酌文字，表述得更鲜明、更准确、更简洁。

（二）论文材料的修改

材料是产生和证明论文观点的依据。初稿撰写时，作者的重点往往是保证材料的充足，而材料是否得当却容易被忽略。因此，论文修改时，需要对论文材料进行认真的审核，做必要的增加、删减或调整，确保材料使用合理得当。

首先，应对初稿中引用的材料（包括数据、图表、计算公式、引文出处等）重新检查核对，对有疑点、缺点和错误的地方进行修正，以保证论文观点建立在可靠的材料之上。

其次，根据论文观点论证的需要，对重复累赘、难以说明论文观点的材料予以删减；对于比较薄弱、难以有效证明论文观点的材料，给予补充或增加其他有助于论证观点的材料，使论据更为充实；对那些虽能说明论文观点但较陈旧的材料，若能发现一些更新颖的材料，则可进行替换。

（三）论文结构的调整

结构是学位论文内容的组织安排，关系着论文的整体布局。它既是论文逻辑展开的形式，也是作者思路的体现。好的学位论文的结构一般完整严密、主次分明、条理清楚。这往往在初稿中很难完全达到，因此，论文修改时需要调整结构。

在调整论文结构时既要考虑格式规范,也要考虑表达效果。具体应从如下方面进行:

1. 论文整体结构形式的调整 进行整体结构形式的调整时首先应检查医学学位论文是否包括前置部分和主体部分。前置部分是否包括论文题目、作者、作者单位、摘要、关键词等项目;主体部分是否包括引言、材料与方法、结果、讨论、全文总结、致谢、参考文献等。

2. 论文层次、段落的调整 学位论文无论篇幅长短,都是由若干层次、段落构成。各个层次、段落的表意如何,段落与段落、层次与层次之间的关系直接影响论文的表达效果。因此,初稿写成后,就要对全文的各个层次、段落进行疏通和整理。具体表现在:合并意思重复的段落,删去无关紧要的段落,弥补内容上残缺的段落,段落之间连接顺畅;调整各层次、段落的长短比例,使其符合论文观点的需要;按照各论点或各论据之间、论点与论据之间的内在逻辑关系调换不同层次或段落之间的位置;重构过渡和衔接的段落,使结构严谨和谐。

（四）语言的锤炼、润色

文章的观点、材料和结构,都是通过语言表现出来的。医学学位论文的语言除了应具备科学性、准确性、逻辑性之外,也应尽可能精练、流畅。因此,语言的锤炼、润饰是论文修改中必不可少的环节。具体表现在:检查有无语法错误、错别字、自造词,有无不规范的专业术语,有无病句,有无用词歧义、含混不清、修辞不当的地方;修改生硬、拗口的句子,删除重复的词句,将含混、隐晦的表达改得清晰、明了。

三、医学学位论文修改的方法

医学学位论文修改的方法可分为两种。

（一）"冷"修改法

这种修改方法是指学位论文的初稿完成后,先放置一段时间（如1周、2周、1个月等）,再进行修改。此方法使作者跳出原有的思维定式,从读者的角度客观地阅读自己的文章,有助于作者发现论文中的问题。该方法的缺点是作者可能会遗忘某些内容,思路中断,修改时应重新熟悉论文的内容、构建思路。因此,放置的时间不宜过长,一般在1~2周较为合适。

（二）"热"修改法

此修改法指学位论文初稿完成后,趁头脑中对论文的结构、内容记忆清晰,立即进行修改。其优点是趁热打铁,对初稿中存在的问题记忆犹新。缺点是作者的思维容易受到定式的影响,修改的思路难以扩展,往往不易发现论文的缺陷。

采取何种方法,要根据个人的习惯及具体情况而定。如在初稿撰写的过程中已发现需要修改的地方,但在写作时不打断思路或因其他原因而未修改,这种情况下"热"修改效果就比较好。当然,也可以两种方法联合使用。

四、医学学位论文修改的步骤

医学学位论文的修改,大体可以分三步进行。

1. 自我检查与修改 自我检查和自我修改指作者对学位论文进行检查、修改,即采用"热"修改法或"冷"修改法或二者联合的方式,先从论文观点、材料范围、整体结构等大处着手进行检查、修改,然后再着眼于层次、段落、语言等局部、细节处进行检查、修改。

2. 根据导师的意见修改 一般来说,虽然学生已对论文进行了多次的检查、修改,但仍可存在一些缺漏或不足之处。因此,学生完成自我修改后,应当把论文交给导师审阅,虚心听取导师的意见,然后根据导师的意见进一步修改。应该注意的是,学生一定要首先根据自己的想法独立完成论文,然后再听取导师的意见,而不要在写作的过程中一遇到困难就向导师求助。只有反复思考和修改后再听取导师的意见才能深切体会到导师建议的可贵,并发现自己的问题和差距所在,从而提升论文撰写水平。

3. 根据其他读者的意见进行修改 自我修改和根据导师意见修改完成后,如果时间允许,可将论文给同学或者其他老师进行修改。论文的作者和导师对论文的选题和研究资料非常熟悉,可能导致两个问题:①易忽略一些必要的背景介绍;②长时间钻研该课题,思路容易被束缚,会不自觉地从研究者的角度思考问题,而无法从读者的角度看待问题。以上这两个问题都会导致论文的可读性比较差,难以被广大读者所理解。所以,请自己同专业的同学或者其他专业的同学阅读论文，并根据他们的建议加以修改，可以改善论文的可读性。

第四节　医学学位论文撰写的常见问题

撰写学位论文时，易出现选题不当、观点偏差、结构不合理等问题。本节将具体说明，以提醒学生在写作的过程中尽量避免以下问题。

一、选题不当

选题是学位论文撰写的第一步，论文撰写成败的关键，它实际上就是确定"写什么"的问题，即确定科学研究的方向。选题得当与否直接影响学生科研能力的运用和发挥，学位论文的完成及质量。医学学位论文的选题不当常见有以下几种情况：

1. 选题过大　这类选题涉及面太大或外延过宽，都需要花费很大的精力及很长的时间，经过艰苦细致的工作才能完成，其结果也不是一篇学位论文就能表达出来的。学生的知识水平、科研能力及学位论文完成的时间均有限，很难完成这类课题。

2. 选题陈旧　这类选题往往"司空见惯""老调重弹"，重复前人已有的东西，缺乏创新性。其主要原因是学生阅读文献不够充分，对相关领域的研究进展了解得不够全面，不自觉或自觉地步他人后尘。

3. 选题过难　这类选题过深、过专或超出了学生的知识水平和实（试）验技术，学生难以完成，不得不中途夭折，推倒重来，浪费了大量的时间和精力。

要避免上述问题，学生在学位论文撰写前应按照选题的原则反复思考、衡量，最后在导师的指导下进一步调整、修改选题。

二、结构不合理

结构合理才能使论文有条理、有章法。医学学位论文在结构上的问题大致有以下几种：

1. 结构不完整　医学学位论文由前置部分和主体部分构成。有的论文开头不说明课题的来源、意义，也不交代研究的手段与方法，而直接陈述观点，会让人不知所云；有的论文长篇累牍，却没有明确的观点或缺乏必要的分析。这些都是论文结构不完整的表现。

2. 结构不平衡　结构不平衡是指论文详略不当。例如，正文从不同方面和角度进行推断、分析或验证论文的观点，因此应是学位论文中所占篇幅最长、需要详细说明的部分。有的论文结果部分并不丰富，反而在引言和讨论上使用大量笔墨，对 1~2 个实（试）验结果进行漫无边际的推理和分析。

3. 结构松散　结构松散主要指论点和材料关联不强；材料之间缺乏内在联系；上下文之间不连贯，层次、段落的安排无逻辑性等。

要避免结构不合理，首先，应在撰写前认真分析论文所要阐述的论点和材料，理清论点和材料、材料与材料之间的关系，从而拟定写作提纲；然后按照提纲顺序完成论文的各个部分；最后，在论文修改阶段，根据实际情况对结构进一步调整。

三、观点偏颇

医学学位论文所表达的观点应具有客观性。然而，因为观点是作者对客观事物认识后概括、总结而得，就容易带有一定的主观因素，可能会出现观点偏颇的问题。具体表现如下：

1. 观点片面、极端　此种情况主要是由于学生没有充分理解已有材料，或者是掌握的资料不够全面，仅根据个别文献或者 1~2 个实（试）验结果就下结论。为避免此种情况，学生应大量阅读文献资料，并对资料进行全面、客观的分析。

2. 观点不明确　此种情况主要是指论文的观点流于空泛，模糊不清。造成这一问题的原因主要是论据不充足，难以给出明确的结论；或材料虽多，但作者对材料的理解不够充分，无法从中总结出一个清晰的论点。

四、论证不充分

严密的论证是医学论文的重要特征。论证不充分的情况主要有如下几种：

1. 论据欠缺　此种情况是论文的观点缺乏必要的材料作为论据来支撑。具体表现为：①理论分析过多,数据、图表等事实材料不足;②材料陈旧,缺乏最近的、新颖的材料;③材料虽然真实却不典型;④论据与论题不相干或关系不大。

2. 论证无力 此种情况是指在学位论文观点的证明过程中出现漏洞,或跳跃过大,或牵强附会。具体表现在:①材料多,但杂乱无章;②提出观点、罗列材料之后,就用"大量事实证明""由此推断"等词语过渡到自己的观点,而没有分析论证过程来表明观点与材料之间的关系。

五、语言表达不到位

此种情况具体表现为:①用词不准确,或不规范,或贫乏,如"好像""大概""仿佛"等意义模糊的词。②句子冗长,令人费解;或句子过于简单,语意不明;或句子成分不完整,不符合语法结构,导致语意含糊不清,甚至产生歧义。③句子语序紊乱,难以顺畅地表达论文观点。④标点不规范,如有的学位论文从头到尾一直用逗号,直到最后一句才用句号结束。

解决这些情况的方法是应加强写作技巧的培训,平时多读多写,注意积累。

六、题目不当

学位论文题目不当主要表现在:①缺乏特异性、新颖性,如千篇一律地套用"研究""探讨""观察"之类的命题;②题目过大或过小,如题目为"肾纤维化的机制",但内容仅涉及一个信号通路如 TGF-β/Smad 信号通路的作用,这就属于题目过大;③题目模糊不确切,如一些论文题目过于笼统、抽象,看后不知论文究竟要论述什么;④题目用词不准确,如不能用"X 阻止 Y 的进展"代替"X 延缓 Y 的进展"。

避免这些情况的方法是在初稿完成及论文修改时,抓住论文表达的主要内容,反复推敲,选择适当的词句来编写题目。

（聂 静 吕国悦）

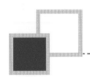

第四章 医学学位论文的审阅

研究生学位论文完成后,需要进行一系列的审阅工作以保证学位论文的真实性与科学性,其主要流程如图3-4-1所示,本章将具体讲述详细的审阅过程以供广大研究生参考。

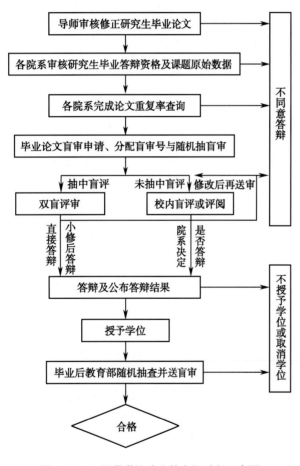

图3-4-1 医学学位论文的审阅过程示意图

第一节 导师审阅

研究生毕业课题的方案设计、开题、研究过程及成果发表均应积极与导师探讨。学位论文的撰写是对整个研究生生涯的一次记录与总结,

也是检验学生专业水平、导师执教水平和学校教育水平的主要途径。研究生作为学位论文的直接责任人应积极向导师提交论文、与导师讨论论文以及根据导师的修改意见反复修正论文。导师首先应该对学位论文进行全面且细致的审查,要求批阅不少于三稿,有条件的单位应由导师联系单位内部交叉互审。完成以上工作后才算初步完成学位论文撰写,随后方可提交院系进行进一步审核。

第二节 院系审核

一、各院系在学位论文送审前需完成论文重复率查询工作

学位管理与研究生教育司明确指出,要把学术道德教育和学术规范训练贯穿到研究生培养的全过程,建立学风监管与惩戒机制,严惩学术不端行为。完成学位论文撰写后的首要工作是由学位授予单位开展学位论文的重复率查询工作(以下简称查重)。

目前认定学位论文是否存在剽窃或抄袭的主要客观依据之一是计算该论文与所有已发表论文的重复率。不同学位授予单位的查重标准不同,一般要求论文重复率低于30%(个别单位要求重复率低于10%)。各学位授予单位负责论文查重,并负责解释查重认定的结果。查重结果的认定需要结合各专业实际情况,具体来讲,对于重复率高于预设标准的论文,将进行重复内容的分析比对,若去除合理引用部分(如基础试验研究的方法学部分)重复率仍高于预设值,则可认为存在剽窃或抄袭现象,轻则学位论文将被退回修

改,重则不予送审或直接取消学位申请者的答辩资格。

国内外绝大多数学术授予单位在接受学位论文前都会使用相应的软件执行论文查重工作。目前国内比较权威的论文查重软件之一是中国知网(CNKI)的"学位论文学术不端行为检测系统(TMLC2)"。该系统以《中国学术文献网络出版总库》为全文比对数据库,检测学位论文的重复率。学位申请者在完成学位论文后,也可自行检查论文的重复率。

二、原始数据审查工作

原始数据是指通过科学研究或临床试验得到的以各种不同形式(如文字、图像、声音等)承载的未经任何修改或转录的试验结果。各院校均要求研究生在科研过程中记录原始数据,且要求研究生提交送审论文时一并将原始数据交由相关部门管理,以便后期学位论文答辩以及必要时的数据复核、查验。原始数据应该尽可能永久保存,与学术作假终身追责的精神相一致。对于没有直接试验报告结果的数据一般采用数据记录本印刷品、表格、Excel表记录及数据库等软件保存,如果有直接的检测或试验结果的数据,应该以此或者复印件作为原始数据。例如医学研究最常用到的实时荧光定量核酸扩增检测系统检测方法(real-time quantitative polymerase chain reaction detecting system),原始数据文件应该是检测仪主机生成的原始数据文件而不是将生成的结果数据自行重新转录的Excel文件。研究生在科研工作中应该根据实际情况具体选择。原始数据记录的规范保存应该做到各条记录完整、顺序编号、分类简洁明了、标识及备注清晰、统筹管理和明确责任。另外,对于印刷本保存要求干净、整洁、完整,顺序编号排列、标注清晰。随着大数据时代的到来,科研数据的记录与保存将会得到显著完善。

对于涉及国家机密的学位论文及原始数据等内容,应按照2016年底国务院学位委员会、教育部、国家保密局印发的《涉密研究生与涉密学位论文管理办法》的相关保密规定执行。有相应定密权的上级机关、单位批准涉密学位论文的定密后将不再适用于全国通用的论文评审体系,在保密期限内仅有关人员经审批后方可查阅,在解密后方可向国家图书馆报送。

第三节　医学学位论文送审

一、学位论文的审阅人

学位论文审阅由具有一定资质的专业人员完成。按照2014年1月29日国务院学位委员会、教育部联合印发《关于加强学位与研究生教育质量保证和监督体系建设的意见》之附件"学位授予单位研究生教育质量保证体系建设基本规范",结合院系、学科实际情况,由学位申请人所属院系与学位评定委员会商定拟聘请的审阅人名单。一般来说,硕士和博士学位论文审阅人的资质要求如下:

硕士学位论文审阅人应是相关学科领域的硕士生导师或其他具有教授、副教授及相当职称的专家。大多院校规定每篇硕士学位论文审阅人的人数是1~2名。部分学位授予单位规定的硕士学位论文审阅人人数是2~3名。目前,国务院学位委员会、教育部要求论文评阅要保证有一定数量的外单位同行专家参与,加强匿名评阅等适合本单位实际的论文评阅制度建设,有条件的单位应探索国际同行评阅。

博士学位论文审阅人应是相关学科领域学术造诣较深,并在近年来临床或基础研究中成绩突出的博士生导师或具有正高职称的专家。大多院校规定每篇博士学位论文审阅人的人数是2名,其中1名来自外单位。部分学位授予单位规定的博士学位论文审阅人人数是3~5名,且其中2名应是外单位专家。

需要指出的是,学位申请者的导师不能成为其学位论文的审阅人。

二、学位论文的送审与双盲评审

学位申请者完成学位论文查重后,必须通过学位论文的审阅(或称评阅)程序,才能申请论文答辩。随着我国高等教育的不断深化改革,博士、硕士研究生学位论文抽查已成为保障我国高等教育院校研究生毕业生水平的重要监督手段。教育部的学位论文抽查结果也将直接影响下一年各大院校的招生指标。为保证充分贯彻《教育部、国家发展改革委、财政部关于深化研究生教育改革的意见》,双盲评审作为目前最为严格的学位论文审阅(评审)形式,已经成为各大研究生院校的主流评审方式。博士、硕士学位论文的双盲评审是指,在学位论文评阅环节,部分或全部的学位论文由学校作统一送审,送审的学位论文要隐去作者和导师的相关信息,反馈的评阅结果同时隐去评阅人的信息,以保证评阅的客观公正。

三、学位论文审阅的内容与评分

学位论文审阅是一项极其严肃的工作(学术任务),包括形式与内容审查,送审前需进行论文重复率检查,通过后方能正式送审,其要求具备资质的审阅人严格按照审阅标准认真、负责地对其所接收的送审学位论文在规定时间内进行客观、公正的审查,指出问题,提出修改意见或建议,并明确指出是否同意学位申请人答辩申请。

(一)学位论文审阅评语的内容

审阅评语是对学位论文全面的书面评价,一般应包含以下内容:

1. 对学位论文的理论和实际意义的评价。

2. 对学位论文的研究内容、方法和结果的评价。

3. 对学位论文的创新性进行评价。

4. 对从学位论文中反映出的学位申请者综合学术能力的评价。

5. 检查学位申请者是否完成了研究任务。

6. 指出学位论文中的错误,提出修改意见或建议。

对于综合评价"不合格"者应详细给出理由。

(二)学位论文审阅的评分

对于一篇学位论文,审阅人首先需要判断它是否已经达到参加答辩的基本要求,这里重点是

对学位论文涉及的学术诚信问题的审查。重复率不高的论文也可存在弄虚作假或抄袭及剽窃他人学术成果的情况,故需相关领域的评审专家对论文的核心内容进行审查。如发现学术不端行为,则参照国务院学位委员会授权教育部发布的《学位论文作假行为处理办法》进行严肃处理。论文审阅人在此情况下将拒绝该学位申请者的答辩申请,并将情况反馈给学位授予单位的相关部门进一步处理。

当满足学位论文评议的基本要求,审阅人下一步将对学位申请者的学位论文是否满足参加答辩的要求进行评审,通过后可准予其答辩。学位申请者学位论文审阅的评分将和答辩的评分综合决定学位的荣誉等级。参考"教育部学位与研究生教育评估工作平台"(盲审与抽检目前统一使用平台),我国医学学位论文评阅等级划分参考标准见表3-4-1。

表3-4-1 博士、硕士研究生学位
评价指标与对应的具体评价要素

评价指标	评价要素	分项评价
选题与综述	研究的理论意义、现实意义 对本学科及相关学科领域发展状况和学术动态的了解程度	
创新性及论文价值	论文提出的新见解所具有的价值 论文成果对文化事业的发展、精神文明建设产生的影响和作用	
科研能力与基础知识	论文体现的理论基础的扎实程度 本学科及相关学科领域专门知识的系统性 分析问题、解决问题的能力 研究方法的科学性,引证资料的翔实性,论文研究的深入程度	
论文规范性	引文的规范性,学风的严谨性 论文语言表达的准确性,结构的严谨性,推理的严密性、逻辑性	

表 3-4-1 中列出的各分项评价指标分别定义为"优秀""良好""一般""较差"四个档次。最后综合给予总体评价结果,结果以百分制成绩或"优秀""良好","一般""较差"四个档次表示(100~90 分为优秀,89~75 分为良好,74~60 分为一般,60 分以下为不合格)。根据总体评价给予是否参加答辩建议,包括直接答辩、小修后答辩、修改后由所在院系决定是否答辩、修改后再送审、不同意答辩。而教育部抽检,最终的综合评价指标分为"合格"与"不合格"。

第四节 医学学位论文审阅意见的处理

一、学位论文审阅意见的保密

以往纸质版的学位论文送审往往存在审阅单位知晓送审单位作者身份信息的现象,审阅者可能因认识作者或作者导师从而进行不客观的评价。此外,由于送审单位知晓审阅单位,评阅者往往担心因其客观评价导致审阅论文不合格后,论文作者的导师或单位对来自审阅者单位的学位论文予以不公正的处理。为保证学位论文评审意见的科学性、保密性及专家资源开放性,解决传统纸质版论文在送审方式上费时费力、信息难保密以及难以满足现阶段大规模学位论文送审等突出问题,教育部学位与研究生教育发展中心于 2012 年筹建"学位论文送审平台",即目前的"教育部学位与研究生教育评估工作平台"。自该平台建成以来,绝大部分高等院校已加入其中。该平台在学位论文评优、抽检、通信、评议等工作中显现了巨大优势,并在帮助促进单位自律,形成学位论文质量自我监督的良好氛围方面发挥了积极作用。目前该平台已广泛应用于博士、硕士学位论文的送审。

在欧美国家,大多数学校虽然有专职的秘书负责收取、送审学位论文,并交送审阅意见至答辩委员会处,但不对审阅人的身份等相关信息做保密处理。如果认为审阅学位论文的速度过慢而耽误了答辩会的举行,学位申请者可以通过秘书,甚至直接发邮件催促其对应的审阅人加快进度。

二、学位论文审阅结果的处理

对于一篇送审的医学学位论文而言,在收集齐所有论文审阅人的意见之后,院系相关办公室将根据这些意见的内容作出如下决定:

1. 若所有审阅人一致认为学位论文达到了相应的学位水平要求,可以参加答辩,则学位申请者可以顺利进入论文答辩程序。

2. 若有 1 位审阅人认为学位论文须进行修改后才能答辩,则学位申请者应在导师的督促和指导下对所提问题进行认真的修改,得到导师签名确认后按原计划日期参加答辩。

3. 若有 2 位审阅人认为学位论文须进行修改后才能答辩,或者 1 人明确认为学位论文未达到相应的学术水平要求的,则学位申请者必须推迟答辩。待学位申请者在导师的指导下对学位论文完成相应修改后,在下一个答辩周期进行答辩。

4. 若审阅人认为学位论文存在严重的抄袭或数据造假,经查属实的,答辩申请者将被直接取消答辩资格。

欧美国家的学位论文审阅结果处理与我国类似,不过多数学术授予单位会在每个院系安排专职人员检查学位论文是否存在抄袭或剽窃他人学术成果的现象。

第五节 医学学位论文抽检

为保障学位与研究生教育质量,《博士硕士学位论文抽检办法》于 2014 开始正式实施。学位论文抽检每年进行一次,抽检范围为上一学年度授予博士、硕士学位的论文,博士学位论文的抽检比例为 10% 左右,硕士学位论文的抽检比例为 5% 左右。每篇抽检的学位论文送 3 位同行专家通过各学科对应的评议要素进行评议。3 位专家中有 1 位专家评议意见为"不合格"的学位论文,将再送 2 位同行专家进行复评。2 位复评专家中有 1 位以上(含 1 位)专家评议意见为"不合格"的学位论文,将认定为"存在问题学位论文"。

（杨家印）

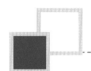

第五章 医学学位论文的答辩

第一节 医学学位论文答辩的意义

一、学位论文答辩的概述

学位论文答辩是一种正规的、有特定组织方式的学位论文审查形式。学位论文答辩是学位申请者学术能力的综合考核方式,是"最后一关"。只有通过学位论文答辩,申请者才会被授予相应的学位。

公开答辩会是学位论文答辩的主要方式,包含三个主体:答辩人、答辩委员会以及答辩人所在的学位授予单位。

答辩人必须参加规定的课程考试且成绩合格(医学专业学位的答辩人还需要参加临床能力考核且成绩合格),方能参加学位论文答辩会。答辩人是学位论文的撰写者和学位申请者,需要在答辩会上陈述自己学位论文的内容并回答答辩委员会的提问。

答辩委员会负责审查学位论文的内容,并对学位的授予与否作出决议。硕士学位论文答辩委员会由3至5人组成(同等学力申请学位至少5人,其中至少3人是研究生导师、1人是本校和答辩人所在单位以外的专家),成员应当是有关学科领域的具有副高级职称(或相当专业技术职务)的专家担任;答辩委员会主席由具有教授、副教授或相当职称的专家担任。博士学位论文答辩委员会由5至7人组成(同等学力申请学位至少7人,委员会成员应当是具有教授或相当专业技术职务的专家,并以博士生指导教师为主,其中外校、外系相关学科的专家不少于2人)。主席一般应由具有教授或相当职称的专家担任,并另设秘书1人负责答辩会的记录等工作。

答辩人所在的学位授予单位负责组织有关学科的学位论文答辩委员会,并设立学位评定委员会以及下属的学位分委员会(按大学科性质,如文科学位分委员会、医科学位分委员会)和学位评议组(按单位和学科,如附属第一医院学位评议组、生命科学学院学位评议组),负责对答辩委员会报请授予硕士或博士学位的决议作出是否批准的决定。特别需要注意,答辩人导师不能担任答辩委员会成员,建议导师参加答辩会,在必要时向答辩委员会提供咨询,在答辩委员会内部讨论和投票表决时,导师应当回避;论文审阅人一般不作为答辩委员会成员参加学位论文答辩。

欧美国家的答辩会与我国的情况基本类似,但也有不同;不同的学位授予单位之间也存在一些差异,这些差异主要体现在:①论文审阅人必须作为答辩委员会成员参加答辩;②答辩人导师必须作为答辩委员会成员参加答辩;③博士学位论文答辩委员会最少由3位教授组成等。

二、医学学位论文答辩的特点

学位论文答辩不同于一般的笔试或口试。在答辩时,答辩人不仅需要条理清楚地陈述其学位论文的全部内容,还要接受并回答答辩委员会成员的提问。答辩过程中,答辩人不仅仅是单纯地回答问题,更多的是对自己的学位论文结论进行更深层次的阐述。因此,要想在答辩过程中表现优异,除了具有丰富的专业知识和技能外,答辩人还需要具有良好的口头表达能力、思辨能力、应变能力、心理素质和交流能力。

三、医学学位论文答辩的目的

(一)对于答辩人的意义

1. **获得相应学位** 学位论文答辩是学位申请者在研究生期间学术能力的综合考核方式,对于答辩人来说,只有通过学位论文答辩且成绩合格,申请者才会被授予相应的学位。

2. **快速学习知识**　学位论文答辩还是一个增长知识、交流信息的过程。在准备学位论文答辩时,答辩人需要阅读大量参考书和文献。在答辩过程中,答辩人有可能碰到无法回答的问题,答辩委员会成员通常会耐心地讲解。因此,对于答辩人来说,学位论文答辩是一个获取知识以及交流学习的过程。

3. **锻炼表达能力**　学位论文答辩也是一个锻炼表达能力的绝佳机会。答辩人应学会珍惜学位论文答辩这个机会,认真准备,锻炼表达能力,提升自信心。

(二)设立答辩委员会的目的

学位论文的答辩对于答辩委员会的专家来说,是代表培养单位进行的培养"质量验收"。对于答辩委员会和学位授予单位来说,答辩是检验学位申请者的学术水平是否达到相应学位要求的重要过程,总的来说主要有以下几个目的:

1. **审查学位论文完成的独立性和真实性**由于学位论文的完成过程不同于一般被严格监督的考试,它是学位申请者在一段较长时间内完成的工作。导师虽然可以指导学术观点、传授写作技巧以及督促论文书写,但是无法做到全程监督。因此,通过答辩的形式来直接检验答辩人学位攻读期间的工作完成情况,可以保证学位论文的质量。

2. **考察和验证答辩人对其所著论文的认知程度**　答辩人提交的学位论文内容可以基本体现,但不一定能全面体现出其对论文的认知程度。答辩委员会成员可以对答辩人提出针对性的问题,从而检验答辩人对其所著论文的认知程度。

3. **考察答辩人对专业领域的熟悉程度**　答辩人应全面了解本领域内的知识和技能,并能利用它们分析和解决实际问题(博士还应当具备独立分析解决问题的能力)。通过答辩会的形式,答辩委员会成员可以直接考察学位申请者对本领域重要知识的熟悉程度,并通过对论文结果和讨论部分的针对性提问,检验答辩人是否具有独立进行科学研究的能力。

4. **考察答辩人的学术潜力**　学位论文并不能完全反映出答辩人的综合学术水平。答辩委员会成员可以通过各种发散性思维的提问,考察答辩人对于整个学科或研究领域的理解和关键问题的把握,进而充分地了解和评价答辩人的综合学术水平和学术潜力。

第二节　医学学位论文答辩前准备

一、答辩资格确认和答辩前手续办理

(一)答辩资格确认

答辩人必须按培养计划完成各项学习任务,通过全部培养环节,参加相关考试并成绩合格,具备相应的外语水平后,方能取得参加学位论文答辩的资格。此外,部分学位授予单位还会要求学位申请者以规定身份在一定档次的学术期刊上发表一定数量的相关科研论文(或已被期刊正式录用),或获得相关级别的奖项。如,浙江大学对于申请科学学位的硕士研究生的要求是必须具备如下条件之一:

1. 以第一作者在学校规定的核心期刊或 IM 收录的刊物上发表与学位论文相关的学术论文一篇(含录用);

2. 以前二位作者发表 SCI 学术论文一篇(含录用);

3. 以前三位作者发表 IF ≥3.0 或医学院 TOP 期刊审稿(含录用);

4. 以前五位作者发表 IF ≥5.0 的 SCI 学术论文一篇(含录用);

5. 以合作者发表 IF ≥10.0 的 SCI 学术论文一篇(不计排名,含录用);

6. 已获得国家级、省部级科技成果奖。

再如,中山大学中山医学院对于申请科学学位的博士研究生的要求是应达到以下任一条件:

1. 以排名第一作者发表学术论文 1 篇, IF ≥3.0 或 JCR Q1 区的期刊;

2. 以排名第一作者发表学术论文 2 篇,累计 IF ≥3.0;

3. 在 IF ≥5.0 或经本单位认可同级别的期刊上发表的学术论文,认可前 2 位并列第一作者符合要求;

4. 在 IF ≥10.0 或经本单位认可同级别的期刊上发表学术论文，认可前 3 位作者符合要求；

5. 在 IF ≥20.0 的 SCI 收录刊物上发表，认可前 5 位作者符合要求。

对于科研文章未正式发表但已在审稿中的学生可以申请科研特批，如在学位授予当月初，文章录用并取得校样稿，可申请学位；如毕业前未能取消特批，只授予毕业证书，暂不授予学位证书；毕业 3 年内，文章正式发表可申请学位。如浙江大学具体条件：

1. 科学学位博士，第一作者论文已经在 IF ≥5.0 或者医学院 TOP 期刊审稿；

2. 专业学位博士，第一作者论文在 IF ≥3.0 或者医学院 TOP 期刊审稿；

3. 科学学位硕士，符合要求的论文已在相应期刊审稿；

4. 其他情况必须经医学院研究生生科组织的评审委员会答辩同意后，才允许申请特批答辩资格。

临床医学和口腔医学专业学位的申请者还需要在攻读学位期间获得住院医师规范化培训合格证书，并通过临床能力考核，方能参加学位论文答辩。对他们在发表科研论文和获取奖励这些方面的要求有所不同，可参阅各高校相关文件。

美国和加拿大的情况与我国类似；欧洲的一些国家例如德国，在很多情况下科研型博士学位申请者无须参加额外的考试，但需要通过每年一次的能力评估（以答辩的方式进行），全部通过后方可参加学位论文答辩。在上述国家，学位申请者取得学位论文答辩资格所需的条件中并无论文发表或获奖等硬性指标。学位申请者的导师将会评估其是否达到了博士学位要求的水平，并决定是否给予其学位论文答辩资格。

此外，根据 2013 年 1 月 1 日开始施行的《学位论文作假行为处理办法》，存在下列情形的称为学位论文作假行为：

1. 购买、出售学位论文或组织学位论文买卖的；

2. 由他人代写、为他人代写学位论文或者组织学位论文代写的；

3. 剽窃他人作品和学术成果的；

4. 伪造数据的；

5. 有其他严重学位论文作假行为的。

答辩人员应当恪守学术道德和学术规范，在指导教师指导下独立完成学位论文。指导教师应当对答辩人员进行学术道德、学术规范教育，对其学位论文研究和撰写过程予以指导，对学位论文是否由其独立完成进行审查。学位授予单位应当加强学术诚信建设，健全学位论文审查制度，明确责任、规范程序，审核学位论文的真实性、原创性。答辩人的学位论文出现购买、由他人代写、剽窃或伪造数据等作假情形的，学位授予单位可以取消其学位申请资格，并向社会公布。从作出决定之日起至少 3 年内，各学位授予单位不得再接受其学位申请。答辩人为在读学生的，其所在学校或者学位授予单位可以给予开除学籍处分；为在职人员的，学位授予单位除给予纪律处分外，还应当通报其所在单位。

总之，答辩人应在学习初期就熟悉、了解相关学位授予单位关于学位论文答辩资格的规定，以确保在学业即将完成时顺利获得学位论文答辩的资格。

（二）答辩前手续办理

1. **导师审查学位论文**　答辩人在通过考试后，首先需要将完成的学位论文送给指导教师，由其写出评语并填入答辩申请书，经审查通过后方能提交论文并申请审阅和答辩。

2. **选择论文审阅 / 答辩委员会成员**　硕士研究生盲审抽查率为 20%，博士的论文审阅则要求全部盲审。硕士研究生除了盲审评审人之外，还需要额外选择论文审阅人，且论文审阅人不得是答辩委员会成员。我国部分学位授予单位是由院系主管领导与教研室及指导教师协商确定学位论文评审人和答辩委员会组成人员。对于博士论文答辩委员会而言，我国也有很多学位授予单位将选择权直接交给了学位申请者。在后一种情况下，博士学位申请者可在遵守答辩委员会人员组成规定的前提下，邀请自己认为合适的人员加入答辩委员会。这种学位申请者自行选择答辩委员会成员的模式被欧美国家广泛使用，并且一般情况下还会有专门的答辩秘书来负责发出这种邀请并组织答辩会。学位申请者如果有机会选择自己邀请的人员加入其答辩委员会，首先应该充分尊重论文指导教师的意见，并至少提前 2~3 个月联系选择审阅人,以确保审阅人和组织者有充分时间进行准备。学位申请者原则上应在学位论文答辩前至少半个月(硕士学位)或2个月(博士学位)将纸质版(或电子版)的学位论文交送到答辩委员会成员手中。

3. **申请提前答辩的要求** 一般情况下,研究生申请提前答辩,要求课程有80%以上成绩优良,其中学位课成绩必须在70分以上。其中博士研究生申请提前进行学位论文答辩,需获得署名在前五位的国家级科研成果一、二等奖,或获得署名在前两位的省部级科研成果一、二等奖,或学位论文相关的创造性研究成果至少在本学科TOP学术期刊上发表3篇及以上学术论文,其中应有1篇发表在本学科最高级别的学术期刊;硕士研究生申请提前进行学位论文答辩,学位论文相关的创造性研究成果至少在本学科TOP学术期刊上发表1篇及以上学术论文。研究生申请提前答辩,应由两位教授或相应职称专家的推荐,其中1位须是答辩人的指导教师。推荐人填写"研究生提前进行学位论文答辩专家推荐书",声明答辩人在学位论文课题研究中确实取得创造性成果等推荐理由。申请提前答辩时,应在预答辩前3个月提出申请,填写"研究生提前答辩申请表",连同两位专家的推荐书和学位论文(博士,一式5份;硕士,一式3份)提交所在学院(系)。

二、论文汇报的准备

(一)论文汇报内容的熟悉

学位论文是一篇系统而完整的学术论文,具有一定的学术价值或对国民经济建设具有一定的理论和实践意义。科学学位论文内容应体现出答辩人具有坚实的基础理论和系统的专业知识、科学的研究方法和熟练的技能;应体现出新的见解和一定的科研或技术成果;而专业学位论文内容须与实践紧密结合,应体现作者运用本学科的理论知识和方法,分析和解决实际问题的能力。

答辩会上,答辩人需首先陈述自己的学位论文。因此,熟悉自己学位论文各部分的内容是通过答辩最基本的要求。

(二)答辩幻灯片的制作

制作幻灯片是学位论文答辩的一项重要准备工作。幻灯片制作常用软件包括Microsoft Office PowerPoint、WPS presentation及Keynote等。准备幻灯片的要点如下:

1. **幻灯片的内容** 幻灯片的第一张应明确标注论文名称、答辩人姓名、指导教师姓名、所属单位、课题执行时间。第二张通常是学位论文原创性声明,说明学位论文内容的真实性和原创性。幻灯片的主体部分,即介绍论文研究内容的部分,应包括研究背景、研究目的、研究方案或流程图、研究结果、讨论及结论、论文的创新之处、应用前景、研究展望及论文不足之处等。一般推荐在主体部分的开头加上一张答辩大纲,可以使听众提前熟悉答辩人幻灯片的结构,增强陈述的效果。最后一张一般是致谢部分,向所有对学位论文有贡献的师生、家人和研究课题的资助方表示感谢。

2. **幻灯片的模板** 在选择幻灯片的模板时,整个幻灯片应注意统一,否则在答辩放映时会显得不规范,通常采用答辩人所属单位规定的模板。

3. **幻灯片的文字** 应避免在幻灯片中插入大量文字而采用更直观的方式(例如图片)作为幻灯片的主要内容,如实在无法避免使用较多文字,在行与行之间、段与段之间也应有合适的间距。

4. **幻灯片的图片** 幻灯片的图片应具有较高清晰度,位置尽量对齐统一,保证图片大小合适,其中的文字清晰可见。

5. **注意事项** 准备答辩幻灯片的其他注意事项如下:

(1)多用图表,少用文字;

(2)展示实(试)验结果的部分图表较多,可以归纳每张幻灯片的内容作为这张幻灯片的标题;

(3)可以适当使用校徽或机构的标志点缀幻灯片;

(4)放在幻灯片中的所有数据、图片应是学位论文中最核心的部分,尽量不要放与主题关系不大或可靠性不强的数据、图片;

(5)幻灯片的页数不要太多,可以参考答辩时间按照每分钟1页来准备。每页编上编码,方便在提问答辩环节有需要时回放;

(6)如果要加入一段视频(如mov文件等),一定要反复检查它们在不同操作系统和不同幻灯片软件中的兼容性;

(7)致谢部分列出致谢对象的名字或名称即

可,尽量避免大段文字抒情。

三、回答问题的准备

提问环节主要是考察答辩人的综合学术能力。在准备问题时,首先,一定要熟悉自己论文的结构、内容、亮点和薄弱点,并思考和预测答辩委员会可能的提问点。尤其是幻灯片的内容更要重视,因为答辩委员通常会根据答辩人的幻灯片内容提出问题。其次,答辩人可以有针对性地准备一些"常规问题"的回答。除此之外,答辩人可以提前去旁听答辩委员会成员参加的其他答辩会,提前了解该委员提问题的方式和偏好。

四、预答辩

为了使答辩人提前适应答辩会的气氛,帮助他们发现并解决一些可能遇到的问题,相关课题组或科室一般会在正式答辩前举行预答辩,一般要求至少3位副高级职称以上专家作为预答辩的参与者,有的学位授予单位规定每个申请答辩的研究生必须参加预答辩,且只有通过预答辩,方可参加正式答辩。答辩人应该像对待正式答辩一样认真准备预答辩。预答辩的参与者会对预答辩人论文汇报的内容提出意见和建议,答辩人要根据这些意见和建议做充分准备。

五、其他需要注意的问题

除了以上和答辩直接相关的事项外,答辩人也可从以下几个方面加以注意:

1. 答辩是一个正式的场合,建议着正装。

2. 准备一些必要的资料,如学位论文、参考资料等。

3. 注意细节,如提前熟悉环境、测试幻灯片、备好激光笔、手机关机或调成静音等。

第三节　医学学位论文答辩过程

一、医学学位论文答辩的一般流程

医学学位论文的答辩有相对固定的流程。不同的学位授予单位在答辩流程的细节上(如报告时间、答辩时间的规定等)可能有细微的差异,但总的流程基本一致。以中山大学中山医学院和浙江大学医学院为例,医学学位论文的一般答辩程序如下:

1. 由答辩委员会主席宣布答辩委员会成员和秘书名单、答辩人及指导教师姓名、学位论文题目等,并主持会议。

2. 学位申请者宣读《论文原创性声明》。

3. 导师介绍研究生的简历,必修课、选修课成绩,论文工作情况。

4. 论文汇报,申请者报告论文的主要内容。硕士论文约30分钟,博士论文约40~60分钟。

5. 答辩委员会成员提问,答辩人答辩,时间为30~60分钟。已获得相应学位的到会者也可参与提问。答辩过程采用即问即答的方式。

6. 休会,答辩委员会内部讨论。这个环节的内容包括:

(1)宣读论文审阅人的审阅意见。

(2)对答辩人作出总体评价,形成答辩委员会的决议,对是否通过论文答辩、同意毕业并建议授予学位进行无记名投票表决(要设立投票匣)。经三分之二以上委员(含三分之二)同意者,方得通过。答辩决议经答辩委员会主席签字后有效。

(3)对硕士学位论文答辩未达到硕士学位水平,还需对是否同意在半年之后一年内修改论文(应指出修改的内容),重新答辩一次作出决议。对博士学位论文答辩不合格,但已达到硕士学位的学术水平,而答辩人又未曾获得该学科的硕士学位,答辩委员会可作出授予硕士学位的决议;或作出在半年之后两年之内修改论文,重新答辩一次的决议。

7. 复会,主席宣读答辩委员会决议,但不包括投票情况和答辩成绩。

8. 主席宣布答辩会结束。

9. 答辩结束后,由秘书负责在3天内将学位论文连同学位论文审阅书、学位申请书、答辩记录和表决票报送所属系办公室或医院科教科。

在一些欧美国家,程序可能略有不同。例如,在英国一些大学的学位论文答辩中,没有论文汇报这个环节,而是以口试的方式进行,即全程由答辩委员会成员提问,答辩人即时作答。美国一些大学除了常规的开放式学位论文答辩流程外,还有一个口试环节。

二、论文汇报环节

（一）论文汇报时的语言使用

1. 语速　一般来说，论文汇报过程是有严格时间限制的，所以答辩人首先应保证按时完成陈述，不要超时，也不要提前太多，应该充分利用时间将论文的要点一一进行说明。其次，整个汇报过程尽量保持合适的语速，有一定的轻重缓急。过快的语速会使听众难以跟上答辩人的逻辑而难以理解陈述内容，过慢的语速使听众的注意力难以集中。为了避免这些问题，答辩人应该在答辩前反复练习。

2. 英文和拉丁文词汇的处理　在医学学位论文答辩的过程中，不可避免地碰到一些英文（或拉丁文）的医学或生物学专有术语。有些词语在平时学习及临床应用中都是直接以英语（或拉丁文）表示的，如 CT、MRI、Western blot、pull-down 等。有些词语，特别是一些疾病的名称如慢性淋巴细胞白血病（chronic lymphocytic leukemia，CLL）、进行性脊髓性肌萎缩（progressive spinal muscular atrophy，PSMA）等，平时中英文都有使用，专业人士较熟悉其英文或英文缩写，而对于非专业人士包括答辩委员会的某些成员，对其英文或英文缩写可能并不熟悉。对于这些词语，答辩人可以在论文汇报中第一次出现该词语时将其用两种语言并列表示，声明在之后的陈述中用英文缩写来表示，这样既不至于造成误解，又可以使陈述更为简洁。如果答辩人使用英文进行论文陈述，应注意一些复杂单词或者是拉丁文名称的发音，以免造成不必要的误解。

3. 人称　学位论文汇报过程中应尽量使用第一人称，即"我"或"我们"。学位论文本来就是答辩人自己完成的，使用第一人称可以侧面反映出答辩人在学位论文中的贡献。

（二）论文汇报时的节奏掌握

1. 强调论文汇报的主题　答辩人答辩时要注意强调自己陈述的主题，因为一般情况下，几个答辩人的答辩会同时进行，答辩委员会成员要连续听几个人的答辩，加之他们是本领域的专家，这就要求答辩人在陈述时要做到重点突出、层次分明、井然有序，要强调自己陈述的主题，用简洁的语言点出主题，介绍背景，强调学位论文中的创新点、关注点，然后围绕主题展开陈述。

2. 概述论文汇报的内容　由于学位论文汇报的内容相对较多，所以有必要在开始阶段就让听众了解整个陈述的结构。以使用幻灯片答辩为例，比较合适的做法是在开始正式内容之前加入一页幻灯片概述接下来陈述的几项内容并分别用一句话总结。如果学位论文汇报中涉及两个或两个以上的课题，应在陈述的开始阶段便加以说明。

（三）论文汇报时的辅助体态

1. 适当肢体语言　虽然学位论文答辩是以口语为主，但在陈述论文的过程中加入适当的肢体语言辅助会提升论文答辩的效果，而不合适的肢体语言则可能带来负面的印象。如站姿挺拔，可稍稍欠身表示谦虚礼貌。实际上，著名的演说者都非常善于使用肢体语言，生动有力、丰富合理的肢体语言和良好的体态风度，不仅可以在答辩最初的几分钟内给答辩委员会成员以良好的印象，也可以在论文汇报和提问答辩过程中显示答辩人的自信。

2. 注意目光交流　答辩时答辩人的目光交流也十分重要。应将目光时常投向答辩委员会成员以及其他听众，达到一种交流的效果，并引起他们对答辩人陈述内容的兴趣。在使用目光交流时，可以先分别注视几个答辩委员会成员，再缓缓地扫过远处的其他听众，如此循环往复，使得所有在场者感受到一种友好互动的气氛。

（四）论文汇报的经验

优秀的论文汇报不是照着幻灯片背诵论文概要的过程，而是需要以一种给听众陈述故事的方式汇报。自然流畅的汇报才能展现答辩人较强的学术功底，并获得答辩委员会成员的认可。以下是一些论文汇报过程中答辩人可以注意的一些经验，仅供参考。

1. 认真准备开场白　由于答辩现场气氛紧张，有些答辩人上场后出现头脑空白的情况，或者表达不流利，将直接影响到整个答辩环节。准备一段简单的开场白或许可以有效地预防上述情况的发生，能使答辩人尽快进入答辩状态，后续的陈述自然会更加顺畅。

2. 适当使用问句　医学学位论文并非单纯地介绍某种概念或事物，而是研究一个或数个医学科学问题的过程。答辩人在研究过程中会遇到诸如如何解释实（试）验结果等问题。在陈述论文的过程中如果遇到了这些内容，答辩人不妨直接发问。问句的合理使用可以加强陈述论文的逻辑性，引导听众的思路，比从头到尾的平铺直叙有更好的效果。

3. 应用过渡性语言提示下一张幻灯片　使用幻灯片答辩时，在实（试）验结果的部分通常会有很多张幻灯片。这些实（试）验可能是从不同角度证实一个问题，或者是证实不同的问题，因此答辩人可以在介绍前一张幻灯片的末尾加入一些引导性的语言，提示听众接下来要讲的内容，以便观众明确前后陈述内容。

4. 其他需要注意的地方

（1）陈述研究结果时，应按照合理的逻辑顺序排列出每个结果。

（2）谨慎使用诸如"首次""唯一""最好"等排他性的词语。论文汇报时一定要实事求是，切忌浮夸虚假。

（3）适当地使用一些如"有趣的""值得注意的"等词语来增强论文汇报的表达效果。

（4）讲解图表时，注意使用鼠标或激光笔之类的辅助工具指示正在讲解的具体部位。

三、提问环节

（一）答辩委员会成员提问的特点

1. 答辩委员会成员提问的范围　答辩委员会提问的内容一般限于论文直接涉及的学术范围，他们的问题通常来源于答辩人研究的领域和幻灯片汇报的内容。

而在欧美的一些大学里，答辩人在学位论文答辩过程中还要经过一个口试的过程。由于这个过程不对外开放，所以答辩委员会的成员相对来说顾虑较小。他们可能会出于考察答辩人对本学科知识是否全面掌握的目的，提出一些属于答辩人研究领域，但并非与其学位论文内容直接相关的问题，这种提问方式对答辩人能力的要求更高。如果答辩人所在学术单位采取这种答辩形式，则应该做更充分的准备。

2. 答辩委员会成员提问的原则和方式　答辩委员会成员在学位论文答辩上的提问通常会遵循一些原则如下：

（1）难易搭配的原则：答辩会上，答辩委员会成员提问的难度和深度会和答辩人的论文审阅成绩、导师意见以及论文汇报情况相关，通常会遵循难易相结合的原则。

（2）原理和应用结合：在医学学位论文答辩中，为了全面考察学位论文的内容，答辩委员会成员提出的问题会包含医疗方法或实（试）验的原理以及论文结果在应用方面的意义。

通常情况下，答辩委员会的每个成员都会至少提 2~3 个问题。有的学位授予单位会规定每个答辩委员会成员提问的顺序以及数量，有的单位没有。不过无论是否有这种规定，答辩委员会成员的提问方式都有以下特点：

（1）问题一般会从容易到困难，从简单到复杂。由于在绝大部分学位授予单位的答辩会上，答辩人都被要求即时作答，简单的问题可以使答辩人迅速进入到答辩状态，并且可以给答辩人以信心，使之在之后的答辩中更好地发挥水平。

（2）答辩委员会成员提问时习惯从前一个问题引申到其他问题，由点到面，由浅及深。例如，答辩委员会成员首先提出较简单的问题："白血病有哪些分类？"答辩人回答时如果提到了慢性粒细胞白血病，下一个问题可能就是："既然你提到了慢性粒细胞白血病，那么慢性粒细胞白血病的常规治疗方法是什么？"答辩人回答时如果提到了伊马替尼等酪氨酸激酶抑制剂，接下来的问题可能就是"伊马替尼抑制酪氨酸激酶的原理是什么？""为什么抑制酪氨酸激酶可以达到治疗慢性粒细胞白血病的目的？"等。

（3）当答辩人回答问题遇到困难时，答辩委员会成员通常会以启发式的语言加以引导。在经过启发和引导之后答辩人无法回答问题时，答辩委员会就会确定他（她）确实不具备这方面的能力。

（二）答辩人回答问题的原则

提问答辩环节是整个答辩过程的重要组成部分。答辩人在完成这个环节时应注意以下原则：

1. 礼貌用词　在答辩时应充分表现答辩人对答辩委员会的尊重，当委员给予提示时，应表示感谢；当遇到棘手问题或受到质疑时，也应保持礼貌。即使答辩结果不理想，也应控制好情绪，从容礼貌退场。

2. 保持自信，从容应对　答辩时的自信心来源于平时的点滴积累和充分的答辩前准备,答辩时表现出的自信和从容会给答辩委员会留下好印象。如果答辩人平时没有太多的答辩和演讲的经验,可以通过组织预答辩,模拟答辩场景从而在实际答辩时缓解紧张情绪。

3. 仔细思考,明确回答　答辩委员会成员在提出问题时,答辩人要集中注意力聆听。因为没有太多思考的时间,所以答辩人应该在问题提出的过程中就积极思考并尽早抓住问题的核心。答辩人可以提前准备纸和笔以记录提问的问题,如果没有听清楚问题,可以请答辩委员会成员重复一遍问题。如果问题的意思比较含糊,答辩人不能马上理解时,可以直接询问,或者说出自己对问题的理解。如果对问题中的某个概念不清楚,也可以请提问者加以解释。总之,一定要避免答非所问。

4. 言简意赅,层次分明　答辩人在弄清了答辩委员会成员所提问题的要点后,应该将自己的想法和观点流畅地表达出来。面对是非类的问题,答辩人应首先给予肯定或否定的答复,一语抓住要害,然后再展开论述,而不要模棱两可。面对概念解释或过程描述类的问题,答辩人回答时应注意理清层次,分而叙之。面对考察学术观点类的问题,答辩人在回答时应注意客观全面、仔细审慎,切忌在尚未有确切证据的情况下轻易定论。

5. 实事求是　在答辩会上,遇到棘手的问题时,正确的做法是:尝试谨慎地回答,不要说与问题本身无关的话。如果答辩人确实不知道如何回答,应该实事求是地说"不知道",并表态说答辩结束后会认真地思考这个问题,或直接向提问人请教。这样会留下谦虚好学的良好印象。

6. 捍卫自己的学术观点　在答辩人面对的问题中,基础知识类问题的答案一般不具有商讨性,只需给出正确全面的答案即可,是一个单纯的问答题。而有的问题涉及学术观点的探讨,这类问题本身没有什么标准答案,答辩不光是答,答辩人也有辩的权利。如果在这种问题上和答辩委员会成员的观点有不同,应该与提问者展开辩论,捍卫自己的学术观点。特别是答辩人在完成学位论文时经过认真思考,实(试)验数据经得起推敲,有理有据的情况下,不要随声附和。总之,在保持对提问者充分尊重的前提下,答辩人为了捍卫自己学术观点而进行的出色辩论是展现自己学术能力的最佳方式,这样不仅不会使答辩委员会成员感到不快,反而可以加强他们对答辩人学术能力的认可。

7. 总结答辩过程,吸取经验　答辩人应该将答辩会作为一个难得的检验和提高自己学术水平的机会。答辩会结束后,答辩人可以总结答辩委员会成员在提问过程中讲述的知识、提出的建议,以及对答辩人的总体评价。对于没有回答出来或回答得不理想的问题,应该进一步思考并找出正确答案;对于回答得不错的问题,也要仔细回顾,举一反三,加深印象。通过这些总结和反思过程,答辩人可以积累更多专业方面的经验,从而使自己的学术水平得到提升。

此外,答辩人还应该反思自己在答辩技术方面的表现,从中汲取经验教训,使自己的演讲能力得到提高。如果答辩委员会对答辩人的学位论文作出的决定是修改后重新答辩,那么答辩人就更应该认真地总结经验教训,思考答辩委员会的建议,并对学位论文作相应的修改,准备下一次答辩。

第四节　医学学位论文答辩后相关事宜

一、医学学位论文答辩决议

学位论文答辩结束后,根据学位申请者的论文水平和答辩情况,答辩委员会将会形成三种决议。①通过:学位申请者会被授予相应的学位;②修改后重新答辩:学位申请者须在规定时间内修改论文,并重新经审阅后答辩一次;③不通过:学位申请者将不被授予相应学位。

在通过的基础上,答辩委员会还会根据学位申请者的优秀程度对论文答辩评出三个档次:优秀、良好、及格,但通常不会在学位证书中直接注明。不同的国家或不同的学位授予单位会有不同的评分传统和规则。在有些国家例如德国,根据论文答辩的分数,结合学位论文审阅的分数,学位申请者还会被授予以下相应的荣誉学位(拉丁文):summa cum laude(最优)、magna cum laude

（优秀）、cum laude（良好），若仅是刚刚及格则被称为 rite，这些评价将会被直接写在学位证书中。

在绝大多数学位授予单位，答辩委员会一般采取无记名投票的方式作出学位论文答辩的决议。在作出建议授予硕士或博士学位的决议时，须有全体成员三分之二以上同意方为通过。若学位论文在第一轮投票中未获通过，答辩委员会成员将就是否允许答辩人修改论文后再次提交答辩进行第二轮无记名投票。如果有半数以上的成员赞成，则答辩人有机会在导师的指导下在规定时间内修改论文，并在下一个答辩周期时（或一定时间后）重新申请论文审阅和答辩（即上文中的"修改后重新答辩"）。如没有半数以上的成员赞成，意味着答辩人无法通过学位论文答辩（即上文中的"不通过"）。一旦此决议作出，原则上任何人都无权越过此决议而同意答辩人修改论文和重新组织答辩。

在答辩会上有可能出现个别答辩委员会成员因故临时缺席的情况。如此时到会委员的人数符合基本人数要求，答辩会将正常进行，但缺席的成员将失去投票权，也不得委托他人代为投票。

二、学位论文答辩通过后的收缴、保存和使用学位论文

为保护著作权人的合法权益，确保学位论文在学校范围内合理使用，更好地为教学和科研服务，根据《中华人民共和国著作权法实施条例》和教育部《高等学校知识产权保护管理规定》，不同学校的学位论文的收缴、保存和使用有不同的要求，以北京大学为例，制定学位论文的管理办法如下：

（一）论文的收缴与保存

1. 学位论文的收缴要求　每一位申请北京大学学位的研究生（含在职攻读和同等学力申请学位者）在论文答辩前应按要求签署《北京大学学位论文原创性声明和使用授权说明》（位于印刷本论文末页），结束学业并获得学位者应向学校提交规定数量的学位论文印刷本和电子版。

涉密学位论文的认定和收缴严格按照国家保密法律、法规和《北京大学保密规章制度汇编》规定执行，采用机要通信、专人取送方式。图书馆不接受学生个人送交。涉密学位论文不提交电子版。

2. 学位论文的保存使用

（1）印刷本的保存使用

1）2013年之前（含）印刷本学位论文保存在总图书馆学位论文阅览室，提供室内阅览服务。自2014年夏季提交的印刷本学位论文只进行保存，一般不提供读者服务。

2）博硕士论文，除论文作者本人，以及与北京大学图书馆存在合作关系的图书馆用户外，一般不予复制。优秀学士论文、《研究生论文摘要汇编》及其有关资料可以复制。

3）论文作者本人复制，须出示有效证件。作者委托他人复制，须出具作者签名的委托书，受委托者须携带本人证件及作者证件复印件。

4）学校可以为存在馆际合作关系的图书馆用户提供文献传递服务和交换服务。"存在馆际合作关系的图书馆用户"是指同北京大学图书馆签署有正式馆际合作协议的国家图书馆、各高校图书馆等图书馆用户。

（2）电子版的保存和使用

1）在校园网范围内提供检索服务，并根据作者授权提供全文阅览服务。

2）采取必要技术措施实现用户权限控制，以保护著作权人的合法权益。

3）作者毕业后，如本人或导师要求复制电子版学位论文，需提供本人或导师身份证和毕业院系出具的介绍信。

4）为与北京大学图书馆存在合作关系的图书馆提供文献传递服务和交换服务，相关规定如下：①文献传递只能传递打印件或复印件，且不得超过全文的三分之一；②可以在有导师和作者授权的情况下提供全文；③文献传递必须保存交流档案，以便查询和统计。

（3）涉密学位论文的保存和使用

1）涉密论文无须提交电子版，只提交1本印有密级的印刷本，并附北京大学保密委员会《确定密级和保密期限的通知》。

2）涉密学位论文的印刷本在保密期内将按规定专门保管，不提供读者服务。

3）涉密学位论文的保密期限届满，在经过校保密委员会核实、确认后方可解密；2013年（含）以前的保密论文解密后，可进行编目及数据加工，2014年以后的保密论文解密后，不再编目，对其

进行加工（含夹磁条、贴条码、盖馆藏盖）后移交特藏部，存放于学位论文阅览室提供服务，电子版发布、保存、管理与服务方式按无密级学位论文处理。

欧美国家的学术授予单位也有相关的要求，通过学位论文答辩的学位申请者也需要按规定将一定数量装订好的学位论文文本交送给相关部门存档。无论是在我国还是在其他国家，论文存档必须在论文答辩通过后的一定时间内完成，否则将会影响学位的授予。此外，学位授予单位对学位论文文本的纸张大小和装订方式一般都有明确的规定，并要求填写与学位论文相关的各种表格交送至学位授予单位的相关部门。学位申请者应熟悉这些规定，以便顺利取得学位。

（二）论文出版

通过答辩的学位论文除了需要存档外，也需要以一定方式出版，使学位论文以合法的形式公开化。出版的方式一般有以下3种：

1. 非纸质版出版　此种方式可看作学位申请者委托学位授予单位的非营利性数字化出版。学位申请者需要向学位授予单位图书馆提交学位论文全文的电子版。学位论文将进入学位授予单位图书馆的数据库，他人需要参考时可以下载。除电子版外，有些学术授予单位，特别是欧洲的大学也接受较为传统的微缩胶片复制版。学位申请者需要提交一定数目复印有学位论文全文的微缩胶片，可供日后他人到图书馆参阅。

2. 非营利性的纸质版出版　学位申请者须将本人通过的学位论文全文打印或复印若干份，装订成册，或委托出版社帮忙印刷一定册数（一般为数十册）后交给学位授予单位的图书馆，以供未来的免费分发。若委托出版社帮忙印刷，应选择无书号出版途径，印刷成书的学位论文不进入书刊发行渠道。

3. 营利性的纸质版出版　此种情况，学位申请者可自费出版，将数份已出版的论文交送至学位授予单位的图书馆，并提供具体印刷份数的证明。在欧洲，若学位申请者在研究生期间在正规学术期刊上经同行评议后发表了一定数量第一作者署名的学术论文（在德国，有时甚至可以使用未发表的论文），可将这些已发表的论文合并，加上一份描述研究目的和结果的陈述，作为本人的学位论文。以此种方式完成学位论文的学位申请者须将这些学术论文若干份交付给学位授予单位的图书馆。由于某些学术期刊规定论文作者不得私自分发或公布在该期刊上发表的学术论文，学位申请者在向学位授予单位的图书馆提交学位论文的电子版时，可以略去已发表的这部分内容。

总之，学位申请者需认真了解学位授予单位关于学位论文出版的相关规定并正确执行，以便顺利获得学位。

（三）论文评奖

优秀的学位论文经导师推荐或自荐，可以参与评选各种奖励，为学位申请者和其所在的学位授予单位争取荣誉。对我国的医学学位论文来说，主要有以下的奖励可以申请：

1. 全国优秀博士学位论文（由于每年获此奖励的论文不超过100篇，故又称"全国百篇优博"）。

2. 省（部）市级优秀学位论文（如广东省优秀博士学位论文、中国科学院优秀博士学位论文等）。

3. 校级或研究院所级优秀学位论文（如中山大学优秀博士学位论文等）。

4. 相关商业集团提供的奖励。

这些奖励一般应在获得学位后的一学年内申请。在其他国家和地区也有相应的奖励。学位申请者若有意申请相关奖励，应广泛获取信息并提前做好相应准备。

（四）论文加密

当学位申请者的学位论文内容涉及国家、军工等秘密时，应作为涉密类论文按照学位授予单位相关规定递交其他相关部门收藏。有些学位论文中可能包含一些未发表的研究成果，或者还未申报的专利内容。为了最大限度地保护这些学术成果的知识产权，学位申请者应选择数字化方式出版论文，并向学位授予单位的图书馆申请论文加密。若获批准，学位论文电子版的内容将在一定时间内（一般为1~2年）不被公开。

三、学位论文答辩后的复议

答辩委员会对学位论文作出建议答辩通过，应授予该学位申请者硕士或博士学位的决议后，将会把相关决议提交到相应的学位评议组、学位分委员会及学位评定委员会,以会议的形式和无记名投票的方式层层审批。审批通过后,该学位申请者才能被同意授予相关学位。若答辩委员会不建议授予学位,或授予学位的建议未获学位授予单位的学位评定委员会(或下级的学位分委员会、学位评议组)审核批准,相关学位申请者认为存在较大争议时,可以提出申诉,并经过规定程序对学位论文答辩的决议进行复议。若答辩委员会作出不建议授予学位,或学位评定委员会(或下级的学位分委员会、学位评议组)在否决答辩委员会提请授予学位的建议时并未对产生相关决议的原因作出明确解释,则该项决议自动进入复议程序。多数情况下,学位申请者未通过答辩确系因自身学术能力问题或学术道德问题,此时申请复议一般不会获得批准。但如果并非自身学术能力问题或学术道德问题未通过学位论文答辩,学位申请者应申请答辩决议复议,维护自身的合法权益。以下简要介绍一般情况下答辩决议复议的申请、批准和进行过程。

(一)未通过答辩者申请复议

1. **当事人提出申请** 未通过答辩的硕士或博士学位申请者在接到答辩委员会决议后,应在规定时间内向学位授予单位的学位办公室或相关部门提交书面的复议申请书。学位办公室或相关部门审查学位办公室或相关部门接到复议申请书后,会及时向当事学位申请者的导师和答辩委员会成员了解情况。若认为答辩决议客观合理,无复议必要,会直接回复学位申请者。若认为确有必要进行复议,学位办公室或相关部门会将有关意见形成书面材料提交给学位评定委员会主席审批。学位评定委员会主席批准后,可进行答辩决议的复议程序。

2. **复议程序** 复议决定确认后,学位评定委员会将聘请至少2位校外专家对同意复议的论文进行匿名审阅。如审阅意见一致通过,学位评定委员会将重新组成答辩委员会并举行复议答辩会。复议答辩通过的学位申请者学位论文将按照正常程序提交学位评议组讨论。如学位申请者的复议答辩仍未通过,将维持原答辩委员会的决议。

(二)未通过学位评定委员会审核者申请复议

学位评定委员会公布审核结果后,学位办公室将会把未通过审核的决定通知学位申请者。学位申请者若对此有异议,可在规定时间内提出申诉并提交书面的申诉书至学位办公室或相关单位。学位办公室或相关单位收集各方面情况后会报知学位评定委员会主席,由主席决定是否召集委员会主席、副主席会议讨论复议议题。若作出复议决定,可由学位办公室或相关单位在下一次学位评定委员会会议上就复议情况作介绍,由学位评定委员会重新审核。复议审核通过者,学位委员会将会同意授予当事学位申请者相关学位。如复议未通过审核,则不再进行任何形式的复议。对是否进行复议,学位办公室或相关单位一般会在收到当事学位申请者的书面申请后3个月内作出明确答复。

(张晓明 杨 扬)

附录 1   生物医学期刊投稿的推荐规范

——国际医学期刊编辑委员会

（2017 年 12 月）

概　　述

1978 年，一个由综合性医学期刊编辑组成的小组在加拿大不列颠哥伦比亚省温哥华市进行了非正式集会，制定了向他们期刊投稿的格式规范。该小组便是人们后来所熟知的温哥华小组（Vancouver Group）。温哥华小组制定的投稿统一要求于 1979 年首次发表，其中包括由美国国立医学图书馆（National Library of Medicine，NLM）制定的参考文献著录格式。温哥华小组不断扩大，逐渐发展成为国际医学期刊编辑委员会（International Committee of Medical Journal Editors，ICMJE）。该委员会每年召开会议，其所关注的领域逐渐扩大，甚至还涉及与生物医学期刊出版有关的伦理道德问题。

多年来，ICMJE 已对"生物医学期刊投稿的统一要求"（Uniform Requirements for Manuscripts Submitted to Biomedical Journals，以下简称"统一要求"）进行多次修订。讨论的议题已远远超出稿件准备的范畴，衍生了几份有关编辑政策的补充说明。ICMJE 于 1997 年对"统一要求"做了整体修订；1999 年 5 月和 2000 年 5 月，先后对部分章节进行更新；2001 年 5 月，对与潜在利益冲突（potential conflict of interest）相关的章节进行了修订；2003 年，再次对整个文件进行了修订和改编，并将补充说明纳入了正文；2013 年 8 月修订时，"统一要求"更名为《学术研究实施与报告和医学期刊编辑与发表的推荐规范》，亦即"ICMJE 推荐规范"（以下简称"推荐规范"）。此后，2013

年 12 月、2014 年 12 月、2015 年 12 月、2016 年 12 月和 2017 年 12 月，ICMJE 对"ICMJE 推荐规范"又作了五次更新。现版本为 2017 年修订版。

只要是以教学或非营利为目的，任何人和组织均可全文复制"推荐规范"而不必考虑版权问题。委员会希望"推荐规范"能得到广泛传播。

我们建议同意采用"推荐规范"的期刊在其"投稿须知"中引用该版本，并指出其投稿要求与"推荐规范"一致。如果期刊希望在 ICMJE 网站（http://www.icmje.org）同意采用"推荐规范"的期刊名录中出现，应与 ICMJE 秘书处联系。

ICMJE 是一个由综合性医学期刊组成的小规模工作组，而不是一个开放的会员组织。当 ICMJE 认为某期刊或某个组织能填补委员会目前在某个领域的空白时，偶尔也会邀请一个新成员或嘉宾。对生物医学出版领域的编辑和其他人员开放的会员组织有世界医学编辑学会（World Association of Medical Editors，http://www.wame.org/）、科学编辑委员会（Council of Science Editors，https://www.councilscienceeditors.org/）以及欧洲科学编辑学会（European Association of Science Editors，https://ease.org.UK）。

值得注意的是，本附录中的译本节选自 *Journal of Integrative Medicine*，可能并不完全准确地代表 ICMJE 网站上最新的英文原版，我们鼓励读者前往 http://www.icmje.org/，从而阅读并了解最新的英文原版。

Ⅰ. 关于"推荐规范"

Ⅰ.A. "推荐规范"的目的

国际医学期刊编辑委员会（International Committee of Medical Journal Editors，ICMJE）制定这份"推荐规范"是用于检查发表于医学期刊的研究工作及其他资料在实施和报告过程中的最佳实践及伦理标准，帮助作者、编辑以及同行评议和生物医学出版过程中的其他相关人员创作和传播准确、清晰、可重复、无偏倚的医学期刊论文。这份"推荐规范"还有助于大众媒体、患者及其家属，以及普通读者更好地了解医学编辑和出版过程。

Ⅰ.B. "推荐规范"的使用者

这份"推荐规范"首先旨在供可能将研究提交给 ICMJE 成员期刊发表的作者使用。很多非 ICMJE 成员期刊（见 http://www.icmje.org/journals.html）自愿使用这些推荐规范。ICMJE 鼓励这种使用但没有职权监督或者强制执行。在任何情况下，作者都应当与具体期刊的作者须知一同使用这些推荐规范。作者还应该参考具体研究类型的报告指南（例如，报告随机对照临床试验的 CONSORT 指南），见 https://www.equator-network.org。

ICMJE 鼓励遵守这些推荐规范的期刊将它们吸收到其作者须知中，并在其中明确表示遵守"ICMJE 推荐规范"。想要在 ICMJE 网站上列出刊名以表示遵守这些推荐规范的期刊，可以发送电子邮件至 icmje@acponline.org 告知 ICMJE 秘书处；过去已经这样做但不再遵守"ICMJE 推荐规范"的期刊，应该用同样方法请求从该名单中被除去。

ICMJE 鼓励这些推荐规范的广泛传播，以及为教学需要而非营利目的复制本文件全文，不必考虑版权问题。但是使用这些推荐规范或使用本文件时，应指导读者到 http://www.icmje.org 获取正式的最新版本，因为当有新的问题出现时，ICMJE 会定期更新"推荐规范"。

Ⅰ.C. "推荐规范"的历史沿革

ICMJE 制定过本文件的很多版本，以前被称为"生物医学期刊投稿的统一要求"（Uniform Requirements for Manuscripts Submitted to Biomedical Journals，URM）。URM 首次发表于 1978 年，用于使不同期刊之间稿件的格式和撰写标准化。多年来，稿件准备之外的出版问题不断涌现。于是，ICMJE 又制定了一些"附加声明"并对该文件进行了更新，将其更名为"学术研究实施与报告和医学期刊编辑与发表的推荐规范（Recommendations for the Conduct, Reporting, Editing, and Publication of Scholarly Work in Medical Journals）"，从而反映其更广的涵盖内容。本文以前的版本可以在 http://www.icmje.org 的 Archives 栏内找到。

Ⅱ. 作者、贡献者、审稿人、编辑、出版者以及期刊所有者的职能和责任

Ⅱ.A. 定义作者和贡献者的职能

Ⅱ.A.1. 作者署名为什么很重要？

作者署名赋予作者名誉，也有重要的学术、社会和经济寓意。署名为作者还意味着有义务对已发表的研究负责。以下建议旨在不仅确保将作者资格给予对文章作出过实质性智力贡献的人，而且还要确保因其贡献而被确认为作者的人知晓他们也有义务对已发表的研究工作承担责任。

由于作者署名并不传达某人贡献多大才够上作者资格，现在有些期刊要求，投稿中提到的每个参与研究工作的人都要有具体贡献信息，发表时也要有这些信息，至少要求原创性研究这样做。我们极力鼓励编辑制定和实施申明作者贡献的规定。这样的规定能消除很多有关贡献问题的模糊性，然而还是无法解决何种贡献的质和量才能确定某人具备作者署名资格的问题。ICMJE 于是制定了作者署名的标准，这些标准可用于所有期刊，包括那些区分作者与其他贡献者的期刊。

Ⅱ.A.2. 谁是作者？

ICMJE 建议作者署名的确定要同时符合以下 4 条标准：

（1）对研究的思路或设计有重要贡献，或者为研究获取、分析或解释数据。

（2）起草研究论文或者在重要的智力性内容上对论文进行修改。

（3）对将要发表的版本作最终定稿。

（4）同意对研究工作的各个方面承担责任以确保与论文任何部分的准确性或诚信有关的质疑得到恰当的调查和解决。

除了对他或她自己完成的那部分工作负责外，作者还需要知道哪个共同作者为研究工作的哪个具体部分负责。另外，作者应确保其共同作者为该研究所做工作的诚信。

所有被指定为作者的人都应该满足作者署名的4条标准，而所有满足以上4条标准者也都应该被确定为作者。未满足全部4条标准者应该被致谢，见下文Ⅱ.A.3节。这些作者署名的标准旨在使那些应该得到作者名誉且能够为研究工作承担责任的人被署名为作者。这些标准并不是用来拒绝给予本来能够满足作者署名标准的合作者符合上述第2或第3条标准的机会，从而使其不够作者署名资格。因此，所有符合第1条标准者都应该有机会参与稿件的审阅、起草以及最终定稿。

实施研究工作的人有责任确定谁符合上述作者署名标准。理想的情况是，在制定研究计划时就明确作者，而后随着工作的进展作出相应调整。确定所有署名的作者都满足上述4条标准是作者们的共同责任，而不是所投期刊的责任；决定谁署名为作者或仲裁因作者署名引发的矛盾亦非期刊编辑需要思考之问题。如果无法就作者署名资格的问题达成一致，则应该要求研究工作实施单位而非期刊编辑进行调查。如果作者在投稿或稿件发表后要求删除或者添加某个作者，期刊编辑应当要求作者给出合理解释，并得到所有署名作者以及将要被删除或添加的作者同意该变动的签字声明。

通信作者是在投稿、同行评议及出版过程中主要负责与期刊联系的人。一般来说，通信作者负责确保所投稿件完全达到期刊的管理要求，诸如提供作者署名的详细信息以及伦理委员会审核和临床试验注册相关文件，收集利益冲突的表格和声明，尽管这些任务也可以分配给其他的共同作者。通信作者在整个投稿和同行评议过程中，应当能及时回答编辑提出的问题，在论文发表后应及时回复对研究工作的评论。文章发表后一旦受到质疑，期刊会要求提供原始资料或其他信息，通信作者要积极配合。虽然通信作者主要负责与

期刊的联系，ICMJE仍建议编辑将所有的通信发送给全部署名作者。

如果研究工作是由众多作者组成的大型团队共同开展，理想的情况是该团队在研究开始前就决定谁将成为作者，并且在文章发表前确定作者名单。所有署名作者都应当满足署名的4条标准，包括对稿件的最终定稿，他们应当能对研究工作承担公共责任并且完全信任团队内其他作者所承担工作的准确性和诚信度。他们还要以个人的名义分别填写利益冲突申报表。

一些由多个作者组成的大型团队仅将作者署名为团队名称，或署以团队名称加上各个作者的姓名。提交以团队为作者的稿件时，如果有团队名称，则通信作者应确定团队的具体名称，明确指定哪些团队成员能够以作者的身份享受作者名誉并为研究工作承担责任。论文的署名行应确定谁对稿件直接负责，MEDLINE会列出所有出现在署名行的作者姓名。如果署名行包含团队名称，特别是署名行注释中明确说明团队各成员姓名见文章其他部分，且说明了这些人是作者还是合作者，MEDLINE会列出每个团队成员的姓名，无论他们是作者还是合作者，有时这些合作者被称为作者之外的贡献者。

Ⅱ.A.3. 作者之外的贡献者

有贡献但只部分满足上述4条作者署名标准者，不应被列为作者，但他们应当被致谢。以下列举不足以使贡献者获得作者署名资格的单一贡献（无其他贡献）：筹得研究资金；对研究团队进行综合监督或者提供一般性的管理支持；帮助写作，技术编辑，语言编辑及校样修改。可以对那些贡献不够作者署名资格者逐一致谢，或列在单个小标题（如"临床调查者"或"参与调查者"）下一起致谢，应具体地说明他们的贡献（如"出任科学顾问""审阅研究方案并提出意见""收集资料""为研究提供病例并照料患者""参与稿件的写作与技术编辑"）。

致谢可能意味着被致谢人认可研究的数据及结论，因此建议编辑要求通信作者从所有被致谢人处取得同意被致谢的书面许可。

Ⅱ.B. 作者的责任——利益冲突

公众对科学研究过程的信任和已发表论文的可信度部分取决于在科学研究工作的计划、实施、

写作、同行评议、编辑和出版过程中的利益冲突是否被透明地处理。

当对主要利益（如患者的福利或研究的可靠性）的专业判断可能被次要利益（如经济收益）影响时，利益冲突就存在。对利益冲突的认知与实际的利益冲突同等重要。

经济关系（如雇佣、顾问、股权或期权、酬金、专利以及有偿的专家证言）是最容易确认的利益冲突，也最有可能损害期刊、作者及科学本身的可信度。然而，冲突也可以由其他原因引发，如人际关系或对手间的竞争、学术竞争以及学术信仰等。如果研究主办者会干扰作者获得全部研究数据，或者干扰他们独立地分析和阐释数据、撰写文稿以及选择在何时何处发表稿件，则作者应该避免与其签订协议，无论它们是营利还是非营利的机构。

Ⅱ.B.1. 参与者

所有同行评议和出版过程的参与者——不仅是作者，还有期刊的同行审稿人、编辑和编委会成员——在审稿和论文发表的过程中履行其职责时必须考虑他们的利益冲突，并且必须公开所有可能被视为潜在利益冲突的关系。

Ⅱ.B.1.a. 作者

作者投稿时，无论稿件类型或格式如何，他们均有责任公开所有可能使其研究工作产生偏倚的各种经济和人际关系。ICMJE 制定了一份《利益冲突申报表》（Form for Disclosure of Conflicts of Interest）以方便和规范作者公开利益冲突。ICMJE 成员期刊要求作者使用这份表格，ICMJE 也鼓励其他期刊采用这份表格。

Ⅱ.B.1.b. 同行审稿人

编辑在邀请审稿人审稿时应询问他们是否有可能影响其审稿的利益冲突。审稿人必须向编辑公开任何可能使他们对稿件产生偏见的利益冲突，只要有产生偏见的可能，审稿人就应该主动回避，不审阅该特定稿件。审稿人不得在其所审阅的稿件发表前利用其中的知识为自己谋利。

Ⅱ.B.1.c. 编辑与期刊工作人员

如果对稿件作终审决定的编辑与他们正在处理的论文之间有利益冲突，或存在可能引发潜在利益冲突的关系，则编辑应主动回避，不参与

编辑决定。编辑部的其他成员如果也参与编辑决定，必须向编辑提供关于其现有经济利益或其他冲突的陈述（因为它们可能与编辑决定有关），主动回避任何与他们有利益冲突的决定。编辑人员不得利用处理稿件时获得的信息谋取私利。编辑应定期公告与期刊编委和期刊工作人员职责有关的潜在利益冲突。特邀编辑同样应当遵循这些程序。

Ⅱ.B.2. 报告利益冲突

论文发表时应有声明或辅助文件（如 ICMJE 的利益冲突表）声明如下全部内容：

（1）作者的利益冲突。

（2）研究工作的资助来源，包括资助者名称以及对资助者在以下方面所起作用的解释：研究的设计，数据的收集、分析和解释，报告的撰写，决定将报告投稿发表；或者声明资助者没有参与这些工作。

（3）作者是否获得了研究数据，并解释获取途径的性质和获取范围，以及是否可持续获取。

如果研究受到资助，且资助者拥有研究结果的所有权或者能从研究结果中获取经济利益，则为了支持前述声明，编辑可以要求该研究的作者签署一份声明，如"我得到了本研究的全部数据，我对数据的真实性和数据分析的准确性负全部责任"。

Ⅱ.C. 投稿和同行评议过程中的责任

Ⅱ.C.1. 作者

作者应遵守有关作者署名和公开利益冲突的所有准则，详见本文件Ⅱ.A 及Ⅱ.B 节。

Ⅱ.C.1.a. 掠夺性期刊或假期刊

近年来，越来越多的单位宣称自己是"医学学术期刊"，而实际上却没有医学学术期刊的功能。这些期刊（"掠夺性期刊"或"假期刊"）录用并发表几乎所有的投稿，并在发给作者录用通知后，才告知将要收取文章处理费（或发表费）。他们通常声称实行同行评议，实际上往往并非如此。他们可能会故意给期刊取一个易混淆的刊名，该刊名常与公认的优质期刊相似。他们可能会声称自己是 ICMJE 的成员，实际上却并非如此（ICMJE 当前成员详见 http://www.icmje.org）；他们也可能会声明遵守 ICMJE、COPE 和 WAME 等

组织制定的规范。研究人员必须意识到这些期刊的存在,避免向他们提交研究论文。作者有责任评估其投稿期刊的诚信、来历、做法和声誉。来自不同组织的指导有助于识别声誉良好的同行评议期刊的特征(详见 https://www.wame.org),也可向科研导师、资深同事和有多年学术论文发表经验的其他人求助。

II.C.2. 期刊

II.C.2.a. 保密性

期刊的投稿特许保密通信,是作者的私有保密财产,过早泄露稿件的部分或全部细节都可能损害作者的利益。

因此,除作者及审稿人外,编辑不得与任何人分享稿件的信息,包括稿件是否被接收和送审、稿件内容、审稿进程、审稿人的意见以及稿件的最终结局。编辑应礼貌地拒绝第三方因法律程序使用稿件和审稿意见的要求,即使收到法院传票,编辑也应尽力避免泄露这样的保密资料。

编辑必须明确告知审稿人,他们应该对稿件、相关材料以及其中包含的信息严格保密。在稿件发表之前,审稿人和编辑不得公开讨论作者的研究工作,亦不得盗用作者的思路。审稿人不得保留稿件供其个人使用,在提交审稿意见之后,应当销毁稿件纸质版并删除电子版。

如果稿件被拒,期刊最好的做法是在其编辑系统中将稿件的备份文件彻底删除,除非当地有规定要求保留。保留被拒稿件的期刊应在其"作者须知"中公告这种做法。

如果稿件已发表,期刊应保留原始投稿、审稿意见、修改稿以及通信至少3年,如果可能的话应永久保存,这取决于当地的规定。将来一旦出现针对此研究的问题,则会有助于问题的解答。

编辑不能未经审稿人和作者允许发表或公开同行审稿人的意见。如果期刊的规定是对作者隐藏审稿人身份且审稿人不在审稿意见上签名,则未经审稿人书面许可,不得向作者或其他任何人透露审稿人的身份。

若断定有不诚实或欺诈行为,则可能不得不取消保密权。编辑一旦打算这样做,就应该及时通知作者或审稿人,否则保密权仍必须受到尊重。

II.C.2.b. 及时性

编辑应竭尽所能利用其现有资源确保稿件得到及时处理。如果编辑有意发表某篇稿件,则应尽力及时发表。如有计划延迟,应与作者协商。如果期刊无意处理某篇稿件,编辑应尽快拒稿,以便作者改投他刊。

II.C.2.c. 同行评议

同行评议常常为编辑人员之外的专家对稿件进行的批评性评价。公平的、独立的、批评性的评价是包括科学研究在内的、一切学术工作的内在组成部分,因此,同行评议是科学研究过程的重要延伸。

尽管对同行评议的实际价值争论颇多,但同行评议过程却使得稿件在学者中得到公平审理。更为实际地说,它能帮助编辑决定哪些稿件适合他们的期刊。同行评议常能帮助作者和编辑改进报告的质量。

期刊有责任建立确保能挑选合适审稿人的系统。编辑有责任确保审稿人可以获取与稿件评审相关的所有材料,包括只供在线发表的补充材料,并确保在审稿人声明其利益冲突的情况下正确评估和解释其审稿意见。

同行评议期刊没有义务将投稿送审,也没有义务遵循审稿人的意见,无论是正面的还是负面的。期刊编辑最终负责期刊全部内容的选择,而编辑的决定可以根据与稿件质量无关的问题而作出,如是否适合期刊发表等。编辑可在发表前的任何时间拒绝任何一篇论文,包括接受后因发现研究工作的诚信问题而拒稿。

每种期刊送审稿件的数量和种类,为每一篇稿件选择的审稿人的数量和类型,审稿过程是否为盲审,以及审稿过程的其他方面都可能有所不同。基于此原因以及出于对作者的尊重,期刊应公布对其同行评议过程的描述。

期刊应告知审稿人最终决定接受抑或拒稿,并应感谢同行审稿人对期刊所作的贡献。应鼓励编辑告知每一位审稿人其他审稿人对同一文章的意见,以便他们能在审稿过程中互相学习。

作为同行评议的一部分,应鼓励编辑将研究方案、没有包含在研究计划中的统计分析,或与具体研究项目相关的合同送审。在此类研究发表之前,编辑应鼓励作者在发表时或发表后公开此类文件。有些期刊可能把要求公开这些文件作为论文接受、发表的条件。

在此次修订"推荐规范"期间，期刊对独立分析数据及公开数据的要求也在变化，反映出一个日益加深的观念：数据获取情况会极大地影响同行评议的结果。当前有些期刊编辑要求在接受论文发表之前，有独立的生物统计学家对临床试验数据进行统计分析，有些则要求作者说明研究数据是否可供第三方查看、使用和再分析，还有一些则鼓励或要求作者与他人共享他们的数据，以用于回顾和再分析。每种期刊都应制定和公开其关于数据分析的具体要求，并在其潜在作者能轻易获取的地方发布。

有人认为文章发表的那天，真正的、科学的同行评议才刚刚开始。基于此种理念，医学期刊应建立让读者对已发表论文提交评论、疑问或批评的机制，作者也有责任进行恰当的回复。文章发表后一旦受到合理的质疑，期刊会要求作者提供数据或其他信息，作者应当予以配合（见Ⅲ节）。

ICMJE 认为研究人员有义务保存已发表研究的原始数据和分析过程至少 10 年。ICMJE 鼓励将这些资料保存在资料库中，以保证它们长期可用。

Ⅱ.C.2.d.　正直性

编辑的决定应建立在稿件与期刊的相关性以及稿件的原创性、质量及其对重要问题的贡献上。这些决定不应被商业利益、人际关系、日程安排、阴性结果或合理挑战既定认知的正确结果所影响。此外，对于结果没有统计学意义或没有确定结论的研究，作者也应该投稿发表或通过其他途径公开，而编辑亦应该考虑此类研究是否适于发表。这些研究提供的证据，结合通过 meta 分析得到的其他研究证据，可能会有助于回答一些重要问题。记录并公开此类阴性结果或无明确结论的研究，可避免其他研究者进行徒劳的重复，对正在考虑相似研究的其他研究者也是有价值的。

此外，期刊还应清楚地说明其申诉流程，并同时具备回应申诉及投诉的系统。

Ⅱ.C.3.　同行审稿人

期刊的投稿是特许保密通信，是作者的私有保密财产，过早泄露稿件的部分或全部细节都可能损害作者的利益。

因此，审稿人应该对稿件及其中包含的信息严格保密。在稿件发表之前，审稿人不得公开讨论作者的研究工作，不得盗用作者的思想。审稿人不得将稿件留作私用，在提交审稿意见之后，应当销毁稿件的拷贝。

审稿人应及时回复审稿邀请，在指定时间内提交评审意见。审稿意见应有建设性、诚实、礼貌。

审稿人应公开其利益冲突，如果存在冲突，应该主动回避，不参与同行评议过程。

Ⅱ.D.　期刊所有者与编辑自由

Ⅱ.D.1.　期刊所有者

医学期刊所有者与编辑拥有共同目标，但职责有别，有时这些差别会导致冲突。

医学期刊所有者有权聘任和辞退编辑。期刊所有者在聘任编辑时要有合同，合同上应明确说明编辑的权利和职责、职权，聘任的一般条款，以及解决冲突的机制。评价编辑的工作表现可采用双方商定的办法，其内容包括但不一定限于读者群、投稿量和处理稿件的次数，以及各种期刊计量指标。

期刊所有者基于以下重要原因才能解雇编辑，例如科学不端行为、在期刊长远的编辑宗旨上存在分歧、商定的绩效指标完成不够，或与其重要职位不匹配的不当行为。

编辑的聘用和解雇应基于独立的专家小组作出的评估，而非由期刊所属机构的少数行政人员决定。这在解雇编辑时尤为必要，因为社会给予科学界言论自由高度的重视，并且，以可能与期刊所有者发生利益冲突的方式挑战现状往往是编辑的职责所在。

医学期刊应该清晰地说明其管理方式及其与期刊所有者（例如主办期刊的学会）的关系。

Ⅱ.D.2.　编辑自由

ICMJE 采纳世界医学编辑学会关于编辑自由的定义。该定义认为主编应全权决定其期刊的全部编辑内容及其发表时间。期刊所有者不应干涉任何一篇论文的评价、选择、处理进度和编辑，不论是直接干涉还是间接影响编辑的决定。编辑的决定应该以研究工作的可靠性及其对期刊读者的重要性为基础,而不应以期刊商业上的成功为取向。编辑应能自由地表达关于医学各方面的、负责任的批评意见,而不用担心遭受报复,即使这些意见与出版者的商业目标相左。

主编还应当对决定期刊刊登或不刊登何种广告或者推广内容,包括是否出版增刊等,拥有最终话语权,对期刊商标的使用、期刊内容商业使用的总体方针拥有最终话语权。

应鼓励期刊组建独立的编辑顾问委员会,来帮助编辑建立和维护编辑政策。为了支持编辑的决定和可能引起争议的观点的表达,只要有需要,编辑就应多方谋求并广纳他人建议,诸如审稿人、编辑人员、编辑委员会成员以及读者。期刊所有者应确保在出现针对编辑的法律诉讼时,编辑能获得妥善的保险,并确保在需要的时候提供法律咨询。如果出现法律问题,编辑应尽快通知他们的法律顾问、期刊所有者和出版单位。

按照 ICMJE 的规定(见Ⅱ.C.2.a 节),编辑应保护作者和同行审稿人的保密权(姓名及审稿人的意见)。编辑应采取一切合理步骤核实期刊评论文章中的事实,包括新闻报道版面的内容以及在社会媒体作的报道,并应确保所有为期刊工作的人员最大限度地确保新闻报道的正确性,包括现场记录以及在发表前尽可能谋求各方回复。此类维护事实和公众利益的实践对于防范法律指控的诽谤可能尤为必要。

为了保护实际工作中的编辑自由,编辑应该可以直接接触期刊所有方的最高层而不受委派的经理或行政人员钳制。

编辑和编辑组织有义务维护编辑自由的理念,并引导国际医学界、学术界和非专业社团关注严重违反编辑自由的事件。

Ⅱ.E. 受试者的保护

所有研究人员应当确保人体研究的实施计划和报告符合 2013 年修订的《赫尔辛基宣言》的要求。所有作者都应当从独立的地方、区域或国家审查机构(例如,伦理委员会、机构审查委员会)寻求批准。如研究因是否符合《赫尔辛基宣言》而受到质疑,作者必须解释采用其研究方法的理由,并证明地方、区域或国家审查机构已明确批准

了受到质疑的相关研究。审查机构的批准并不妨碍编辑对研究方法的恰当性作出他们自己独立的判断。

患者有隐私权。可辨认身份的信息,包括姓名和其首字母缩写,或住院号,都不应在书面描述、照片或遗传谱系中公开,除非出于科学目的之前提下,该信息为不可或缺,并且患者(或其父母或监护人)签有知情同意书。此时签署知情同意书时,要求将准备发表的稿件让可能被识别出来的所有患者过目。作者应该向这些患者公开,论文发表后是否还有其他潜在途径,使患者被认出,无论这样的途径存在于互联网还是印刷品中。患者的同意必须是书面的,并要依照当地的法律或规定,或由期刊存档,或由作者存档,或双方都存档。适用的法律各地不同,期刊应依法制定自己的规定。由于存档知情同意书的期刊将会知晓患者的身份,有些期刊认为知情同意书由作者存档会使患者的隐私得到更好的保护,作者只需向期刊提供一份书面声明,证实他们收到并存档了患者的书面知情同意书。

应省略非必要的、能识别患者身份的细节。只要有任何无法完全匿名之可能性,就应该获得患者的知情同意。例如,遮蔽患者照片中的眼睛部位仍有可能泄露患者身份。如果对身份识别特征作了"去识别"处理,则作者应该作出保证,且编辑也应注明,此时这样的更改不会歪曲科学意义。

期刊的作者须知中应该包括对知情同意的要求。如果已取得知情同意,在发表的论文中应有说明。

报告动物实验时,作者应该说明是否遵循了单位和国家有关实验动物管理和使用的规定。动物研究伦理指南详见国际兽医学编辑协会《关于动物伦理与福利的作者共识指南》。

Ⅲ. 与医学期刊论文发表相关的出版和编辑问题

Ⅲ.A. 更正、撤销、再发表与版本管理

诚实的错误是科学研究与发表的一个组成部分。当发现错误时,应发表更正启事。对事实方面的错误进行更正是必要的。对争议最好作以下处理:以"致编辑的信"的形式发表,也可

在印刷版或电子版中以"读者来信"发表,或以在期刊主办的在线论坛上发帖的形式发布。更新已发表文章(如更新系统综述或临床指南)被视为一篇新的出版物,而非先前发表论文的另一版本。

如果需要更正,期刊应遵守以下最低标准:

(1)期刊应尽快发表更正启事,详细说明对原文所作的更改,而且应注明原文出处。更正启事应刊登在电子版或编有页码的印刷版期刊上,并在电子版或印刷版的目次中列出,以方便编制索引用。

(2)期刊还应发布论文的新版本,新版本应有对原始版本所有改动的详细说明,并注明更改日期。

(3)期刊应存档论文的所有先前版本,读者可以直接获取或向期刊申请后获取该存档论义。

(4)之前发表的电子版本应突出地注明该论文还有更新的版本。

(5)应引用最新的版本。

某个编码有误或某个计算出错可导致普遍性的差错,以致在整篇文章中出现大量错误。如果这些错误没有改变文章结果、解释和结论的方向或意义,则应当遵守上文提到的最低标准来发表更正。

如果错误严重到足以使文章报告的结果和结论不可靠,则可以要求撤销。然而,如果由于诚实性错误(如分类错误或计算错误)而导致文章结果、解释和结论的方向或意义大变,则可以考虑撤销并再发表(也称之为"替换")。如果错误被判定为非故意的,文章内在科学性是有效的,且文章修改后的版本重新通过了审稿和编辑审查,那么撤销并再发表(附一个合理的解释)就可以充分校正该科学文献。在这种情况下,通过补充材料或附录来展示文章前后的变化程度,会有助于达到完全透明的目的。

Ⅲ.B. 科学不端、关注通告和撤销

科学不端包括数据造假和剽窃,但并不一定仅限于此。数据造假包括欺骗性地篡改图像。有人认为不发表临床试验和其他人体试验结果是一种科学不端行为。虽然这些行为均有问题,但它们并不等同。每一种情况都需要与之相关者作出各自的评判。如果断定存在科学不端,或者投稿或已发表的文章所报告的研究的实施或诚信受到质疑,编辑应该启动恰当的应对措施,可参考出版道德委员会(Committee on Publication Ethics,COPE)之类的委员会制定的详细处理流程(http://publicationethics.org.uk/);如果处理结果悬而不决,编辑可以选择刊登关注通告。若处理程序涉及作者单位的调查,编辑应争取公开调查结果,必要时将结果告知读者;若调查证实有科学不端,应刊登撤销论文的声明。也会有证实无不端行为的情形,则可代之以刊登致编辑的信,着重向读者强调所争论的问题。

关注通告和撤销声明不能简单地只是一篇致编辑的信,而是要对它们作显著的标识,排在某一电子版或编有页码的印刷版的版面,并且列入电子版或印刷版的目次中,以确保编制索引时不被遗漏。关注通告和撤销声明的标题中应包括原论文的标题。对于在线发表的论文,撤销声明和原论文应互相链接,被撤销论文的每种格式(摘要、全文、PDF)均应清楚标明已被撤销。撤销声明的作者最好与原文的作者相同,但如果他们不愿这样做或做不到这样,编辑在某些情况下可以接受其他责任人的撤销声明,编辑也可以是撤销声明或关注通告的唯一作者。撤销声明应解释论文被撤销的理由,还应有完整的原文出处的著录信息。被撤论文应保留在公有领域(public domain)中,并清晰地注明已被撤销。

有欺诈问题的文章的作者其先前的工作也不一定是可靠的。编辑可以要求作者单位向编辑保证该作者在其期刊上发表的其他工作的可靠性,否则编辑可以撤销作者已发表的论文。如果做不到这样,编辑可选择发表一份声明,表达对该作者先前发表的研究工作的可靠性尚不能确定的关注。

错误的研究方法可使研究的可信性大打折扣,这也会导致论文被撤销。

更多关于撤销与关注通告的指导见COPE的流程图。如何避免引用被撤销的论文见Ⅳ.A.3.g.i节。

Ⅲ.C. 版权

期刊应该明确将要发表的论文的版权类型。

如果期刊持有版权,则应详细说明期刊对各类内容(包括音频、视频、研究方案、数据集)版权转让的立场。医学期刊可以要求作者将版权转让给期刊,有些期刊要求转让出版许可。有些期刊不要求转让版权,而是依靠知识共享(Creative Commons)这样的中介组织获得出版许可。即使在一种期刊中,论文的版权状况也会有所不同:有些内容不能有版权限制,例如由某些政府部门雇员在其工作过程中撰写的论文;编辑也可能放弃其他内容的版权;而有些内容可能受其他协议保护。

III.D. 内容重复的发表

III.D.1. 一稿多投

作者不应将同一篇稿件以同一种或不同语言同时向多家期刊投稿。这一标准的理由是:当两种或更多的期刊要求获得一篇同时投给多家期刊的稿件的发表权时可能产生争执;两家或更多的期刊将有可能互不知情且毫无必要地对同一篇稿件进行同行评议和编辑加工,并发表同一篇论文。

III.D.2. 重复发表和预先发表

重复发表指发表与已发表论文内容雷同的文章,而不清晰和明确地引用之前已发表的论文。预先发表则包括在公有领域中发布论文信息。

医学期刊的读者理当相信他们所阅读的是原创作品,除非有明确的说明指出作者和编辑特意再次发表某篇论文(例如可能被视为历史性或里程碑式的文章)。这一立场是基于国际版权法、道德操守以及资源利用的成本效益。原创性研究的重复发表特别成问题,因为这会造成对单个研究的数据无意识地双倍计数或不恰当地夸大该研究结果的分量,从而歪曲现有的证据。

如果作者的投稿所报告的研究,大部分在某篇已经发表的论文中报告过,或包含在已向他处投稿或已被接受将在他处发表的另一篇文章中,或与这样一篇文章密切相关,则应在投稿信中如实说明;而且,作者应该提供相关材料的复印件,以便于编辑决定如何处理作者的投稿。亦见IV.B节。

若已发表过初步报告,如致编辑的信、预印本、学术会议摘要或壁报等,此推荐规范不阻止期刊考虑发表其完整的报告。此推荐规范也不阻止期刊考虑发表在科学会议上报告过但尚未全文发表的文章,或拟安排在会议论文集中以摘要的形式发表的论文。对会期已定的学术会议的新闻报道通常并不被视为违反这一规则,但若附加图表数据扩充这种报道则另当别论。作者还应明白,以会议学术报告之外的方式传播其研究结果可能有损编辑在期刊上发表其研究工作的优先权。

出现突发性公共卫生事件(由公共卫生行政部门定义)时,对公共卫生有直接影响的信息应该发布,无需担心这会妨碍以后在期刊发表这些信息。

与大众媒体、政府机构或生产厂商分享已被接受但尚未发表的文章或致编辑的信中描述的科学信息,是违反很多期刊的规定的。但如果该文章或致编辑的信中描述了重大的治疗进展,值得报道的疾病,或危害公共卫生的事件,如药物、疫苗、其他生物制品、医疗设备的严重副作用,则这种报道是可被允许的。不论是在纸质媒体还是在网上报道,都不应妨碍论文正常发表,但只要可能,都应事先与编辑讨论约定。

将试验结果在满足III.L.节所述标准的任一临床试验注册平台公布,只要结果限于简短(500个单词)的结构式摘要或表格(包括纳入的受试者、主要结局和不良事件),ICMJE不会视其为预先发表。ICMJE鼓励作者对研究结果进行注册时附带一份声明,说明该结果尚未在同行评议期刊发表,也鼓励作者在结果发表后更新结果的注册,补上完整的期刊题录信息。

不同期刊的编辑可共同决定同时或联合发表某篇论文,只要他们相信这样做最符合公共健康利益。美国国立医学图书馆(National Library of Medicine, NLM)会分别收录各期刊同时发表的这种联合发表的论文,因而,编辑应在文中声明,明确告知读者该文是同时发表。

如果作者没有作这种说明而企图重复发表,得到的结果至少是投稿立即被拒。如果编辑没有发现违规而让论文得以发表,则不论是否让作者解释,或是否征得作者同意,都有理由撤销论文。

处理重复发表的更详细的指南见COPE的流

程图。

Ⅲ.D.3.　可接受的再次发表

再次发表已在其他期刊上发表或已在线发表的资料,可能是正当的和有益的,尤其是意在向尽可能广泛的读者传播重要的信息(如以同一种或不同语言发表由政府机构和专业组织制定的指南)。只要满足以下条件,出于各种其他原因的再次发表也可以是正当的:

(1)作者已征得首次和再次发表的期刊编辑的同意(准备再次发表的期刊的编辑必须得到首次发表的版本)。

(2)两种期刊的编辑与作者应协商确认再次发表与首次发表的时间差,以尊重首次发表的优先权。

(3)再次发表的文章意在针对不同的读者群,以节略本形式发表就足够。

(4)再次发表的版本应忠实地反映首次发表的版本中的数据和解释。

(5)再次发表的版本应告知读者、同行及文献存档机构,该文已在他处全文或部分发表过。例如,可写上这样的话:"该论文以在[期刊名称和完整的目录著录信息]首次报告的研究为基础。"再次发表的版本应引用首次发表的版本。

(6)再次发表的论文标题中应指明是首次发表的再次发表,如全文再发表、节略本再发表、全译本或节译。需要注意的是,NLM不视翻译为"再发表",当原文发表在已被MEDLINE收录的期刊上时,便不再收录翻译的版本。

如果同一期刊以多种语言同时发表某篇论文,MEDLINE在收录时标示多种语言。例如:Angelo M. Journal networking in nursing: a challenge to be shared. Rev Esc Enferm USP. 2011 Dec 45 (6): 1281-2, 1279-80, 1283-4. Article in English, Portuguese, and Spanish. No abstract available. PMID 22241182。

Ⅲ.D.4.　基于相同数据库的稿件

如果编辑收到不同研究组或同一研究组分析同一数据集的几篇稿件(例如,来自同一个公共数据库,或对相同证据的系统综述和meta分析),每篇稿件均应分别考虑,因为其分析方法、结论,或此两方面均可能有所不同。如果对数据的解释

和结论都相似,编辑较为合理的做法是优先发表先投稿的稿件,尽管并非必须这样做。编辑可以考虑发表这类内容有重复的多篇稿件,因为不同的分析手段可能是互补的且同样是正确的。基于相同数据集的稿件应在很大程度上可以互相补充,以使分别发表这些文章具有合理性,并且应恰当地引用先发表的基于相同数据集的文章以保证透明性。

报告对临床试验数据的再次分析应引用初次分析发表的论文,并清楚地说明,报告中包含再次分析及其结果,而且要与首次分析的试验使用同一临床试验注册号和唯一、永久的数据集标识码。

有时候,大型临床试验一开始就计划针对不同研究问题发表多篇论文,但使用的是同样的原始受试者资料。在这种情况下,如果所有结局指标在最初注册时已确定,则作者可使用最初的那个临床试验注册号。如果作者以几个独立子项目分别注册过,比如在 https://ClinicalTrials.gov/ 注册,则应分别使用针对研究问题的那个项目的临床试验注册号。关键是要透明,不管采用哪种做法,都应使读者清清楚楚。

Ⅲ.E.　通信

医学期刊应建立一种机制,通常是(但不一定总是)通信专栏或在线论坛,使读者可以针对已发表的论文提出问题和提交评论或批评意见。如果论文在通信中或在论坛上被讨论,论文的作者有责任利用通信或论坛回复对其研究工作的中肯批评,编辑也应要求他们回复。应该要求通信的作者对任何竞争关系或利益冲突作出声明。

编辑可对通信的篇幅、语法错误和发表格式进行编辑加工,也可以选择向读者公开(如通过在线评论系统)未编辑过的通信。MEDLINE不收录此类评论,除非随后发表在编有页码的电子版或印刷版上。不管期刊怎样处理通信,都应让人知晓其处理方法。在任何情况下,编辑都必须尽力剔除失礼的、错误的或诽谤性的评论。

负责任的辩论、批评和异议是科学的重要特性。期刊编辑应鼓励争鸣,最好是那种限于期刊内就他们的期刊已发表的内容展开的争鸣。不

过,编辑拥有拒用不切题、乏味或缺乏说服力的通信的特权;当然,他们也有责任允许各种各样观点的表达,促进学术的争鸣。

为公平起见,也为了将通信控制在一定的版面之内,期刊可能需要对那些针对已发表资料的反馈以及针对某一给定话题的辩论设定时间限制。

Ⅲ.F. 费用

期刊的营收方式应该透明。期刊应该在可能投稿的作者在提交稿件以供评审之前就很容易找到的地方清楚地说明,或者在作者开始准备投稿的稿件之前就向他们解释清楚稿件处理和发表所需的任何费用或收费。

Ⅲ.G. 增刊、专刊和特刊

增刊是针对有关问题或主题的论文集,作为期刊的单独一期或正刊某期的一部分出版,其出版资金可能不是来源于期刊出版者。资助来源可能会使增刊的内容在主题和观点的选择上产生偏倚,因此期刊应遵循以下原则。这些原则同样适用于有外来资助和/或特邀编辑的专刊或特刊。

(1)期刊编辑必须得到授权,对增刊的编辑出版方针、实施过程和内容完全负责,包括全权决定增刊作者、同行审稿人和内容的选择。不可由资助机构对增刊进行编辑。

(2)期刊编辑有权为增刊指定一个或多个外请编辑,且必须对外请编辑的工作担责。

(3)期刊编辑必须保留将增刊稿件送同行专家外审,以及经或不经外审对增刊的稿件拒稿的权力。这些条件应在增刊编辑工作开始前就告知作者和外请的增刊编辑。

(4)应在介绍材料中清楚地说明出版增刊想法的来由,增刊内容研究经费的来源,增刊出版经费的来源,以及哪些是与增刊收录内容有关的资助方产品。

(5)增刊刊登广告应遵循与正刊同样的规定。

(6)期刊编辑必须使读者很容易就能区分正刊页和增刊页。

(7)期刊编辑与增刊编辑不得接受增刊主办者直接给其个人的好处或酬劳。

(8)增刊中的再次发表(重复刊出已在他处发表过的文章)应引用原文并在标题中说明。

(9)在本文其他章节中讨论过的有关作者署名和公开潜在利益冲突的原则同样适用于增刊。

Ⅲ.H. 赞助与合作

各种单位可能会寻求以赞助、合作、会议或其他活动方式与期刊和编辑交往。为维护编辑的独立性,这些交往应依上文"增刊、专刊和特刊"一节(Ⅲ.G 节)所述的相同原则来管控。

Ⅲ.I. 电子出版

现在,大多数医学期刊同时出版电子版和印刷版,有些仅以电子形式出版。电子版和印刷版的出版原则是一样的,本"推荐规范"同样适用于二者。然而,电子出版为版本管理提供方便的同时也产生了链接稳定及内容保存的问题,在此一并讨论。

有关更正和版本管理的推荐规范详见Ⅲ.A 节。

电子出版允许链接到期刊之外的、期刊编辑无法进行编辑控制的网站和资源。基于该原因,并且因为链接到外部网站可以被认为是对那些网站的认可,所以期刊对外部链接应谨慎。如果期刊确实有外部网站的链接,则应声明期刊并非认可这些链接网站上的任何内容、广告、产品或其他资料,不为其承担责任,也无责任保证这些网站可用。

将期刊论文永久保存在期刊网站上,或者保存在独立的档案库或可靠的知识库里,对历史记录至关重要。期刊绝不该将任何一篇论文从其网站中完全删除,因为即使网上发布的时间极短,论文也可能已被复制下载。这些存档文件应能免费获取或让存档库的会员能够获取。鼓励在多个档案库存档。但是,若因法律原因(如诽谤诉讼)而有必要删除,则被删除论文的 URL 中必须包含详细的删除理由,并且论文必须保留在期刊的内部存档库中。

永久保存期刊的全部内容是期刊出版者的责任。若期刊停刊,期刊出版者应该确保期刊文件转由负责任的第三方存档,以使其内容可被获取。

期刊网站上的非论文网页,如期刊工作人员名单、编辑委员会成员、作者须知等,应标明最近更新的日期。

Ⅲ.J.　广告

大多数医学期刊刊登广告,这能为其出版者增加收入。但期刊不应被广告主宰,也不可以让广告影响编辑的决定。

期刊应对印刷版和电子版广告有正式、明确和书面的规定。最佳做法是禁止销售意在与广告产品相关编辑内容并置的广告。广告应该清楚地标明是广告。编辑应该拥有批准印刷版和电子版广告以及执行广告规定的全部和最终权力。

期刊不应刊登已证实对健康有严重危害的产品的广告。编辑应确保执行其所在国家现行的广告法规或行业标准,也可制定期刊自己的标准。除法律要求外,组织或机构的利益不应支配分类广告和其他非陈列广告。编辑应重视各种对刊登广告的批评意见。

Ⅲ.K.　期刊与媒体

期刊与媒体的交流应权衡优先权的竞争。公众有了解期刊全部内容的合法权益,有权及时获取重要的医学信息,编辑有责任对此提供帮助。然而,科学研究工作在通过同行评审和全面审查前便在媒体报道有可能导致不准确或不成熟结论的传播,临床医生需要获得研究报告的所有细节才能向患者推荐报告的结论。

有些国家和一些期刊已经建立了一种新闻封锁制度来帮助期刊和媒体维持这种平衡,以防止原始研究在期刊发表前便通过大众媒体被报道。对于媒体而言,这种封锁制度创造了一个公平竞争的环境,大多数记者和作者会感谢这种环境,因为这减轻了要抢在竞争对手之前发表新闻报道而又没有时间认真准备对他们产生的压力。因为有些生物医学论文包含可能影响金融市场的信息,所以在恰当的时机向公众统一发布信息对于减少经济混乱也非常重要。ICMJE 承认,新闻封锁制度被诟病为是在为期刊自身的利益服务,是对科学信息快速传播的阻碍,但相信该制度还是利大于弊。

以下原则同样适用于印刷和电子出版,对准备制定与媒体交往的策略的编辑可能有用:

（1）编辑可以通过同行评议期刊实现医学信息从研究人员到公众的有序传播。而要做到这一点,必须与作者签订协议,在其稿件审理或等待发表期间不公布研究结果;同时,需与媒体达成协议,不在期刊发表原始研究前发布新闻报道,作为回报,期刊协助他们准备准确无误的报道,比如发放新闻稿。

（2）编辑应牢记,新闻封锁制度建立在信用制度的基础上,不存在正规的强制或监督机制。只要有相当数量的媒体或生物医学期刊决定不遵守新闻封锁制度,就会导致该制度迅速瓦解。

（3）尽管作者都相信其研究工作很重要,但只有极少数医学研究对公众健康具有明确而重要的临床意义且是急迫的,必须在期刊发表全文之前发布新闻。一旦出现这种特殊情况,应该由合适的负责公共卫生的权威部门决定是否提前将消息向医生和媒体公布,并为该决定承担责任。如果作者和合适的权威部门希望某期刊考虑发表某篇稿件,则在任何公开发布之前都应与编辑协商。如果编辑承认立即发布确有必要,就应该解除他们限制发表前公开发布的规定。

（4）限制发表前公开发布的规定并不适用于媒体对学术会议报告的报道和会议论文摘要(见Ⅲ.D.2."重复发表和预先发表")。在学术会议上报告研究工作的研究人员可以自由地与记者讨论其报告,但不应提供超出会议报告内容的有关其研究工作的更多细节,应考虑到披露这些细节会损害期刊编辑发表其研究工作的优先权(见Ⅲ.D.2."重复发表和预先发表")。

（5）论文即将发表时,编辑或期刊工作人员应帮助媒体起草准确的报道,如提供新闻稿,解答疑问,提供论文的预印本,或向记者推荐合适的专家。这种帮助应该以媒体的合作为条件,即新闻发布的时间安排要与论文发表一致。

Ⅲ.L.　临床试验

Ⅲ.L.1.　注册

ICMJE 有关临床试验注册的规定详见其系列专论(见 Updates and Editorials 和 FAQs)。

简而言之,ICMJE 要求,并建议所有医学期刊的编辑也要求,把第一例患者纳入之时或之前在公共临床试验注册机构完成临床试验注册作为考虑发表的条件。要求将其期刊名称列入 ICMJE 网站上的"遵循《ICMJE 推荐规范》的期刊名单"中的编辑应该认识到,列入该名单就意味着该期刊执行 ICMJE 对临床试验注册的规定。

ICMJE 将临床试验定义为,预先将人(或一组人)分配至某种干预中(可有无平行比较组或对照组)以研究与健康相关的干预和健康结局之间关系的任何研究项目。与健康相关的干预是指用来改善生物医学结局或健康相关结局的干预,例如药物、手术过程、设备、行为治疗、培训方案、饮食干预、改善生活质量的干预,以及护理过程的改变。健康结局是在患者或受试者中获得的任何生物医学或健康相关测量结果,包括药代动力学测量结果和不良事件。ICMJE 不规定第一例受试者的纳入时间,但最佳做法是在第一例受试者签署知情同意书之前注册。

ICMJE 承认在世界卫生组织国际临床试验注册平台(WHO International Clinical Trials Registry Platform, WHO ICTRP)的任何一家一级注册机构或在 WHO ICTRP 的数据提供者完成的可公开获取的注册。ICMJE 之所以承认这些注册机构,是因为它们符合一定标准。它们免费向公众和所有准备注册的研究人员开放,由非营利性组织管理,有保证注册数据可靠性的机制,可以电子检索。合格的注册必须在注册时包括至少含 20 条条目的临床试验注册数据集,而且必须在纳入第一例受试者之前注册。如果缺少临床试验注册数据集 20 条条目中的任何一条,某些条目中含有不清楚的信息,或不能公开获取的注册(如向 EU-CTR 提交的 I 期临床试验),ICMJE 便认为是不合格的临床试验注册。尽管不是必需的条目,ICMJE 仍然鼓励作者加上一条声明,说明研究结果尚未在同行评议期刊发表;ICMJE 还鼓励作者在研究结果发表后更新注册,补上完整的期刊题录信息。

注册临床试验的目的是为了防止选择性发表以及选择性报告研究结果,防止不必要的重复研究,帮助患者和公众了解哪些临床试验在计划中或进行中,或许他们想参加,帮助伦理审查委员会在考虑批准新的研究项目时大致了解与他们正在审查的研究项目相关的类似研究和数据。

补注册,例如在投稿时注册,达不到以上任何目的。这些同样适用于其他设计方案的研究,如观察性研究。出于该原因,ICMJE 鼓励注册非试验设计的研究,不过由于非试验研究的暴露或干预并非由研究者指定,因而 ICMJE 不要求一定要注册。

初始临床试验(母试验)数据的再次分析,不应再另行临床试验注册,但应注明初始试验的临床试验注册号。

ICMJE 希望作者能够确保他们在临床试验注册机构报告临床试验结果时满足其基金资助和试验监管机构的要求。ICMJE 鼓励在临床试验注册机构报告临床试验结果,虽然并不强求。若在临床试验注册机构报告的结果和在期刊上发表的结果不一致,对此作出解释是作者而非期刊编辑的责任。将试验结果在满足上述标准的任一临床试验注册平台公布,只要结果限于简短(500 个单词)的结构式摘要或表格(包括纳入的试验受试者数量、基线特征、主要和次要结局,以及不良事件),ICMJE 不会视其为预先发表。

ICMJE 建议期刊在摘要的末尾刊出临床试验注册号。ICMJE 还建议,作者在首次使用临床试验名称的首字母缩写来指代他们正在报告的试验或在稿件中提到的其他试验时,只要有临床试验注册号就应该写出来。

编辑要考虑,未恰当注册临床试验的情况是否有可能是有意为之,是否导致了有偏倚的报告。由于临床试验预先注册的重要性,即使破例不要求预先注册,试验仍然必须注册,而且作者应在发表时写明完成注册的时间以及延迟注册的原因。编辑应发表声明说明为什么允许有此例外。ICMJE 强调,这种破例应该是极少用的,未预先注册的临床试验其作者会面临投稿不被 ICMJE 成员期刊接受的风险。

Ⅲ.L.2. 数据共享

ICMJE 有关数据共享声明的政策已在一篇文章中详述(见 Updates and Editorials)。

(1)自 2018 年 7 月 1 日开始,向 ICMJE 成员期刊投稿报告临床试验结果必须包含如下所述的数据共享声明。

(2)在 2019 年 1 月 1 日或之后开始招募受

试者的临床试验必须在试验注册中纳入数据共享计划。ICMJE 关于临床试验注册的政策详见其网站。如果数据共享计划在注册后发生变化,这应该反映在所提交和发表稿件的声明中,并在注册记录中更新。

数据共享声明必须说明以下内容:是否共享去身份标识个体受试者数据(包括数据字典);具体哪些数据将被共享;是否有额外的相关文件(例如,研究方案、统计分析计划等)可供获取;数据何时可以获取以及可以开放获取多长时间;获取共享数据的条件(包括共享给谁,用于什么类型的分析,以及通过何种机制共享)。附表 1-1 提供了满足这些要求的数据共享声明的说明性示例。

附表 1-1　满足 ICMJE 要求的数据共享声明的示例*

声明事项	例 1	例 2	例 3	例 4
是否可以获取个体受试者数据(含数据字典)?	是	是	是	否
具体哪些数据将被共享?	在试验期间收集的、经去身份标识处理后的全部个体受试者数据	本文报告的结果所用到的、经去身份标识处理后的个体受试者数据(文本、图表和附件)	本文报告的结果所用到的、经去身份标识处理后的个体受试者数据(文本,图表和附件)	无
哪些其他文件可供获取?	研究方案、统计分析计划、知情同意书、临床研究报告、分析代码	研究方案、统计分析计划、分析代码	研究方案	无
数据何时可以获取(起止日期)?	文章发表后立即可以获取,没有截止时间	文章发表 3 个月后开始,文章发表满 5 年截止	文章发表 9 个月后开始,文章发表满 36 个月截止	不适用
共享给谁?	任何想获取该数据的人	提交方法学上合理的提案的研究人员	其数据使用提案已得到具有相应资质的独立审查委员会(学术中介)批准的研究人员	不适用
用于什么类型的分析?	任何目的	为实现被批准的提案中的目标	用于个体受试者数据的 Meta 分析	不适用
通过何种机制使数据可被获取?	数据可在此(含链接网址)无限期地获取	提案应发给 xxx@yyy。为了获得访问权,数据请求者需要签署数据获取协议。数据可在 5 年内通过第三方网站(含链接网址)获取	提案可在论文发表后的 36 个月内提交。36 个月后,数据可在我们大学的数据仓库中获得,但除了提供已存储的元数据之外,研究者不再提供其他帮助。有关上交提案和获取数据的信息可以通过此链接找到(含链接网址)	不适用

*这些示例旨在举例说明某些而非全部数据共享的选项

如果有相关协议条款,使用共享数据进行二次分析的作者必须证明它们的使用符合接收时的协议条款。他们还必须使用唯一的、永久的数据源标识符来引用数据源,这是对数据生成者的恰当认可,也使得该数据源所支撑的研究可以被检索。二次分析的作者必须完整地说明其与之前的分析有何不同。那些生成并分享临床试验数据集的人的努力尤其值得称赞。使用他人所收集数据的研究人员应与此前收集数据的人寻求合作。虽然合作并非总是合适可行或尽如人意,但是生成数据的人们的工作必须得到认可。

Ⅳ. 稿件准备与投稿

Ⅳ.A. 为向医学期刊投稿准备稿件

Ⅳ.A.1. 一般原则

报告原创性研究的论文其正文通常分为"引言"（Introduction）、"方法"（Methods）、"结果"（Results）和"讨论"（Discussion）4个部分,即所谓的"IMRAD"结构。"IMRAD"结构不是一种随意规定的出版格式,而是科学发现过程的反映。论文的这几个部分,常常需要给出次级标题以便进一步组织其内容。其他类型的论文如 meta 分析,可能要求采用不同的格式,而病例报告、叙述性综述和专论可不采用结构式的格式。

电子版格式便于在电子版上增补内容甚或添加章节,对信息分层,建立链接,或摘取论文中的部分内容。除了稿件的主文档,投稿时还应同时提交供同行评议用的补充材料的电子版。

Ⅳ.A.2. 报告指南

不同的研究设计各有其报告指南,如针对随机对照临床试验的 CONSORT,针对观察性研究的 STROBE,针对系统综述和 meta 分析的 PRISMA,以及针对诊断准确性研究的 STARD。期刊应尽量要求作者遵守这些指南,因为这些指南能帮助作者尽可能详细地描述其研究工作,以便编辑、审稿人、读者和其他对医学文献进行评价的研究人员能对其研究作出评估。综述类稿件的作者要尽量描述清楚所用的查找、选择、提取和合并数据的方法,系统综述的作者必须这样做。"提高医疗卫生研究的质量和透明性工作网"及 NLM 的《研究报告指南与倡议》是查找报告指南的很好的资源。

Ⅳ.A.3. 稿件各部分

以下是对各类研究设计的报告各部分及稿件格式的一般要求。

Ⅳ.A.3.a. 文题页

论文的一般信息及论文作者放在稿件的文题页,通常包括论文标题、作者信息、各种声明、支持来源、字数统计,有时还包括图与表格的数目。

（1）论文标题:标题对整篇论文进行精练的描述,标题和摘要一起所含有的信息使得对论文的电子检索灵敏而又准确。报告指南建议（同时有些杂志也如此要求）,标题必须包含研究设计信息（对随机对照临床试验,以及系统综述和 meta 分析来说尤其重要）。有些期刊要求在文题页给出一个短标题,通常不超过 40 个字符（包括字母和空格）,或者在电子投稿系统分设一项这样的条目。电子投稿系统可能会限制标题的字数。

（2）作者信息:应列出每个作者的最高学位,虽然有些期刊并不刊登这些信息。应写出研究工作归属的具体单位和部门或组织。大多数电子投稿系统要求全部作者提供完整的联系信息,包括邮寄地址及电子信箱,但通信作者的电话和传真号码以及电子信箱应在文题页列出。ICMJE 鼓励列出作者的开放研究者与贡献者身份识别码（Open Researcher and Contributor Identification,ORCID）。

（3）声明:举例如,作者声明提交的论文中表达的观点是作者本人的观点,而非单位或资助者的官方立场。

（4）支持来源:包括基金资助、仪器、药品和 / 或帮助实施论文中报告的研究或撰写该论文的其他支持。

（5）字数统计:正文字数统计（不包括摘要、致谢、表格、图例和参考文献）使得编辑和审稿人可以评估,文章所含信息是否得占用这样的篇幅,以及投稿是否符合期刊的版式和字数限制。基于同样原因,单独计算摘要的字数也有用。

（6）图表的数量:有些投稿系统要求先填写

图表的数量,然后再上传相关文件。这些数目使编辑人员和审稿人能确认是否所有的图表均包含在稿件中。因为图表占用篇幅,这样也使得编辑人员和审稿人能评估图表提供的信息是否值得文章占用这样的篇幅,以及稿件篇幅是否在期刊限制的范围内。

(7)利益冲突申报:每个作者的利益冲突信息应该是稿件的一部分;各期刊应对信息表述形式和发布位置制定标准。ICMJE 制定了统一的利益冲突申报表,供其成员期刊使用。ICMJE 鼓励其他期刊采用这份表格。即使附有利益冲突申报表,编辑还是可能会要求作者将利益冲突声明放在稿件的文题页,以便在作编辑决定前,省去收集每个作者的利益冲突申报表的工作,也能省去审稿人和读者阅读每个作者利益冲突申报表的工作。

Ⅳ.A.3.b. 摘要

原创性研究、系统综述和 meta 分析要求使用结构式摘要。摘要应提供研究背景,阐明研究目的、基本过程(受试者的选择、场所、测量方法、分析方法)、主要发现(如果可能,给出具体效应值及其统计学意义和临床意义)及主要结论。应强调研究或观察的新颖和重要的方面,说明研究的主要局限,不要过度诠释结果。临床试验的摘要应包含 CONSORT 小组要求的基本项目。基金来源应分开列在摘要之后,以便突出显示,且便于 MEDLINE 编制供检索之用的索引。

摘要是许多电子数据库所收录论文的唯一独立成篇的部分,许多读者也只阅读这部分,因此作者应保证摘要准确反映论文的内容。遗憾的是,摘要中的信息常常与正文并不一致。作者和编辑在修改和审稿的过程中应确保二者一致。对结构式摘要格式的要求期刊之间有差别,有些期刊采用不止一种格式。作者应遵照拟投期刊规定的格式撰写摘要。

ICMJE 建议期刊在摘要的末尾刊出临床试验注册号。ICMJE 还建议,作者在首次使用临床试验名称的首字母缩写来指代他们正在报告的试验或在其稿件中提到的其他试验时,只要有临床试验注册号就应该写出来。如果数据已经储存在某个公共知识库和 / 或正被用于二次分析,则作者应该在摘要的末尾写出唯一、永久的数据集标识码,以及该公共知识库的名称和编号。

Ⅳ.A.3.c. 引言

阐明研究的背景或来龙去脉(也即问题的性质和意义)。阐述研究的具体目的或目标,或待验证的研究假说。只引用直接相关的参考文献,不要涉及文中报告的研究数据和结论。

Ⅳ.A.3.d. 方法

对"方法"部分的指导原则是清晰描述如何以及为何以某种特定的方法进行研究。"方法"部分要力求足够详细,从而使其他获得这些资料的人能够重复出结果。一般来说,该部分应该仅包括制订研究计划或研究方案时可获得的信息,研究期间所得的全部信息应归在"结果"部分。如果付费给某个机构,或与其签约帮助实施研究(例如资料收集和管理),则应该在"方法"部分对此予以详细说明。

"方法"部分应该有一项声明,说明研究已得到独立的地方、区域或国家审查机构(例如,伦理委员会、机构审查委员会)的批准。如果研究的实施是否符合《赫尔辛基宣言》的要求受到质疑,则作者必须解释采用其研究方法的理由,并证明地方、区域或国家审查机构已明确批准了受到质疑的那部分研究。见Ⅱ.E. 部分。

Ⅳ.A.3.d.i. 受试者的选择与描述

清晰地描述观察或试验对象(健康人或患者,包括对照)的选择,包括纳入和排除标准以及对来源人群的说明。由于在研究设计时不一定知道像年龄、性别或种族等变量与研究的相关性,研究者应尽量在各种类型的研究中纳入代表性的人群,至少提供这些变量以及其他相关人口学变量的描述性数据资料。要确保正确使用均表示"性别"的两个词:sex(当报告生物因素时使用)和 gender(身份、社会心理或文化因素)。正常情况下,应当报告受试者的性别(sex 或 gender)和动物或细胞的性别(sex),并描述用于确定性别的方法。如果研究实施时排除了某一人群,例如只在男性或女性中进行,则作者应解释原因,除非是很显然的情况,如前列腺癌。作者应说明,他们是如何评定种族或民族的,如何确定它们与研究的相关性。

Ⅳ.A.3.d.ii. 技术信息

具体说明研究的主要及次要目标——通常定为主要和次要结局。详细介绍方法、仪器（在括号中给出生产厂家的名称和地址）和操作步骤，使他人能重复出研究结果。如果是已建立的方法，包括统计学方法（见Ⅳ.A.3.d.iii."统计学"），应给出参考文献；如果是已经发表但不为人熟知的方法，给出参考文献并作简要描述；如果是新的或作了较多改良的方法，则要详细描述，并说明采用此方法的理由，对其局限性作出评价。要准确说明所用全部药物和化学试剂的通用名、剂量以及使用途径。要正确使用学名和基因名。

Ⅳ.A.3.d.iii. 统计学

详细描述统计学方法，以使有相应专业知识的读者能通过原始数据判断研究是否恰当，核实所报告的结果。若可能，应对结果量化，用能恰当反映测量误差或不确定性的指标（如置信区间）描述结果。要避免仅仅依据统计学假设检验结果下结论，如 p 值就不能反映有关效应大小及估算值准确度的重要信息。研究设计和统计学方法参考的文献应尽可能引用标准的出版物（标明页码）。对统计学术语、缩写和大多数符号要作定义。说明所使用的统计软件及其版本。区分事先规定的分析与探索性分析，包括亚组分析。

Ⅳ.A.3.e. 结果

按照逻辑顺序在正文和图表中描述结果，首先给出主要和最重要的结果。不要在正文中重复图表中的所有数据，仅需强调或概述最重要的观察结果。凡在"方法"部分提及的主要和次要结局指标都应提供数据。附加或补充材料及技术细节可放在附录中，既能被查阅又不影响正文的连贯性，或只在期刊的电子版发表。

数值结果不能仅给出计算所得数值（如百分数），还要给出其据以计算的绝对数，若它们有统计学意义，则要说明。仅用解释文章论点和对支持性数据进行评价所必需的图表。如果表格中的项目很多，可用线图代替；图与表的数据不要重复。要避免非技术性地使用诸如"随机"（指随机化的方法）、"正常""显著""相关"和"样本"等统计学专业术语。

根据人口学变量如年龄和性别等分开报告数据，有利于合并不同研究的亚组数据，应该是常规，除非有不可抗原因不能对报告的数据分层，但这需要说明。

Ⅳ.A.3.f. 讨论

以简要总结主要结果作为讨论的开头，进而探讨可能的机制，或对这些结果作出解释，这样做是很有用的。要强调你的研究的新发现和重要方面，并将你的研究结果置于全部相关证据背景下进行讨论。指出你的研究的局限性，并探讨你的研究结果对将来的研究以及对临床实践或医疗决策的意义。讨论变量（如性别）对研究结果的影响或与研究结果的关联（适当情况下）以及数据的局限性。不要重复具体数据或"引言"和"结果"等稿件的其他部分已经给出的其他信息。

将结论与研究目的联系起来，但要避免在数据尚不充足时妄下断言和结论。尤其要区分临床意义及统计学意义，不要陈述经济效益和成本，除非稿件中包括相应的经济数据并进行了分析。避免对尚未完成的研究宣称或暗示优先权。如理由充分，可提出新的假说，但要明晰地表述假说的内容及提出假说的理由。

Ⅳ.A.3.g. 参考文献

Ⅳ.A.3.g.i. 总则

作者只要可能都应该直接引用原始研究作为参考文献。参考文献不应被作者、编辑或审稿人用于谋取私利。虽然引用综述类论文是引导读者获取一批文献的有效方法，但是综述类论文并不总能准确反映原始研究工作。另一方面，过多引用同一主题的原始研究会占用太多篇幅。引用少量关键性原创研究文章常常起到与大量穷举参考文献相同的作用，尤其是因为，现在可将参考文献添加到已发表文章的电子版上，而且电子文献检索能使读者有效搜索到已发表的文献。

不要用会议摘要做参考文献。它们可以在文中加括号引用，但不能用脚注的形式。引用已被接受但尚未发表的文章，应注明"正在印刷"（in press）或"即将出版"（forthcoming）；引用已投稿但尚未被录用的稿件中的信息，应在文中注明"未发表资料"（unpublished observations），并获得资料提供者的书面同意。

已发表的文章如果用到数据集的话,应该以参考文献的方式引用其唯一、永久的标识码。

要避免引用"私人通信",除非它能提供无法从公共渠道获取的重要信息。在这种情况下,应在文中加括号注明通信人的姓名及通信日期。对于科学论文,应获得私人通信提供者允许引用及确认通信内容准确性的书面意见。

一些期刊会核对全部参考文献的准确性,但并非所有的期刊都这样做,因此,发表的论文中有时会有引用差错。为尽量减少此类差错,应使用电子文献目录资源如 PubMed 或源文献的印刷本核对参考文献。作者应负责检查没有引用已撤销的论文,除非引用的是撤销启事。对于发表在被 MEDLINE 收录期刊上的论文,ICMJE 将 PubMed 视为撤销信息的权威来源。作者可以在 PubMed 使用以下检索词核查被 MEDLINE 收录期刊撤销的论文:retracted publication［pt］,方括号中的 pt 指文章类型(publication type),或直接查看 PubMed 的撤销文献清单。

参考文献应按它们在文中首次出现的先后顺序用数字连续编号。正文、表格和图例中的参考文献要以放在括号内的阿拉伯数字标注。

仅在表格或图例中引用的参考文献,应根据该表或图在文中首次被提到的顺序用数字编号。期刊名称应按照 MEDLINE 使用的格式进行缩写。不同期刊对电子文献的引用要求不同,有的要求作者在文中加括号注出,有的则要求在文后参考文献中用数字编号引用。作者应咨询拟投稿期刊。

Ⅳ.A.3.g.ii. 类型与格式

参考文献的著录应遵循的标准见 NLM 的《ICMJE 学术研究实施与报告和医学期刊编辑与发表的推荐规范:参考文献示例》中的总结,亦详见 NLM 的《医学文献的引用》第 2 版。随着新媒体的发展,这些资源定期更新,目前包括印刷版文献,未出版资料,音频和视频,CD-ROM、DVD 或光盘资料,以及在线资料的著录格式。

Ⅳ.A.3.h. 表格

表格可简明有效地归纳和呈现信息,而且可以满足任何要求提供详细而准确的信息。用表格而非文字表述数据资料常可缩减文章的篇幅。

要根据具体期刊的要求准备表格;为了避免错误,最好将表格直接导入期刊出版软件中。要按表格在文中首次被提到的顺序对它们用数字连续编号,每张表均应有表题。表格题目应简短但有自明性,所包含的信息应使读者不必查阅正文就能明白表格的内容。注意每张表都必须在文中提到。

表的每栏都应有简短的标题。作者应将注释文字置于表注中,不要放在栏目标题中。在表注中解释所有非标准缩写的含义;如果需要的话,可加符号作注释。不同期刊用的符号可能不同(字母或 *、†、‡、§ 等符号),故要查看具体期刊作者须知的要求。应给出变量的统计值,如均数的标准差和标准误。

使用他人已发表或未发表的资料,需完全征得他人同意,并应致谢。

包含备用数据的附加表格如果因篇幅太大而无法在印刷版发表,可考虑在期刊的电子版上发表,以存档服务的方式保存,或读者需要时直接由作者提供。文中应加上适当说明,告知读者可以获取这些附加信息,以及从哪里获取。此类表格在投稿时应随文章一起提交,以便同行审稿人需要时可供参考。

Ⅳ.A.3.i. 图

稿件的数字图像应提交适合印刷出版的格式。大多数投稿系统对图像质量有详细说明,稿件上传后要对它们进行检查。对于纸质版投稿,图应由专业人员绘制和拍摄,或者提交照相质量的数码打印图片。

对于放射学的影像和其他临床、诊断图像,以及病理标本照片或显微照片,应提交高分辨率的照片或图像文件。用于前后对照的图像,其拍摄光线的强度、方向和颜色应相同。由于在许多科学论文中印迹图被用作主要证据,编辑可要求将原始印迹照片放在期刊网站上。

尽管有些期刊会重新加工图片,但多数不会。因此,图中的字母、数字和符号应清晰、前后一致,而且要足够大,以便将图缩小发表时仍清晰可读。图应尽可能具有自明性,因为许多图片会直接用于制作幻灯片。图的题目和详细的注解应置于图例中,不要放在图内。

显微照片应有图内刻度标尺。显微照片中所用的符号、箭头或字母应与背景对比分明。解释图内刻度并注明显微照片中使用的染色方法。

要按图在文中被提到的先后顺序用数字对它们连续编号。如果是以前发表过的图,必须注明出处,并提交版权所有者同意使用该图的书面许可。不论图的署名作者和出版者是谁,都要求获得版权所有者的许可,除非是公有领域中的文件。

在稿件中,图例应单独成页,并用与图对应的阿拉伯数字编号。若用符号、箭头、数字或字母标示图的某部分,应在图例中逐一清楚地解释和说明。

Ⅳ.A.3.j. 计量单位

长度、高度、质量和体积的测量值应采用公制单位(米、千克、升)或其十进倍数和分数单位表述。

温度的单位应该用摄氏度。血压的单位应该用毫米汞柱,除非期刊特别要求使用其他单位。

报告血液学和临床生化指标以及其他一些测量值,不同期刊使用的单位不同。作者必须参阅具体期刊的作者须知,而且应该同时用当地单位和国际单位制(International System of Units,SI)单位报告实验室检测信息。

编辑可能会要求作者附加替代单位或非 SI单位,因为 SI 单位并未被普遍使用。药物浓度既可用 SI 单位也可用质量单位,但在适当情况下,应加括号写出替代单位。

Ⅳ.A.3.k. 缩写和符号

只使用标准缩写,非标准缩写会令读者迷惑。要避免在稿件的标题中使用缩写。除非缩写是标准计量单位,缩写在文中首次出现时,应先给出全称并在其后的括号内写出缩写。

Ⅳ.B. 向期刊投稿

稿件应附投稿信或填好的期刊投稿表格,它们包含以下信息:

(1)向编辑陈述有可能被视为相同或极其相似工作的重复发表的全部投稿和前期报告。所有此类工作均应在新投的文章中特别提及,并作为参考文献引用。投稿时应附此类材料的复印件,以便编辑酌情处理。亦见Ⅲ.D.2 节。

(2)对可能会引起利益冲突的经济关系或其他关系的陈述,如果稿件本身或作者信息表中没有该信息。亦见Ⅱ.B 节。

(3)有关作者署名的声明。不要求提供全部作者贡献声明的期刊可以要求投稿信包含如下声明(如果该信息未以其他方式提供):全部作者均已阅读并认可该稿件,全部作者均符合前文所述对作者署名的要求,每个作者都相信稿件如实地反映了研究工作。亦见Ⅱ.A节。

(4)负责与其他作者联系有关修改和样稿最后校对事宜的作者的联系信息,若稿件本身未包含该信息。

投稿信或投稿表应告知编辑,是否有人曾经(例如,经由所在单位或监管部门)对研究的实施提出过需要特别关注的问题,或是否提出过改进措施。投稿信或投稿表应提供所有可能对编辑有帮助的其他信息,如稿件属于所投期刊的哪类稿件。如果以前稿件曾投给其他期刊,则投稿时附上先前编辑和审稿人的意见以及作者对那些意见的回复是有帮助的。编辑鼓励作者提交这些以前的通信,这样做可以加快审稿过程,提高透明度,共享专家意见。

许多期刊提供投稿前的检查清单,帮助作者确保投稿所需的全部资料没有遗漏。对于某些研究类型的报告,有些期刊还要求作者完成报告清单的填写,如随机对照临床试验报告的 CONSORT 清单。作者应注意期刊是否使用此类清单,如有要求,应在投稿时一并附上。

稿件必须附有重复使用以前发表的资料,使用以前发表的图片,报告可辨认的人的信息,或致谢他人贡献的许可。

附:与生物医学信息有关的资源

世界医学编辑学会(World Association of Medical Editors,WAME;http://www.wame.org);

科学编辑理事会(Council of Science Editors,CSE;https://www.councilscienceeditors.org);

欧洲科学编辑学会（The European Association of Science Editors, EASE; https://ease.org.UK）;

Cochrane 协作组（Cochrane Collaboration; https://www.cochrane.org）;

出版伦理委员会（Committee on Publication Ethics, COPE; https://www.publicationethics.org）;

提高医疗卫生研究的质量和透明性工作网（Enhancing the Quality and Transparency of Health Research Network, EQUATOR Network; https://www.equator-network.org）。

附录2 常用校对标准

校对符号及其用法

（中华人民共和国国家标准 GB/T 14706—1993）

1 主要内容与适用范围

本标准规定了校对各种排版校样的专用符号及其用法。

本标准适用于中文（包括少数民族文字）各类校样的校对工作。

2 引用标准

GB 9851 印刷技术术语

3 术语

3.1 校对符号 proofreader's mark
以特定图形为主要特征的、表达校对要求的符号。

4 校对符号及用法示例

详见附表 2–1。

附表 2–1 常用校对符号一览表

改正		增高出版物质量　　　　提	提高出版物质量
删除		提高出版物物质质量	提高出版物质量
增补		必须搞好校工作　　对	必须搞好校对工作
换损		坏字和模糊字要调换　×	坏字和模糊字要调换
改正上下角		$16=4^2$ H_2SO_4 尼古拉·费帝 $0.25+0.25=0.5$	$16=4^2$ H_2SO_4 尼古拉·费帝 $0.25+0.25=0.5$
转正		你的做法真不对	你的做法真不对
对调		认真经验总结	认真总结经验
转移		校对工作,提高出版物 质量要重视	要重视校对工作提高出版物质量
接排		要重视校对工作 提高出版物质量	要重视校对工作提高出版物质量
另起段		完成了任务。明年……	完成了任务。 　　明年……

续表

名称	符号	示例	改正后
上下移	↓ ⌐ ⌐ ↑	序号 名称 数量 01 +++ 5	序号 名称 数量 01 +++ 5
左右移	← 或 →	← 要重视校对工作, 提高 出版物 质 量	要重视校对工作提高出版物质量
排齐	‖	必须提高印刷‖ 质量, 缩短印刷‖ 周期	必须提高印刷 质量缩短印刷周期
排阶梯型	⌐	RH₂	RH₂
正图	↑		
加大空距	Y	一校对程序 校对胶印读物, 影印 书刊的注意事项	一、校 对 程 序 校对胶印读物, 影印书刊的注意事项
减小空距	＜	一校对程 序 校对胶印读物, 影印 书刊的注意事项	一、校 对 程 序 校对胶印读物, 影印书刊的注意事项
空 1 字距 空 1/2 字距 空 1/3 字距 空 1/4 字距	⫲ ⫯	第一章 校对职责和方法	第一章 校对职责和方法
分开	Y	Goodmorning	Good morning
保留	△	认真搞好校对工作	认真搞好校对工作
代替	○ ＝	机器由许多分件组成, 有的分件 是铸出来的, 有的分件是锻出来 的, 有的分件是…… ○=零	机器由许多零件组成, 有的零件是铸出 来的, 有的零件是锻出来的, 有的零件 是……
说明	○ ○ ○	改黑体 第一章 校对的职责	第一章 校对的责任

校对符号应用实例

（参考件）

〔例〕今用伏安士法测一线圈的电感。当接入 36 V 直流电源时，的过流电流为 6 A；当插入 220 V、50 Hz 的交流电源时流过的电流为 22A。算计线圈的电感。

〔解〕在直流电路中电感不起作用，即 $X_L = 2\pi f = 0$（直流电也可看成是频率 $f = 0$ 的交流电）。由此可算出线圈的电阻为

$$R = \frac{U}{I} = \frac{36}{6} = 6\,\Omega$$

5　使用要求

5.1　校对校样,必须用色笔(墨水笔、圆珠笔等)书写校对符号和示意改正的字符,不能用灰色铅笔书写。

5.2　校样上改正的字符要书写清楚。校改外文,要用印刷体。

5.3　校样中的校对引线要从行间画出。墨色相同的校对引线不可交叉。

参 考 文 献

1. GUSTAVII B. How to Write and Illustrate a Scientific Paper. 3rd ed. New York：Cambridge University Press，2017.

2. STERNBERG D. How to Complete and Survive a Doctoral Dissertation. New York：St. Martin's Griffin，2014.

3. DAY RA，GASTEL B. How to Write and Publish a Scientific Paper. 8th ed. Westport：Greenwood，2016.

4. DOUGLAS Y，GRANT MB. The Biomedical Writer：What You Need to Succeed in Academic Medicine. New York：Cambridge University Press，2018.

5. BIRKFELLNER W. Applied Medical Image Processing：A Basic Course. 2nd ed. Boca Raton：CRC Press，2016.

6. STEVE W. How to Write and Submit an Academic Paper in 18 Weeks. Beijing：Peking University Press，2015.

7. LU FX，GUO J，BOULTON J. English for Writing Medical Research Papers. Beijing：Beijing Union Medical University Press，2016.

8. IVERSON C，FLANAGIN A，FONTANAROSA PB，et al. American Medical Association Manual of Style Online. 10th ed. Baltimore：Williams & Wilkins，2018.

9. CARGILL M，O'CONNOR P. Writing Scientific Research Articles：Strategy and Steps. 2nd ed. New Jersey：Wiley-Black Well，2013.

10. GOODMAN NW，EDWARDS MB，BLACK A，et al. Medical Writing：A Prescription for Clarity. 4th ed. New York：Cambridge University Press，2014.

11. TAYLOR RB. The Clinician's Guide to Medical Writing. Oregon：Springer，2005.

12. LANG TA. How to Write，Publish，and Present in the Health Sciences：A Guide for Clinicians and Laboratory Researchers. Chicago：American College of Physicians，2019.

13. BAILEY S. The Essentials of Academic Writing for International Students. London：Routledge，2015.

14. JAMA and Archives Journals. AMA Manual of Style：A Guide for Authors and Editors. 10th ed. Oxford：Oxford University Press，USA，2007.

15. 杨丽庭. 如何写出高水平英文科技论文. 北京：化学工业出版社，2014.

16. 霍忠厚. 医学答辩技巧. 2 版. 北京：人民军医出版社，2012.

17. 教育部高等教育司, 北京市教育委员会. 高等学校毕业设计（论文）指导手册：理学卷 数学物理学化学生物学分卷. 2 版. 北京：高等教育出版社，经济日报出版社，2007.

18. 解景田. SCI 攻略：生物医药科技论文的撰写与发表. 2 版. 北京：科学出版社，2015.

19. 梁福军. 英文科技论文规范写作与编辑. 北京：清华大学出版社，2014.

20. 梁万年. 医学科研方法学. 2 版. 北京：人民卫生出版社，2014.

21. 刘岩. 医学科研与论文写作：思路与方法. 济南：山东大学出版社，2010.

22. 陈可翼. 医学科研设计与 SCI 论文写作. 北京：科学出版社，2019.

23. 夏华勇. 英文医学论文撰写与发表一本通. 武汉：华中科技大学出版社，2017.

24. 黄靓，张琳. 新理念医学人文英语教程（创新教材）. 北京：人民卫生出版社，2017.

25. 殷国荣，郑金平. 医学科研方法与论文写作. 3 版. 北京:科学出版社,2015.

26. 王禾,武国军.医学论文写作指南.2 版.北京:人民卫生出版社,2016.

27. 黄大网.中国科学家国内外出版语境下的英文期刊论文:探讨作者身份的构建.北京:科学出版社,2015.

28. 周家华,黄绮冰.学位论文写作指南.南京:南京大学出版社,2007.

29. 周新年.科学研究方法与学术论文写作:理论·技巧·案例.北京:科学出版社,2012.

30. 陈建龙,朱强,张俊娥,等.中文核心期刊要目总览(2017 年版).北京:北京大学出版社,2018.

中英文名词对照索引

H

J

K

L

M

Q

S

W

X

Y

Z

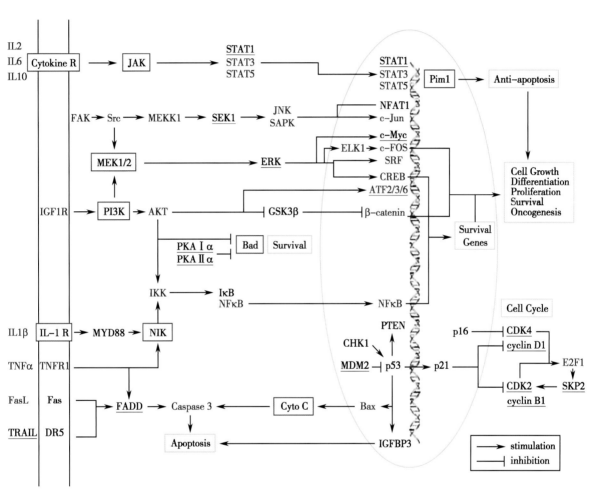

图 1-8-6　结构图

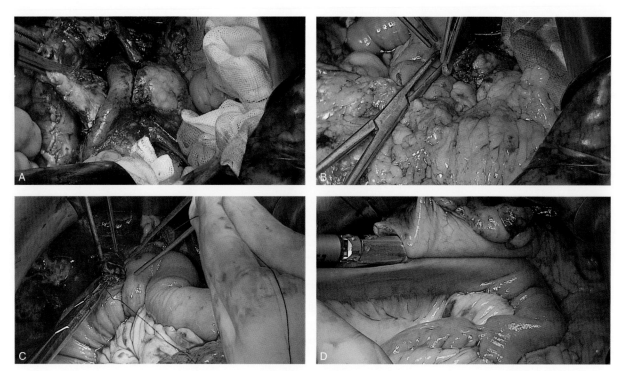

图 1-8-8 手术图
A~D. 胰十二指肠切除术术中照片

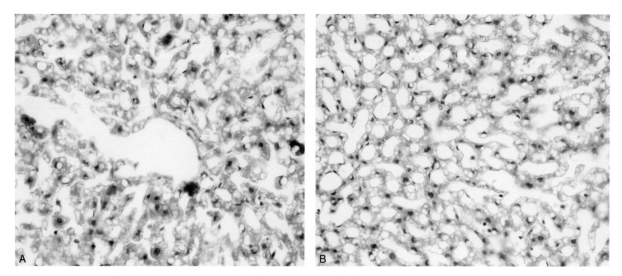

图 1-8-9 组织照片图
A、B. 大鼠肝脏组织 BAX 免疫组化染色

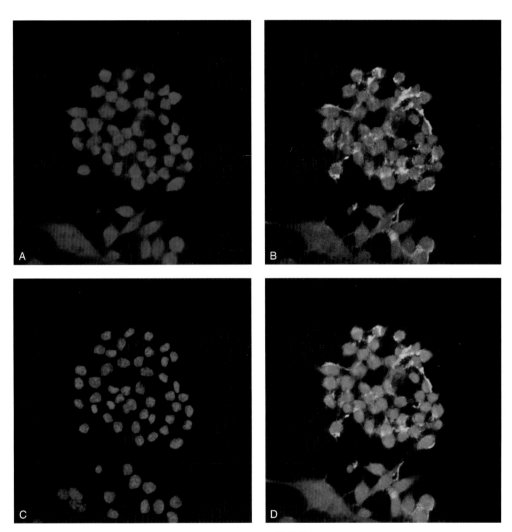

图 1-8-10　显微照片图
A. 红色：F4/80；B. 绿色：NEK7；C. 蓝色：DAPI；D. 彩色：merge

肝脏肿瘤旁组织
肝脏肿瘤组织

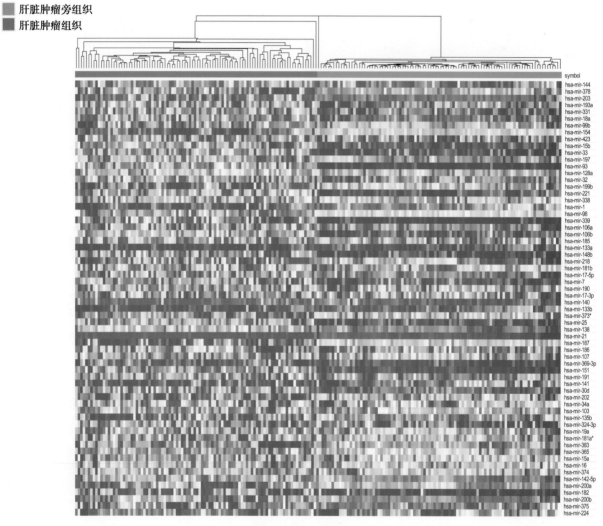

图 1-8-26　热图